U0218546

安全工程国家级一流本科专业建设研究成果
中国劳动关系学院大数据与安全研究所智库成果

主编　任国友　张博思

中国职工职业风险状况研究报告

（2023）

ANNUAL REPORT ON THE OCCUPATIONAL RISK OF
CHINESE WORKERS
(2023)

社会科学文献出版社
SOCIAL SCIENCES ACADEMIC PRESS (CHINA)

前　言

　　职业风险是劳动者在执业过程中面临的各种风险集合，其治理效果恰恰是反映劳动力群体职业安全与健康状况的"晴雨表"。职业风险状况指数作为衡量一个国家劳动力群体职业安全与健康总体状况的显性指标，是可以反映不断满足人民群众对美好生活更高质量发展的需要，不断增强人民群众获得感、幸福感、安全感的"风险阈值"和"安全底线"。当前，安全生产（现称应急管理）现代化水平正处于中级水平的重要转折时期，与发达国家尚有很大差距①，要实现更高级水平的现代化，尚需较长时间和不懈努力。党和国家历来高度重视人民群众的安全与健康需求，坚持"人民至上，生命至上，安全第一"，始终把人民生命安全和身体健康放到第一位。2013年6月，习近平总书记就做好安全生产工作再次作出重要指示，强调："人命关天，发展决不能以牺牲人的生命为代价。这必须作为一条不可逾越的红线。"② 2020年10月，习近平总书记在党的十九届五中全会第二次全体会议上指出："要把防范化解重大风险作为一项极其重要的工作，不能有丝毫懈怠。"③ 党的二十大报告指出："我们要实现好、维护好、发展好最广大人民根本利益。"2023年2月，中国《全球安全倡议概念文件》指出："当前，世界之变、时代之变、历史之变正以前所未有的方式展开，国际社会正经历

---

① 颜烨：《中国安全生产现代化评价：正值中级水平阶段》，《北京工业大学学报》（社会科学版）2016年第3期。

② 《习近平就做好安全生产工作作出重要指示 始终把人民生命安全放在首位 切实防范重特大安全生产事故的发生》，《人民日报》2013年6月8日。

③ 习近平：《新发展阶段贯彻新发展理念必然要求构建新发展格局》，《求是》2022年第17期。

罕见的多重风险挑战。"那么，站在新时代的历史起点上回溯：在建设平安中国、健康中国现代化进程中人民群众的总体安全感如何？中国职工职业风险与劳动保护状况发展变化趋势又将如何？《中国职工职业风险状况研究报告（2023）》从总体性指标、改善性指标和监督性指标三个维度总体测算了中国职工职业风险状况指数，并分维度地客观描述了生产安全事故、职业病、劳动关系、工伤保险、自然灾害和社会治安风险等基本状况，同时结合对典型行业、典型群体、典型案例的深度调查研究，力求定量、客观地反映当前中国职工职业风险的整体状况和发展趋势。

中国职工职业风险评价科研团队依托职业风险与劳动素养评价研究所这一科研平台，积极发挥中国劳动关系学院"劳动+安全"和"工会+劳动保护"学科、专业群优势，在国内首次提出"中国职工职业风险状况指数"以填补该领域的研究空白。开展中国职工职业风险研究源于以下三个方面考虑。

一是在新时代中国式现代化进程中，如何认识和理解中国式应急管理现代化？一百多年来，中国共产党带领中国人民历经艰苦卓绝的奋斗，成功探索出一条适合我国国情的现代化道路，创造了人类文明发展史上的中国奇迹。党的十八大以来，以习近平同志为核心的党中央高度重视应急管理体系和能力建设。2019年11月，习近平总书记在中共中央政治局第十九次集体学习时强调："应急管理是国家治理体系和治理能力的重要组成部分，承担防范化解重大安全风险、及时应对处置各类灾害事故的重要职责，担负保护人民群众生命财产安全和维护社会稳定的重要使命。"① 党的二十大报告指出："中国式现代化，是中国共产党领导的社会主义现代化，既有各国现代化的共同特征，更有基于自己国情的中国特色。""完善国家安全法治体系、战略体系、政策体系、风险监测预警体系、国家应急管理体系。""提高公共安全治理水平。坚持安全第一、预防为主，建立大安全大应急框架，完善

---

① 习近平：《充分发挥我国应急管理体系特色和优势积极推进我国应急管理体系和能力现代化》，《人民日报》2019年12月1日。

公共安全体系，""提高防灾减灾救灾和重大突发公共事件处置保障能力"。在推进国家安全体系和能力现代化进程中，国家应急管理体系和能力现代化建设是应有之义。2022年，国务院印发的《"十四五"国家应急体系规划》（以下简称《规划》）指出："到2025年，应急管理体系和能力现代化建设取得重大进展，形成统一指挥、专常兼备、反应灵敏、上下联动的中国特色应急管理体制，建成统一领导、权责一致、权威高效的国家应急能力体系，""安全生产、综合防灾减灾形势趋稳向好，自然灾害防御水平明显提升，全社会防范和应对处置灾害事故能力显著增强。到2035年，建立与基本实现现代化相适应的中国特色大国应急体系，全面实现依法应急、科学应急、智慧应急，形成共建共治共享的应急管理新格局。"加快建设更高质量的平安中国、健康中国和数字中国是推进中国职业安全与健康更高水平发展和治理的基础和保障。

二是在工会劳动保护现代化进程中，如何维护和保障职工的安全健康权益？职业安全与健康是关乎每个劳动者切身利益的首要内容①，也是为了实现中国式劳动保护现代化必须治理的"内伤"。早在1954年，"加强劳动保护，改善劳动条件"就写入新中国第一部宪法，成为载入中国宪法的神圣规定。加强劳动保护，改善劳动条件，保护劳动者的安全健康，成为国家的一项重要国策。当前我国已经基本建成了中国特色的安全生产与职业健康法律体系。历史证明，在中国式劳动保护现代化进程中，维护职工群众的安全与健康合法权益是新时代工会的基本职责。中国职业安全健康方面的最大问题是在合作治理方面存在"短板"，其实质是结构性问题②，即各主体之间的治理资源和能力相互分割，协同不足、合作受限，存在"分散化、非常态化"治理症结，贻误职业安全与健康发展战略实施，贻误职业安全与健康治理体系和能力现代化建设，易引发新的风险，这恰恰需要多部门、多主体、多方式的合作治理。当前，随着经济社会的纵深发展，职工职业风险日

---

① 张秋秋：《新常态下中国职业安全与健康规制研究》，经济科学出版社，2018。
② 颜烨：《中国职业安全健康治理趋常化分析》，吉林大学出版社，2020。

益呈现弥散性特征，即在高危行业中农民工的职业风险最高（占90%以上）①，并逐渐向轻工业、服务业和新兴产业蔓延，形成事故"红伤"和职业病"白伤"的叠加效应，仅靠政府的单方监管、大量投入已经难以达到预期效果。需要指出的是，要从根本上遏制安全事故和职业危害，主要在于社会结构的均衡问题，即风险治本，从源头上杜绝职业风险的发生。这说明中国治理职业安全与健康问题具有复杂性、长期性和反复性，这既与中国特殊国情和历史密切相关，又与社会参与和监督力量有关。工会作为党和政府联系职工的"桥梁和纽带"，作为职工合法权益的代表者和维护者，广大职工的安全与健康更高质量发展始终离不开工会的依法监督和源头参与，在国家职业安全与健康工作中具有不可替代的作用。2021年中华全国总工会《关于加强工会劳动保护工作的意见》指出："工会劳动保护工作是法律赋予工会组织维护职工安全健康权益的一项重要职责，是工会工作的一项重要任务，在国家安全生产和职业病防治工作中发挥着重要作用。""新时代工会劳动保护工作只能加强，不能削弱；只能改进提高，不能停滞不前。"当前，在实现中国式现代化和共同富裕的新征程上，工会要充分发挥劳动保护监督的重要作用，切实维护好广大职工安全健康基本权益，更高质量地参与中国式劳动保护现代化建设，助力实现共同富裕美好生活"中国梦"。

三是在人民美好生活共同富裕进程中，如何科学和客观地评价职工职业风险状况？人民对美好生活的需要和共同富裕目标的实现要以安全为基，以发展为本。当前，随着国家和社会的更高质量发展，人民群众对美好生活的需要日益强烈，安全需求、健康素养、风险意识也在不断提升，客观上对职业安全与健康提出了更高的要求。党的十九大报告中指出："中国特色社会主义进入新时代，我国社会主要矛盾已经转化为人民日益增长的美好生活需要和不平衡不充分的发展之间的矛盾。"不断满足人民美好生活需要，使之实现由"要我安全"到"我要安全、我会安全、我能安全"的根本性转变，是提升广大职工安全与健康素养水平的现实要求。党的二十大报告指出：

---

① 颜烨：《中国职业安全健康治理趋常化分析》，吉林大学出版社，2020。

"我们深入贯彻以人民为中心的发展思想，在幼有所育、学有所教、劳有所得、病有所医、老有所养、住有所居、弱有所扶上持续用力，……建成世界上规模最大的教育体系、社会保障体系、医疗卫生体系，……人民群众获得感、幸福感、安全感更加充实、更有保障、更可持续，共同富裕取得新成效。"实现全体人民共同富裕是中国式现代化的本质要求，满足人民对美好生活的需要，实现人的全面发展和社会全面进步，要优先治理和改善人民群众面临的各种职业风险。科学客观的职业风险状况指数是表征职工职业风险状况的标准和依据。换言之，职业风险状况指数是衡量中国职工职业安全与健康现代化水平的核心指标，开展职工职业风险状况评价的意义重大。

《中国职工职业风险状况研究报告（2023）》是中国职工职业风险与劳动保护领域的首部年度报告，也是全面总结、定量评价中国职业安全与健康水平和工会劳动保护监督效果的第一部系统研究报告。全书共分为五个部分。

第一部分是总报告，提出"中国职工职业风险状况指数"及其评价指标。报告以国家统计局和应急管理部、国家卫生健康委员会等各相关部委发布的年度统计年鉴为主要数据来源，经过反复测算，最终选取 13 个指标，定量化测算了 2021 年中国职工职业风险状况指数，客观地诠释了中国职工职业风险整体状况和工会劳动保护监督的实际效果。依据"科学性、系统性、目标性、可测性和导向性"的原则，从安全社会学和工会劳动保护学学科交叉新视角提出中国职工职业风险状况指数及其三个维度指标。具体包括：一是总体性指标，反映职工群众在职业活动中受生产安全事故、职业病、劳动争议、工伤、自然灾害、社会治安以及失业等主要风险因子影响的总体水平；二是改善性指标，反映职工职业安全与健康治理多元主体在科技经费投入、职工专利授权率和创新工作室创建率等方面对职业风险治理的改善程度；三是监督性指标，反映以中国工会为主的劳动保护监督的活跃度，选定工会基层组织数、工会会员劳动参与率和工会干部劳动参与率三个方面进行观测。本报告中的中国职工职业风险状况指标权重采用逐级等权法确定，在对所选三类指标进行统一量化分析后，编制总报告。

第二部分是分报告，主要描述与职工职业风险状况相关的生产安全事故、职业病、劳动关系、工伤保险、自然灾害和社会治安专题报告。

第三部分是专题报告，是课题团队在 2022 年围绕职工职业风险状况进行的专题调查，主要包括网约车司机职业风险研究、交通协管员职业风险研究和环卫工人职业风险研究。

第四部分和第五部分分别是典型案例与图书清单，重点介绍 2021 年全国应急救援十大典型案例、2021 年全国生产安全事故十大典型案例、2021 年全国自然灾害十大典型案例以及 1949～2022 年职业风险与劳动保护类图书清单，为读者提供全面了解职工职业风险状况的鲜活事例和重要文献资料。

《中国应急管理发展报告（2023）》指出，应急管理是国家治理体系和治理能力的重要组成部分，承担着防范化解重大风险、及时应对处置各类突发事件的重要职责，担负着保护人民群众生命财产安全和维护社会稳定的重要使命。[①] 2021 年是我国应急管理体系和能力经受严峻考验的一年，对我国应急管理体系和能力提出了更高要求、带来了更大挑战。以习近平同志为核心的党中央始终站在国家总体安全的战略高度，对我国应急管理体系和能力现代化建设进行科学谋划、系统布局、统筹推进，应急管理现代化水平在有效防范化解各类重大风险挑战的过程中得以不断提升。《中国职工职业风险状况研究报告（2023）》的研究成果恰恰反映和印证了中国式应急管理现代化进程中职工职业风险状况的新变化和新特征。

中国劳动关系学院是中华全国总工会（简称"全总"）直属的唯一一所普通本科院校，由全总和教育部共建，是同时开设安全工程、职业卫生工程和应急技术与管理三个安全科学与工程类本科专业的大学。中国职工职业风险评价团队经过 3 年的协同创新研究，完成了"中国职工职业风险状况指数"的评价体系和测算方法的构建，实现了职工职业风险状况的定量化描述。

---

① 马宝成主编《中国应急管理发展报告（2023）》，社会科学文献出版社，2022。

　　《中国职工职业风险状况研究报告（2023）》是中国劳动关系学院2022年特别委托项目"中国职工职业风险与劳动保护状况研究"的阶段性成果之一。《中国职工职业风险状况研究报告（2023）》以2012～2021年的国家统计局数据为主要来源，开展了中国职工职业风险状况指数测算，定量呈现了当前中国职工职业风险状况的发展趋势，客观反映了当前中国工会劳动保护监督的实际效果，既可以为政府应急管理、职业健康监管和工会劳动保护部门制定职业安全与健康、应急管理和工会劳动保护政策，以及各类高等学校开展职业风险评价服务提供参考依据，又能为安全工程、职业卫生工程、应急技术与管理以及相关"劳动+专业"的研究人员、高校教师、研究生等在研究、教学及学习时提供多角度的研究信息和第一手资料。

　　本书在写作过程中，中国劳动关系学院副校长刘丽红作为顾问对课题组的工作给予了全面指导与大力支持，此外，中国劳动关系学院科研处燕晓飞处长、经济管理学院柯希嘉副教授以及职业风险与劳动素养评价研究所、安全工程学院全体老师对此书也给予了大力支持，在此一并表示衷心感谢！

　　特别感谢社会科学文献出版社城市和绿色发展分社的任文武社长及相关编辑、工作人员的大力支持和为本书出版付出的不懈努力！

　　因统计数据和资料有限，对中国职工职业风险评价探索又刚刚起步，本书只是对中国职工职业风险状况的初步探索，难免存在误漏、不当之处，敬请读者多提宝贵意见，以便我们在今后的研究与调查中加以总结与改进，更加全面、客观、及时地做好职工职业风险状况研究报告的编写工作。

《中国职工职业风险状况研究报告（2023）》编写委员会

2023年5月

目 录 🔗

Ⅰ 总报告

Ⅱ 分报告

Ⅲ 专题报告

Ⅳ　年度十大典型案例

Ⅴ　附录

总 报 告

中国职工职业风险状况
与劳动保护研究

任国友 张博思*

摘 要： 当前，职业风险已成为职业安全与健康领域的研究热点主题，职业风险状况指数是测算职工职业风险状况的综合性指标，对科学评价中国职工职业风险状况意义重大。2012~2021 年中国职工职业风险状况指数测算结果显示，2012 年以来，中国职工职业风险状况总体呈现平缓下降态势，并出现 3 次小幅波动震荡期，2021 年中国职工职业风险状况指数为 80.31。第一阶段为 2012~2014 年平缓下降期，中国职工职业风险状况指数从 2012 年的 100.00 下降到 2014 年的 97.36，下降了 2.64；第二阶段为 2014~2020 年，为 "И" 形剧烈震荡下降期，主要受 2014 年 "安全发展" 向 "总体安全" 转变的政策间断影响，中国职工职

---

* 任国友，教授，硕士生导师，教育部首批课程思政教学名师、教学团队负责人、安全工程学科带头人，中国劳动关系学院安全工程学院副院长、职业风险与劳动素养评价研究所所长，主要从事城市公共安全科学与技术、工业安全与风险评估、应急决策与仿真分析、劳动风险与大数据研究；张博思，博士，中国劳动关系学院安全工程学院公共安全系教师，主要从事消防应急管理、职业风险评价研究。

业风险状况指数先是从 2014 年的 97.36 快速下降到 2015 年的 87.91，然后快速上升到 2016 年的 91.87，又下降到 2020 年的 76.75，"И"形震荡后总体下降了 20.61；第三阶段为 2020~2021 年平缓上升期，中国职工职业风险指数从 2020 年的 76.75 小幅上升到 2021 年的 80.31，上升了 3.56，反映了广大职工受新冠疫情风险的影响在逐步显现。分析总体性、改善性和监督性指标三个维度的变化趋势表明，2012 年以来，中国职工职业风险状况呈现总体平稳、小幅波动的下降态势。其中，监督性指标呈现上升趋势，保持高活跃度，在其影响下总体性指标伴随改善性指标上下波动，呈现"双匹配"（即工会监督保持活跃利于政府政策持续改进，而政府采取更稳健的治理对策可促进职工职业风险持续改善）良性发展态势。"И"形职工职业风险振荡期表明，职工职业风险治理具有长期性、系统性和复杂性，引发职工职业的风险仍处高位波动，与人民美好生活需要存在一定差距，诸多风险因子改善措施还有待加强。在实践更高质量职业安全与健康现代化进程中要更加注重发挥多主体协同治理优势，这更加离不开工会的监督作用。

关键词： 中国职工　劳动保护　职业风险状况指数

一　中国职工职业风险状况指数的提出依据与编制方法

（一）2012~2021 年职业风险研究趋势分析

以中国知网（CNKI）中英文数据库为基础，以"职业风险、劳动风险、劳动保护"中英文为主题词，以 1978 年 1 月 1 日和 2021 年 12 月 31 日为时间起止节点，运用 Cite Space 软件进行了职业风险知识图谱大数据分析。在中文文献方面，1978~2021 年共计检索中文文献 14838 篇（其中学术期刊论文 12176 篇、学位论文 820 篇），其中 2012~2021 年文献数量为 6048 篇（其中学术期刊论文 5424 篇、学位论文 624 篇）。在外文文献方面，1978~2021 年共计检索外文文献 5425 篇（其中学术期刊论文 5381 篇、学位论文 0 篇），其中 2012~2021 年文献数量为 5124 篇（其中学术期刊论文 4047 篇、学位论文 591 篇）。以 1978 年作为研究起点[①]，国内外学者对职业风险研究的关注度逐年增高，期刊论文发文量整体呈现波浪式上升趋势（见图 1）。单就国内而言，改革开放以来学者关注度伴随着我国安全生产和职业病防治的新形势而上升，2012 年后对职业风险关注度略有下降，发文量趋减（见图 2），而国外学者的关注度随着 2012 年中国进入新时代出现波浪式上升（见图 3）。总之，"职业风险"已经成为国际职业安全与健康（在我国也被称为劳动保护、安全生产、应急管理）领域的研究热点和前沿课题[②]，职业风险状况指数成为衡量一个国家职业安全与健康总体状况的显性指标。下面对 2012~2022 年该领域研究情况进行分析。

1. 职业风险研究的主要作者

如图 4 所示，职业风险研究的作者主要来自职业病防治机构和疾控中心。排在前 3 名的是苏世标（发文 15 篇）、刘移民（发文 9 篇）和张美辨（发文 7 篇）。

---

① 改革开放以来，我国安全生产政策先后历经"生产安全""安全发展""总体安全"3 个阶段的深刻调整，并形成 2 个间断期：一是 2005 年从"生产安全"向"安全发展"转变的政策间断节点；二是 2014 年"安全发展"向"总体安全"转变的政策间断节点。资料来源：周明星、王子成、刘慧婷：《中国安全生产政策变迁及其内在逻辑——基于间断均衡模型的实证分析》，《中国安全生产科学技术》2022 年第 8 期。

② 本报告中涉及的职业安全与健康，是国际上的主流说法，有时也被译成职业安全与卫生。劳动保护，也被称为劳动安全卫生，是新中国成立初期比较流行的说法，现在在工会系统仍然被称作工会劳动保护；安全生产是由劳动保护发展而来，有时也被称作生产安全；2018 年应急管理部成立后，在相关领域又增加了应急管理的新表述。本报告尊重在不同历史条件下形成相关术语的不同语义表达习惯用法，在涉及直接引用文献和中文政策文本时仍使用原有名称。简而言之，以上概念均属于职业风险研究范畴，是职业风险内涵某一方面的具体表述。

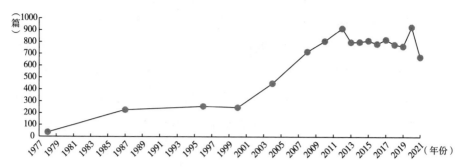

图1　1978~2021年国内外学者关于职业风险研究的期刊论文发文量

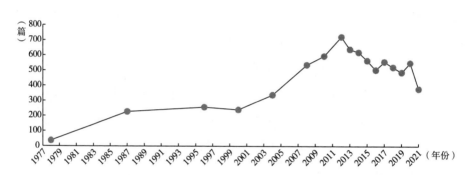

图2　1978~2021年国内学者关于职业风险研究论文发文量

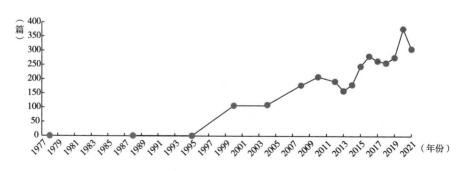

图3　1978~2021年国外学者关于职业风险研究论文发文量

2. 职业风险研究的主要机构

如图5所示，职业风险研究的主要机构集中在中国疾病预防控制中心和

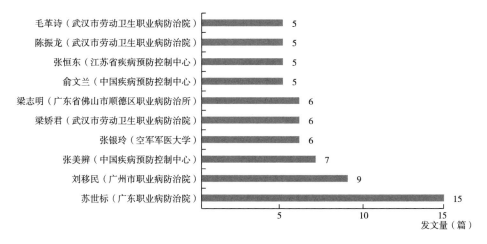

图4　2012~2022年职业风险研究的主要作者

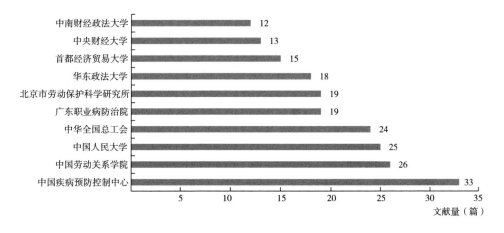

图5　2012~2022年职业风险研究的主要机构

一些大学，排在前3名的是中国疾病预防控制中心（33篇）、中国劳动关系学院（26篇）和中国人民大学（25篇）。

　　3. 职业风险研究的主要期刊

　　如图6所示，职业风险研究的主要期刊主要集中在劳动与工会领域的重要期刊。排在前3名的是《劳动保护》（271篇）、《工会信息》（209篇）

和《职业与健康》（153 篇）。

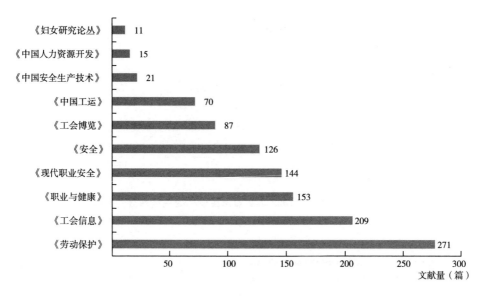

图 6 2012~2022 年职业风险研究的主要期刊

4. 职业风险研究的学科分布

图 7 所示，在国内职业风险研究学科排在前 3 名的学科是政党及群众组织（796 篇）、安全科学与灾害防治（712 篇）和人才学与劳动科学（676篇），而在国外（见图 8）排在前 3 位的是预防医学与卫生学（951 篇）、人才学与劳动科学（231 篇）和安全科学与灾害防治（183 篇）。可见，预防医学与卫生学、政党及群众组织、人才学与劳动科学、安全科学与灾害防治是当前研究的主流学科。

5. 职业风险研究的资助基金

如图 9 所示，职业风险研究的资助基金排在前 3 名的是国家社会科学基金（96 篇）、国家自然科学基金（91 篇）和教育部人文社会科学研究基金（14 篇）。职业风险研究的资助主要来自国家社会科学基金和国家自然科学基金两大基金。

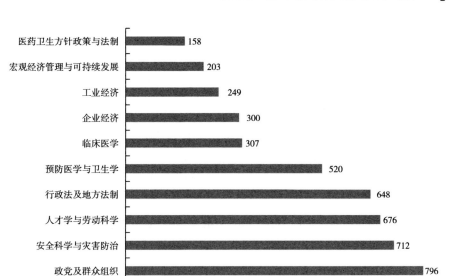

图 7   2012~2022 年国内职业风险研究的主要学科

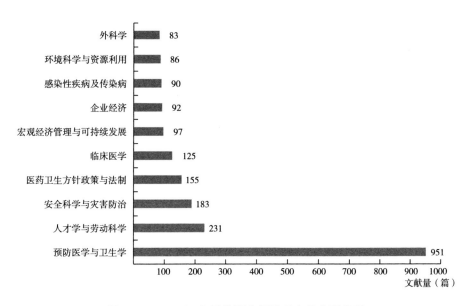

图 8   2012~2022 年国外职业风险研究的主要学科

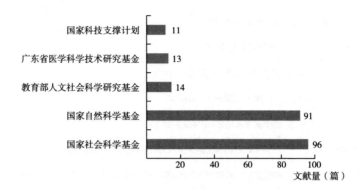

图 9　2012～2022 年职业风险研究的资助基金

6. 职业风险研究的热点主题

如图 10 所示，在国内职业风险研究的主要主题排在前 3 名的是职业风险（205 篇）、劳动保护（138 篇）、职业健康风险评估（137 篇）。如图 11 所示，在国外职业风险研究的主要主题排在前 3 名的是职业风险（132 篇）、职业健康（70 篇）和 CDVID－19（46 篇）。国内外对比结果表明，职业风险已成为当前研究的热点主题。

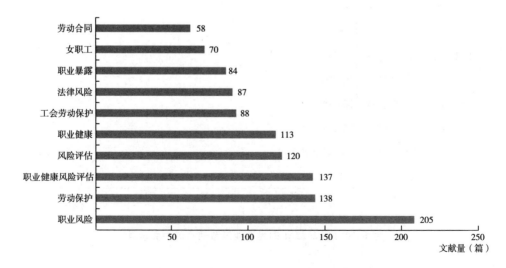

图 10　2012～2022 年国内职业风险研究的主要主题

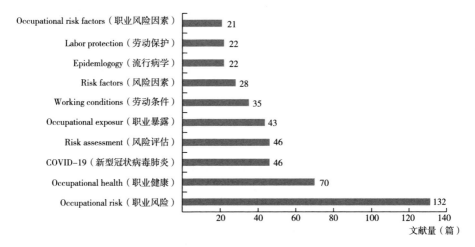

图 11　2012～2022 年国外职业风险研究的主要主题

（二）职业风险概念的提出及内涵界定

1. 劳动保护的概念演化与界定

劳动保护（Labor Protection）一词最早由恩格斯在其《10 小时工作制问题》中提出①，并将其内涵解释为"建立国家工厂，国家保证所有的工人都有生活资料，并且负责照管丧失劳动力的人"②。在国际上，国际劳工组织（International Labor Organization，ILO）和西方国家一般将其称作职业安全与健康（Occupational Safety and Health，OSH）。而在我国，全面认识劳动保护概念的内涵要从劳动制度变迁、劳动机构调整、劳动政策完善和劳动科学发展演化四个维度来考察与分析。

（1）在劳动立法实践中明确了劳动保护基本理念。劳动保护制度的确立，源自劳动权保障的内在要求③。在我国，"劳动保护"一词最早出现在1930 年的闽西《劳动法案》中，之后劳动保护制度在苏区、陕北和东北抗

---

① 江涛：《"劳动保护"一词探源》，《劳动保护》1988 年第 1 期。
② 苏尚尧：《中华人民共和国中央政府机构（1949-1990 年）》，经济科学出版社，1993。
③ 曹艳伟：《我国工会劳动保护监督制度研究》，硕士学位论文，华中师范大学经济法学专业，2016。

日根据地逐渐推行①，劳动保护进入了制度探索期，特别是 1949 年以来，国家先后出台了一系列劳动保护法律法规，不断完善劳动立法体系。1951 年，政务院公布《中华人民共和国劳动保险条例》（1953 修正）。1954 年，"加强劳动保护，改善劳动条件"被正式写入新中国通过的第一部宪法，劳动保护成为党和国家的一项基本政策。1956 年，国务院制定并发布《工厂安全卫生规程》《建筑安装工程安全技术规程》《工人职员伤亡事故报告规程》"三大规程"。改革开放以来，劳动保护进入规范化和法制化发展轨道。1978 年，国务院下发《关于实行奖励和计件工资制度的通知》。1988 年，国务院颁布《女职工劳动保护规定》。1990 年，国务院颁布了《劳动就业服务企业管理规定》。1992 年，全国人民代表大会颁布《中华人民共和国工会法》（2001 年、2009 年、2021 年修正）。1993 年，国务院颁布了《企业劳动争议处理条例》，进一步健全了劳动争议处理制度，扩大了实施范围。1994 年，全国人民代表大会常务委员会颁布《中华人民共和国劳动法》（2009 年、2018 年修正），标志中国劳动法制进入一个新的历史阶段。2003 年，国务院发布《工伤保险条例》（2010 年修订）。2004 年，国务院颁布《劳动保障监察条例》。2007 年，全国人民代表大会常务委员会颁布《中华人民共和国劳动争议调解仲裁法》。2007 年，全国人民代表大会常务委员会颁布《中华人民共和国劳动合同法》（2012 年修正）。2012 年，国务院颁布《女职工劳动保护特别规定》和《对外劳务合作管理条例》。2022 年，全国人民代表大会常务委员会修订通过《中华人民共和国妇女权益保障法》。总之，在中国劳动立法过程中，从最初单一劳动标准入法到持续推动劳动安全、卫生、特殊保护等劳动保护基本权益不断立法规制，"保护职工生产过程中的安全与健康"的劳动保护基本理念得以确立。

（2）在劳动机构调整中丰富了劳动保护重要职能。劳动管理机构是综合管理劳动工作的劳动行政机关，在 3 次机构改革中，劳动保护职能进一步

---

① 孙安弟：《1921-1949 年：硝烟弥漫中 不忘劳动保护》，《劳动保护》2021 年第 6 期。

得到强化。1949 年 5 月 30 日，中华全国总工会（简称全国总工会、全总）设立劳动保护部。1949 年 11 月 2 日，我国正式成立中央人民政府劳动部。1950 年 5 月，劳动部成立劳动保护司，各级劳动局设置了相应的劳动保护处、科、股。1956 年 11 月，劳动保护司改为劳动保护局，而中华全国总工会在各级工会中设立了劳动保护部（现名劳动和经济工作部），工会基层组织陆续设立了劳动保护委员会。1975 年 9 月，国务院决定将劳动工作从国家计划委员会分出，成立国家劳动总局。1979 年 12 月，全总重设劳动保护部。1982 年 5 月，劳动总局、国家人事局、国家编委和国务院科技干部局合并成立劳动人事部。1982 年，全总生产部与劳动保护部合并为生产保护部。1986 年，全总生产保护部更名为经济技术劳动保护部。1988 年 4 月，国务院第二次机构改革中，中华人民共和国人事部成立，而劳动人事部被撤销，组建了劳动部。1991 年，全总经济技术劳动保护部改名为经济工作部。1998 年，政府机构改革将原由劳动部综合管理的安全监管工作转到国家经济贸易委员会下设的安全生产局、原卫生部和国家质量技术监督局。同年，中华人民共和国劳动和社会保障部组建，其前身为原劳动部。1999 年，经国务院批准成立国家煤矿安全监察局，由国家经济贸易委员会实行部门管理。2001 年 11 月，全国总工会机关再设劳动保护部。2001 年，经国务院批准组建国家安全生产监督管理局，与国家煤矿安全监察局一个机构两块牌子，由国家经济贸易委员会实行部门管理。2003 年，国家安全生产监督管理局（国家煤矿安全监察局）从国家经济贸易委员会独立出来，成为国务院直属的国家局（副部级），2005 年升格为国家安全生产监督管理总局，成为国务院直属机构（正部级），而国家煤矿安全监察局成为由国家安全生产监督管理总局实行部门管理的国家局（副部级）。2008 年 3 月，中华人民共和国人力资源和社会保障部正式挂牌。2016 年，全总劳动保护部和经济技术部合并成劳动和经济工作部。2018 年 3 月，国务院机构改革将 13 个部门的应急处置职责归并到新成立的应急管理部中，原本国家安监总局的职业健康监管职责划归新组建的国家卫生健康委员会。简言之，我国劳动保护（安全生产）机构调整经历了计划经济时代的集权化监管阶段和计划经济开始向市场经济转型中的分权化监管阶段，从最初的"行业管理、工会监督、劳动部门监察"到"企业负责、行业管理、国家监察、群众监督"，再发展为"企业负责、国家监察、群众监督"的三结合和"党政同责、一岗双责、齐抓共管"新要求。总之，在劳动机构调整过程中劳动保护实现了从国家集权化到中央向地方分权和多元主体的参与转变，劳动保护的基本职能在不断完善。

（3）在劳动政策完善中突出服务劳动保护基本权益。劳动政策一般具有回应现实的特性，通常针对社会关切的重大问题而制定。要全面认识劳动保护的内涵必须放眼劳动政策完善的进程去进行考察。1949~1977年，中国经历经济恢复期、经济建设时期、"大跃进"时期、经济调整时期和"文化大革命"时期，改革了旧的工时和劳动制度，树立起保护劳动的思想，劳动保护政策在曲折中不断前行。1949年9月，中国人民政治协商会议通过《中国人民政治协商会议共同纲领》，其中第32条规定："保护青工女工的特殊利益。实行工矿检查制度，以改进工矿的安全和卫生设备"。1950年，中华全国总工会颁发了《工会劳动保护委员会组织通则》，开始在企业中建立起群众性的劳动保护工作。1953年，工会开始培训劳动保护干部，直到1955年召开工会第一次劳动保护会议时，工会劳动保护机构才真正自下而上地建立起来。1959年1月，全总生产部和保护部合并为生产部。1963年3月，国务院发布《关于加强企业生产中安全工作的几项规定》通知，对安全生产责任制、安全技术措施计划、安全生产教育、安全生产的定期检查、伤亡事故的调查和处理五方面作了规定（简称"五项规定"）。1970年12月，中共中央发出了《关于加强安全生产的通知》，要求"进行安全生产知识和遵守劳动纪律的教育，建立健全安全生产制度，定期进行安全检查，严格组织纪律和严肃处理事故。"1978~2011年，中国迎来改革开放和市场经济新时期。1978年10月，中共中央发出《关于认真做好劳动保护工作的通知》，明确指出"加强劳动保护工作，搞好安全生产，保护职工的安全和健康，是我们党的一贯方针，是社会主义企业管理的一项基本原则"。1985年1月18日，全总印发《工会劳动保护监督检查工作条例》《工会劳动保护监督检查委员会工作条例》《工会小组劳动保护检查员工作条例》，自下而上地建立起工会群众性劳动保护监督检查网络。劳动部于1994年发布了《关于实施最低工资保障制度的通知》。1995年，国务院发布《关于修改〈国务院关于职工工作时间的规定〉的决定》。2003年，劳动和社会保障部发布《集体合同规定》，规范集体协商和签订集体合同行为。2003年，劳动和社会保障部发布了《最低工资规定》，将最低工资保障制度扩展到企业以外的用工单位，扩大了对低收入群体的保护。2005年6月22日，中华全国总工会印发的《工会劳动保护工作责任制（试行）》规定，职工在生产过程中的安全健康是职工合法权益的重要内容。2007年，国务院发布《职工带薪年休假条例》，维护职工休息休假的权利。2007年4月9日，国务院发布《生产安全事故报告和调查处理条例》，规定工会依法参加事故调查处理，有权向有关部门提出处理意见。2009年5月25日，《中华全国总工会关于广泛深入开展社会主义劳动竞赛的决定》指出，组织开展劳动竞赛是工会服从服务于党和国家工作大局的重要举措。2010年4月12日，《中华全国总工会关于加强工会参与职业病防治工作的意见》指出，当前我国职业病高发势头虽然得到一定遏制，但形势依然严峻，突出表现为职业病人群数量庞大，危害因素分布广泛，对劳动者健康损害严重，群体性事件时有发生，新的职业危害风险不断出现，防治工作基础薄弱。2010年10月9日，中华全国总工会、工业和信息化部、国务院国资委、中华全国工商业联合会联合印发《关于加强班组建设的指导意见》，指出要积极开展"安康杯"竞赛活动，充分发挥劳动保护监督检查员的作用，切实把好安全生产的第一道防线，确保职工在生产过程中的安全与健康。2010年12月8日，新修订的《中华人民共和国工伤保险条例》指出，工会组织依法维护工伤职工的合法权益，对用人单位的工伤保险工作实行监督。2010年12月3日，《中华全国总工会关于进一步加强尘肺病防治工作的通知》指出，督促企业加强个体劳动防护，加强高粉尘浓度作业场所的监控和接尘高危人群特别是农民工的职业健康监护，加强职工职业卫生教育，规范签订劳动合同，履行职业危害因素告知义务，为职工创造一个安全健康的工作环境。2011年1月18

日，《中华全国总工会 2011—2015 年劳动竞赛规划》指出，应大力开展职工技术创新活动，加快推进创新型企业和创新型国家建设，深化"安康杯"竞赛活动，维护职工的生命和健康权益。2011 年 5 月 24 日，中华全国总工会修订了《工会劳动保护监督检查员管理办法》，工会劳动保护监督检查员将依照国家劳动安全卫生法律法规和中华全国总工会的有关规定行使监督检查权利，通过各种途径和形式，组织开展群众性劳动安全卫生工作，反映职工群众在劳动安全卫生方面的意愿，履行维护职工生命安全和身体健康权益的基本职责。2019 年 5 月 16 日，全国"安康杯"竞赛组委会办公室印发《全国"安康杯"竞赛活动先进集体和优秀个人评选表彰管理办法（试行）》，激励广大企事业单位和职工为全国安全生产和职业健康形势持续稳定好转贡献力量。2019 年 6 月 24 日，中华全国总工会、应急管理部、国家卫生健康委员会印发的《关于进一步深化全国"安康杯"竞赛活动的指导意见》指出，全国"安康杯"竞赛活动是围绕党和国家安全生产和职业病防治工作大局、动员组织全国亿万职工开展的群众性安全生产和职业健康活动。2020 年 2 月 26 日，《中华全国总工会关于深化工会参与尘肺病防治工作的意见》指出，深化工会参与尘肺病防治工作是把实施健康中国战略落实到工会工作中的有效举措，是全面推动尘肺病防治工作的迫切需要，是维护职工职业健康权益的重要途径。2021 年 3 月 31 日，中华全国总工会办公厅印发的《工会劳动法律监督办法》指出，工会重点监督用人单位恶意欠薪、违法超时加班、违法裁员、未缴纳或未足额缴纳社会保险费、侮辱体罚、强迫劳动、就业歧视、使用童工、损害职工健康等问题。2021 年新修订的《中华人民共和国工会法》规定，工会组织职工开展群众性的合理化建议、技术革新、劳动和技能竞赛活动，进行业余文化技术学习和职工培训，组织职业教育和文化体育活动，推进职业安全健康教育和劳动保护工作。总之，从我国劳动政策发布的历史进程来看，"劳动保护"有曾被"阶段弱化"的现象，但"加强劳动保护工作，搞好安全生产，保护职工的安全和健康"的劳动保护基本方针和原则没有变，而且还结合时代变迁注入了新的内涵。新时代工会劳动保护工作只能加强，不能削弱；只能改进提高，不能停滞不前①。

（4）在劳动科学发展中引入了新兴劳动保护技术。劳动科学已经成为一门显学，是专门研究与人类劳动有关的学科②。新时代劳动科学是为劳动人民服务的中国特色社会主义劳动科学③。习近平总书记多次强调劳动的重要性，在同全国劳动模范代表座谈时指出："劳动创造了中华民族，造就了中华民族的辉煌历史，也必将创造出中华民族的光明未来。"④ 2018 年 4 月 30 日，习近平总书记在给中国劳动关系学院劳模本科班学员回信时强调："社会主义是干出来的，新时代也是干出来的""劳动最光荣、劳动最崇高、劳动最伟大、劳动最美丽"。2012 年 3 月 16 日，中华全国总工会、科学技术部、工业和信息化部、人力资源和社会保障部、国务院国资委、全国工商业联合会联合下发《关于进一步加强职工技术创新工作的意见》，指出开展职工技术创新活动，加强职工队伍建设，组织动员职工积极参与技术创新实践，是提高职工创新能力、促进创新型国家和创新型企业建设的重要途径。2012 年 3 月 19 日，国务院国有资产监督管理委员会《关于中央企业深入开展劳动竞赛的指导意见》强调，通过质量攻关、技术攻关、安全健康等主题突出的多种竞赛形式，切实解决企业生产、安全、技术、质量、环保等方面的重点和难点问题。2016 年 1 月 8 日，国家卫生计生委、国家发展改革委、科技部、工业和信息化部、民政部、财政部、人力资源社会保障部、国务院国资委、安全监管总局、全国总工会联合下发《关于加强农民工尘肺病防治工作的意见》，有效保障符合条件的尘肺病农民工工伤保险待遇。2016 年 9 月 5 日，中华全国总工会印发《中华全国总工会 2016—2020 年劳动和技能竞赛规划》，指出将不断创新平台和载体，整合资源和力量，把职工技术创新嵌入企业研发链条，融入国家创新体系。2016 年 12 月 9 日，中

---

① 《全省工会劳动保护业务知识更新培训班在广元举办》，国际在线，https：//sc. cri. cn/n/20220613/6d94e182-be8c-e3f1-fc36-b082fcfafd5b. html。
② 赵健杰：《劳动科学建构论纲》，《中国劳动关系学院学报》2010 年第 2 期。
③ 兰新哲：《发展新时代劳动科学探索》，《科学中国人》2021 年第 35 期。
④ 《习近平在同全国劳动模范代表座谈时的讲话（全文）》，中华人民共和国中央人民政府网站，2013 年 4 月 28 日，https：//www. gov. cn/ldhd/2013-04/28/content_2393150. htm。

华全国总工会《关于充分发挥工会在建设知识型、技术型、创新型技术工人队伍中作用的意见》指出将深化职工技术创新活动，深化劳模创新工作室创建工作。2017年7月6日，中华全国总工会办公厅印发《全国示范性劳模和工匠人才创新工作室命名管理工作暂行办法》，进一步规范全国示范性劳模和工匠人才创新工作室的命名和管理工作，使其提高质量、突出实效、发挥作用、扩大影响，充分发挥劳模和工匠人才在创新实践中的示范引领和骨干带头作用。2019年10月16日，中华全国总工会《关于广泛深入持久开展"五小"活动的指导意见》指出，小发明、小创造、小革新、小设计、小建议活动（简称"五小"活动）是工会的一项传统工作，是"当好主人翁、建功新时代"主题劳动和技能竞赛的重要内容。2021年4月27日，习近平总书记在广西考察时要求，完善多渠道灵活就业的社会保障制度，维护好卡车司机、快递小哥、外卖配送员等的合法权益。2021年7月20日，《中华全国总工会关于切实维护新就业形态劳动者劳动保障权益的意见》强调，要解决好新就业形态劳动者在工资收入、社会保障、劳动保护、职业培训、组织建设和精神文化需求等方面的困难和问题。总之，新兴劳动技术使广大职工所处的工作环境和劳动场景发生了根本性变化，劳动保护的技术性"硬"措施得到强化。伴随着"云大物智移"（云计算、大数据、物联网、人工智能、移动互联网）新一代智能技术的飞速发展，"智慧劳动"的新场景应用不断增多，呈现"由生到兴"的发展趋势，进而催生智慧社会、数字政府和智能企业转型，工会劳动保护工作也踏上了快速信息化建设的发展进程。

综上所述，通过劳动立法规制、机构调整、政策完善以及新兴技术视角分析，新时代劳动保护定义突破传统劳动保护的内涵和外延。早在1954年，中华全国总工会宣传部就提出劳动保护的概念，认为劳动保护是指保护职工在生产过程中的生命安全和身体健康，防止在生产时间因作业条件不好、操作不当等原因导致疾病、受伤和死亡，要不断改善作业条件，以提高劳动生产率，保证完成和超额完成国家的生产计划[①]。而后中华全国总工会生产保护

---

① 中华全国总工会宣传部：《劳动保护工作（试用本）》，工人出版社，1954。

部又简化了劳动保护的概念,认为劳动保护是指为保障职工在生产过程的安全与健康,在法律上、技术上、设备上、组织上和教育上所采取的一整套综合措施①。学界也开始对劳动保护的内涵进行研究与讨论。纳扎罗夫认为,劳动保护是指国家为保障职工在生产中的生命安全和身体健康、改善劳动条件而采取的(经济的、技术的、医疗卫生的、法律的)各种措施和制度②。梁亮认为,劳动保护是指围绕法律法规、制度建设、技术设备、宣传教育等方面采取一定措施,从而保障劳动者在生产劳动过程中的安全与健康③。剧宇宏认为,劳动保护是指国家和单位为保护劳动者在劳动生产过程中的安全和健康所采取的立法、组织和技术措施的总称④。王玉辉认为,劳动保护是指国家为了改善劳动条件,保护劳动者在生产过程中的安全卫生所采取的各种措施的法律规范的总和⑤。骆涌认为,劳动保护是指为保障劳动者在工作过程中的安全和健康所采取的各种措施,包括符合要求的工作环境、安全卫生设施、劳保用品和工时制度等内容⑥。总之,"保护人的安全和健康"的劳动保护基本理念,虽多次经历劳动立法、机构调整与政策完善,但仍是当前劳动保护的核心要义和主要内容。本书中的劳动保护是指国家、政府和单位为了改善劳动条件、降低劳动风险,坚持"人民至上、生命至上、安全第一"理念,为了保护劳动者在劳动过程中的安全与健康所采取的法律、技术、设备、组织、制度、教育和培训等各种措施的总称。依据劳动保护的新定义,劳动风险可分为职业劳动风险(通常被称为职业风险)和家务劳动风险(通常被称为家务风险),其中职业劳动风险是劳动风险的主要类型。

---

① 中华全国总工会生产保护部:《工会劳动保护教材》,海洋出版社,1985。
② 〔苏〕M.T.纳扎罗夫主编《社会经济统计辞典》,铁大章等译,中国统计出版社,1988。
③ 梁亮:《中国工会在社会治理中的作用研究——以 T 市 J 区工会工作为例》,硕士学位论文,南京航空航天大学公共管理专业,2016。
④ 剧宇宏编著《劳动法概论》,上海交通大学出版社,2012。
⑤ 王玉辉:《疫情下农民工务工劳动保护对策研究——以吉林省为例》,《吉林省教育学院学报》2020 年第 12 期。
⑥ 骆涌:《新时代〈安全生产法〉的改进路径研究》,硕士学位论文,河北大学法律硕士专业,2022。

2. 职业风险概念的提出与界定

"职业风险"（Occupational Risk）是反映人类在从事劳动过程中的职业安全与健康状况的显性指标，是反映职工劳动保护状况的"晴雨表"。在《现代汉语规范词典》里，"职业"（Occupation）即个人所从事的服务于社会并作为主要生活来源的工作①。中国职业规划师协会将"职业"定义为参与社会分工，利用专门的知识和技能，为社会创造物质财富和精神财富，获取合理报酬作为物质生活来源，并满足精神需求的工作。在《风险管理指南（GB/T 24353—2022/1SO 31000：2018）》里"风险"（Risk）是不确定性对目标的影响。黎玉柱认为，职业风险是指在商品经济条件下，劳动者失去职业或工作的可能性②。陈康幼认为，行业风险是指由于一些不确定因素的存在，导致对某行业生产、经营、投资或授信后偏离预期结果而造成损失的可能性③。反映行业风险的因素包括周期性风险、成长性风险、产业关联度风险、市场集中度风险、行业壁垒风险、宏观政策风险等因素。王守春认为，法官的职业风险可以分为司法组织外部环境的风险和司法组织系统内部风险两方面，这两方面的职业风险表现为组织外部社会环境产生的社会风险和内部司法系统形成的固有风险④。寇国明等人认为，职业风险是指具体行业工作性质造成职工身心健康受到损害或伤残的可能性⑤。邱曼认为，是工业化阶段、产业结构、经济结构、经济全球化、农村城镇化、社会保障体制以及职业卫生管理等多个方面原因造成职业危害严重⑥。乔庆梅认为，在转型期我国职业风险发生了深刻的变化，表现在风险因素种类、风险结构、危害后果、行业分布等方面⑦，其变化与经济体制转轨、产业结构调整有关。

① 李行健：《现代汉语规范词典》，语文出版社，2004。
② 黎玉柱：《建立和健全社会主义社会的职业风险机制》，《福建论坛》（经济社会版）1988年第 2 期。
③ 陈康幼：《投资经济学》，上海财经大学出版社，2003。
④ 王守春：《制约法官职业化历史因素探析》，硕士学位论文，黑龙江大学法律专业，2004。
⑤ 寇国明、邱长溶：《农民工职业风险、工伤保险与教育补贴的政策效应》，《财经研究》2006 年第 7 期。
⑥ 邱曼：《我国职业危害的现状分析与对策探讨》，《中国安全生产科学技术》2008 年第 3 期。
⑦ 乔庆梅：《中国转型期职业风险变化研究》，《中国人民大学学报》2010 年第 3 期。

邓国良认为，警察职业风险与自然因素和人为因素的风险有关[①]。钱瑜等人认为，职业风险是在执业过程中具有一定发生频率并由该执业者承受的风险[②]，其职业风险包括经济风险、政治风险、法律风险和人身风险。那军等人认为医生职业风险包含感染风险、暴力风险（包括身体、心理、情感等）、环境因素（包括电磁辐射、噪音等）、医疗事故、医疗纠纷、社会及舆论导向的偏见（简称"社会偏见"）[③]。刘祖云等人认为，农民工职业风险具体包括失业风险、工伤风险、职业病风险、薪酬风险以及性骚扰风险等类型[④]。胡登良等人认为，转型期的职业风险包括产业结构及从业人员变迁、结构调整期带来的新风险、现行制度的不足[⑤]。张耀勇认为，体育教师所面临的职业风险包括职业环境风险、职业素养风险、职业对象风险、职业性质风险、职业劳动内容风险等[⑥]。颜烨认为，职业风险是来自职业劳动而不是家务劳动的风险[⑦]。李侨明认为，社会工作者可能面临的职业风险有身心安全风险、面临被投诉、被处罚的风险、遭受案主起诉的风险[⑧]。张默认为，新闻采编人员主要面对的职业风险有个人健康与人身安全的风险、政策与法律的风险和道义与责任的风险[⑨]。柏甜甜认为，财会人员在无纸化、智能化的环境中工作，面对的职业风险有法律规范、业务风险和道德规范[⑩]。林金锚认为，职业风险通常指人们在执业过程中承受的具有一定发生概率的

① 邓国良：《解读警察的职业风险及其防范》，《江西警察学院学报》2011年第1期。
② 钱瑜、徐瑛、王金娥：《医学生医疗职业风险教育现状及必要性分析》，《中国医院管理》2013年第11期。
③ 那军、邢立莹、杨晓丽等：《职业风险、工作压力和组织公平对医生工作倦怠的影响》，《现代预防医学》2014年第17期。
④ 刘祖云、葛笑如：《农民工群体人生风险的类型与发生逻辑探析》，《南京农业大学学报》（社会科学版）2014年第3期。
⑤ 胡登良、达斯孟：《如何有效应对转型期的职业风险》，《中国人力资源社会保障》2015年第6期。
⑥ 张耀勇：《体育教师职业风险研究》，《漯河职业技术学院学报》2015年第2期。
⑦ 颜烨：《中国职业安全健康治理趋常化分析》，吉林大学出版社，2020。
⑧ 李侨明：《社会工作者职业伦理困境与风险：基于实践场域的多主体分析》，《社会工作》2017年第3期。
⑨ 张默：《新闻采编人员的职业风险》，《传播力研究》2017年第8期。
⑩ 柏甜甜：《人工智能时代财会人员职业风险分析》，《今日财富》2018年第20期。

危险或隐患，并通过研究发现钢铁公司一线员工主要面临着安全生产事故危害、职业健康、非常规作业管理薄弱、安全教育未落到实处等职业风险[1]。詹宇波等人首次在省际层面对中国劳动保护强度进行了度量，获得了劳动合同标准化、工作时间与休假制度、劳动合同执行与解除、集体议价制度、劳动争议处置5个维度的劳动保护强度指数[2]。徐玉珍认为，医院护理人员职业风险体现在人体工效学、心理社会、组织因素危害风险、倒班加班引起的危害（劳动关系风险）、职业挫折感五个方面[3]。李志伟认为，导游职业风险包括财务风险、身体风险、工作风险、服务游客风险、自然灾害风险、社会心理风险、职业生涯风险和家庭支持风险8个因素[4]。朱慧銮等人提出，医生职业风险受工作负荷、医患矛盾、职业损害、经济风险影响[5]。

综上所述，本书中的职业风险是指劳动者在执业过程中对其安全与健康及其权益维护产生综合影响的各种风险集合。职业风险主要包括劳动者在执业过程中面临的身心风险（如失业风险）、工伤风险、职业病风险、劳动关系风险（如劳动争议）、行业风险（如生产事故）以及相关环境产生的自然灾害风险和社会治安风险。

（三）中国职工职业风险状况指数编制方法与测算结果

中国职工职业风险状况指数是全面和系统地反映中国职工职业风险与劳动保护状况的综合性指数。该指数通过构建一个由多维风险因子构成的指标体系，对中国职工职业风险状况进行量化统计，从而描述中国职工职业风险

---

① 林金锚：《A钢铁公司一线员工职业风险防范策略研究》，硕士学位论文，华侨大学工商管理专业，2018。

② 詹宇波、姚林肖、高扬：《中国劳动保护强度测度——基于1994-2016省际面板数据》，《上海经济研究》2020年第2期。

③ 徐玉珍：《县级公立医院护理人员职业风险现状研究》，《江苏卫生事业管理》2020年第12期。

④ 李志伟：《导游职业风险感知评估与实证研究——基于AHP-DEMATEL模型》，《韶关学院学报》2022年第1期。

⑤ 朱慧銮、洪佳楠、陈晶：《公立医院医生职业风险感知及其影响因素分析》，《中国医院》2022年第1期。

与劳动保护的年度变化趋势和风险影响。该指数不仅可以反映中国职工职业风险状况的整体性特征，更能客观揭示中国工会劳动保护监督的活跃情况，从而对影响中国职工劳动保护状况进一步改善的现实困境和理论问题进行科学研判，进而探寻有关的解决路径和创新方法。

1. 分维测算体系构建

中国职工职业风险状况指数由总体性、改善性和监督性三个维度指标构成，每个维度又含有若干个具体指标，每一个指标都能够反映中国职工职业风险的某一侧面状况。中国职工职业风险状况指数分维测算体系及各指标测算依据如表 1 所示。

表 1   中国职工职业风险状况指数编制体系

维度	指标名称	指标性质	指标测算依据
总体性 A1	B11-10 万人生产安全事故死亡人数（人）	+	工矿商贸生产安全事故死亡人数/每十万工矿商贸从业人数
	B12-10 万人职业病累积患病人数（人）	+	某年内从业人员职业病新病例人数/每十万职工总人数
	B13-社会治安扰乱单位秩序案件发案率（%）	+	（某年社会治安扰乱单位秩序案件数/全年各类治安案件总数）×K，其中 K = 100%
	B14-10 万劳动力人口自然灾害死亡人数（人）	+	当年主要自然灾害死亡人数/每十万劳动力人口总数
	B15 城镇失业登记率（%）	+	当年城镇失业登记率
改善性 A2	B21-10 万人职务类年末专利授权率（%）	−	（当年职务类年末专利授权数/当年职工总人数）×K，其中 K = 100%
	B22-10 万人劳模和工匠人才创新工作室创建率（%）	−	（当年劳模和工匠人才创新工作室数/当年职工总人数）×K，其中 K = 100%
	B23-年末劳动争议案件受理数（万件）	−	当年受理劳动争议案件数
	B24-年末参加工伤保险人数（万人）	−	当年全国参加工伤保险人数
	B25-R&D（研究与试验发展）经费投入强度（%）	−	当年 R&D 经费投入强度

续表

维度	指标名称	指标性质	指标测算依据
监督性 A3	B31-工会会员劳动参与率（%）	-	（当年工会会员数/当年劳动力人口数）×K，其中 K = 100%
	B32-工会干部劳动参与率（%）	-	（当年工会干部数/当年劳动力人口数）×K，其中 K = 100%
	B33-工会基层组织数（万个）	-	当年工会基层组织数

下面分别介绍三个指标的测算方法，并列举 2012～2021 年各项指标的具体测算结果。

（1）总体性指标

中国职工职业风险状况指数总体性指标（A1）由 10 万人生产安全事故死亡人数（B11）、10 万人职业病累积患病人数（B12）、社会治安扰乱单位秩序案件发案率（B13）、10 万劳动力人口自然灾害死亡人数（B14）和城镇失业登记率（B15）共计 5 项二级指标构成，各项指标的测算方法如表 1 所示。根据各分报告中数据，计算得到总体性指标中的 5 项二级指标在 2012～2021 年的测算结果，如表 2 所示。

表 2　总体性指标中 5 项二级指标 2012～2021 年测算结果

年份	各二级指标测算结果				
	B11（人）	B12（人）	B13（%）	B14（人）	B15（%）
2012	1.640	9.3356	1.00	0.1939	4.10
2013	1.520	8.8135	0.98	0.2880	4.10
2014	1.328	10.0137	0.93	0.2281	4.10
2015	1.071	9.5025	0.79	0.1207	4.10
2016	1.702	10.1147	0.68	0.2152	4.00
2017	1.639	8.5128	0.65	0.1239	3.90
2018	1.547	7.6831	0.61	0.0749	3.80
2019	1.474	6.6053	0.55	0.1151	3.60
2020	1.301	6.0316	0.52	0.0754	4.20
2021	1.374	5.7932	0.53	0.1095	4.00

为计算中国职工职业风险状况指数，需要对以上数据进行标准化计算，以分析年度中首年，即 2012 年为基准指标（100），其他年度的标准化指数计算方法如下：

$$正向指标: X'_{ij} = \frac{X_{ij}}{x_{2012,j}} \times 100 \qquad 公式（1-1）$$

$$负向指标: X'_{ij} = \frac{x_{2012,j}}{X_{ij}} \times 100 \qquad 公式（1-2）$$

其中，X_{ij} 为第 i 年、j 项指标的原始数值，X'_{ij} 为 X_{ij} 标准化后的数值。

采用上述方法计算得到的总体性指标中 5 项二级指标在 2012~2021 年测算数据的标准化计算结果如表 3 所示。

表 3　总体性指标中 5 项二级指标 2012~2021 年标准化计算结果

年份	各二级指标标准化计算结果				
	B11	B12	B13	B14	B15
2012	100. 0000	100. 0000	100. 0000	100. 0000	100. 0000
2013	92. 6829	94. 4074	98. 0000	148. 5302	100. 0000
2014	80. 9756	107. 2636	93. 0000	117. 6380	100. 0000
2015	65. 3049	101. 7878	79. 0000	62. 2486	100. 0000
2016	103. 7805	108. 3455	68. 0000	110. 9850	97. 5610
2017	99. 9390	91. 1864	65. 0000	63. 8989	95. 1220
2018	94. 3293	82. 2989	61. 0000	38. 6282	92. 6829
2019	89. 8780	70. 7539	55. 0000	59. 3605	87. 8049
2020	79. 3293	64. 6086	52. 0000	38. 8860	102. 4390
2021	83. 7805	62. 0549	53. 0000	56. 4724	97. 5610

（2）改善性指标

中国职工职业风险状况指数改善性指标（A2）由 10 万人职务类年末专利授权率（B21）、10 万人劳模和工匠人才创新工作室创建率（B22）、年末劳动争议案件受理数（B23）、年末参加工伤保险人数（B24）和 R&D（研究与试验发展）经费投入强度（B25）5 项二级指标构成。5 项指标在

2012~2021 年的变化趋势见表 4。其中，在指标 B22 的计算中，因全总关于劳模和工匠人才创新工作室的评选每三年进行一次，因此公布年份及向上两年的劳模和工匠人才创新工作室数量均采用公布年度的数量。

表 4　改善性指标中 5 项二级指标 2012~2021 年测算结果

年份	各二级指标测算结果				
	B21（%）	B22（%）	B23（万人）	B24（万人）	B25（%）
2012	2.7201	0.0330	64.1202	19010.1000	1.98
2013	2.9139	0.0324	66.5760	19917.2000	2.08
2014	3.0050	0.0324	71.5163	20639.2000	2.05
2015	3.8288	0.0326	81.3859	21432.5000	2.07
2016	3.9217	0.0318	82.8410	21889.3000	2.11
2017	4.3405	0.0318	78.5323	22723.7000	2.13
2018	6.2588	0.0327	89.0453	23874.4000	2.19
2019	7.0364	0.0340	106.9638	25478.4000	2.23
2020	10.2776	0.0353	109.4788	26763.4000	2.40
2021	14.2024	0.0376	125.2045	28284.0000	2.43

采用公式 1-2 所示的标准化方法，对 5 项改善性指标中二级指标的测算结果进行标准化计算，计算结果如表 5 所示。

表 5　改善性指标中 5 项二级指标 2012~2021 年标准化计算结果

年份	各二级指标标准化计算结果				
	B21	B22	B23	B24	B25
2012	100.0000	100.0000	100.0000	100.0000	100.0000
2013	93.3491	101.8519	96.3113	95.4456	95.1923
2014	90.5191	101.8519	89.6582	92.1068	96.5854
2015	71.0432	101.2270	78.7854	88.6975	95.6522
2016	69.3602	103.7736	77.4015	86.8465	93.8389
2017	62.6679	103.7736	81.6482	83.6576	92.9578
2018	43.4604	100.9174	72.0085	79.6255	90.4110
2019	38.6576	97.0588	59.9457	74.6126	88.7892
2020	26.4663	93.4844	58.5686	71.0302	82.5000
2021	19.1524	87.7660	51.2124	67.2115	81.4815

（3）监督性指标

中国职工职业风险状况指数监督性指标由工会会员劳动参与率（B31）、工会干部劳动参与率（B32）和工会基层组织数（B33）3项二级指标构成。3项指标在2012~2021年的测算结果如表6所示。

表6 监督性指标中3项二级指标2012~2021年测算结果

年份	各二级指标测算结果		
	B31（%）	B32（%）	B33（万个）
2012	0.3552	0.0014	266.3
2013	0.3630	0.0015	276.7
2014	0.3615	0.0014	278.1
2015	0.3678	0.0014	280.6
2016	0.3820	0.0014	282.5
2017	0.3835	0.0014	280.9
2018	0.3748	0.0013	273.1
2019	0.3585	0.0012	261.1
2020	0.3468	0.0012	247.6
2021	0.3218	0.0010	221.4

采用公式1-2所示的标准化方法，对监督性指标中的3项二级指标的测算结果进行标准化计算，计算结果如表7所示。

表7 监督性指标中3项二级指标2012~2021年标准化计算结果

年份	各二级指标标准化计算结果		
	B31	B32	B33
2012	100.0000	100.0000	100.00000
2013	97.8512	93.3333	96.24142
2014	98.2573	100.0000	95.75692
2015	96.5742	100.0000	94.90378
2016	92.9843	100.0000	94.26549
2017	92.6206	100.0000	94.80242
2018	94.7705	107.6923	97.51007
2019	99.0795	116.6667	101.99160

续表

年份	各二级指标标准化计算结果		
	B31	B32	B33
2020	102.4221	116.6667	107.55250
2021	110.3791	140.0000	120.28000

2. 基于逐级等权法的指标权重确定

如前所述，职工职业风险需通过多项指标综合评价，不能仅通过《中国统计年鉴》中所涉及的职工职业风险相关的某项单一数据来反应，柯希嘉等人在研究中指出，逐级等权法这一较为成熟的指数编制方法适用于多指标分析体系中各指标权重的确定，特别在相关因素间关系复杂、难于确定时尤为适用[①]。基于逐级等权法构建的中国职工职业风险状况指数测算体系中各项指标权重如图12所示。

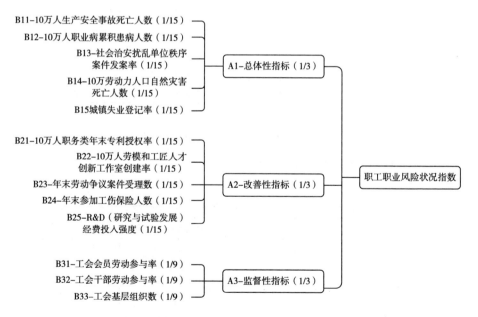

图12 基于逐级等权法的指标权重构建结果

---

① 柯希嘉、信卫平：《基于逐级等权法的中国职工收入分配指数编制与统计研究》，《中国劳动关系学院学报》2015年第3期。

3. 中国职工职业风险状况指数测算结果

中国职工职业风险状况指数参照国家统计局及相关领域年鉴历史数据，采用逐级等权法测算出 2012~2021 年的中国职工职业风险状况指数，如表 8 所示。

表 8 2012~2021 年中国职工职业风险状况指数及总体性指标、改善性指标和监督性指标

年份	职工职业风险状况指数	总体性指标	改善性指标	监督性指标
2012	100. 0000	100. 0000	100. 0000	100. 0000
2013	99. 1408	104. 2300	97. 6005	95. 5923
2014	97. 3626	96. 7737	96. 1855	99. 1286
2015	87. 9087	79. 3040	86. 1351	98. 2871
2016	91. 8730	92. 5599	86. 5669	96. 4922
2017	86. 8065	80. 8884	83. 2207	96. 3103
2018	81. 5785	71. 3151	72. 1889	101. 2314
2019	81. 3299	68. 2585	67. 8582	107. 8731
2020	76. 7523	60. 7371	59. 9754	109. 5444
2021	80. 3125	62. 2886	53. 4592	125. 1896

二 中国职工职业风险状况指数变化规律与特征分析

（一）中国职工职业风险状况指数整体特征分析

1. 2012~2021 年中国职工职业风险状况总体趋势分析

2012~2021 年中国职工职业风险状况指数测算结果如图 13 所示。根据测算结果，2012 年以来，中国职工职业风险状况指数总体呈现波浪式下降的趋势，将 2012 年的中国职工职业风险指数定义为标准值 100.00，至 2021 年，这一指数已下降至 80.31，并在 2020 年达到了最低值 76.75。这说明中国职工职业风险状况总体是向好的，这与我国在职工职业安全与健康治理方面的不断加强以及工会积极参与监督密不可分，是广大职工对于自身职业风险认识程度的不断增强、对于自身职业健康重视程度不断提高的结果。

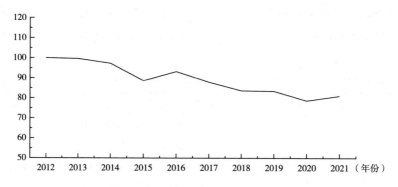

图 13　2012~2021 年中国职工职业风险状况指数

2. 2012~2021 年中国职工职业风险状况波动特征

由图 13 可以看出，尽管中国职工职业风险状况指数总体呈现下降趋势，但在 2012~2021 年，这一指数呈现了 3 次小幅波动震荡期，总体可划分为三个阶段。

第一阶段是 2012~2014 年，中国职工职业风险状况指数从 2012 年的标准值 100.00 小幅下降至 2014 年的 97.36，下降幅度为 2.64%，这一阶段为中国职工职业风险的平缓下降期。

第二阶段是 2014~2020 年，中国职工职业风险指数呈现 "И" 形剧烈震荡下降期，这主要是由于我国安全生产政策出现变化而导致的，2013 年之前，我国处于 "安全发展" 图景下的政策均衡期，而 2014 年，我国安全生产政策开始由 "安全发展" 向 "总体安全" 转变①。由于我国安全生产政策出现转变所引起的政策间断变迁冲击，这一阶段我国职工职业风险状况指数出现了较为剧烈的波动。其中，与 2014 年相比，2015 年中国职工职业风险指数由 97.36 下降至了 87.91，而后又在 2016 年快速上升至 91.87，2017~2020 年持续下降，至 2020 年，中国职工职业风险状况指数下降

① 周明星、王子成、刘慧婷：《中国安全生产政策变迁及其内在逻辑——基于间断均衡模型的实证分析》，《中国安全生产科学技术》2022 年第 8 期。

至 76.75。

第三阶段 2020～2021 年是平缓上升期。首先，新冠疫情期间，部分职工无法正常到岗工作，可能会导致一线工作人员对安全生产操作规程的生疏；其次，新冠疫情期间，部分职工无法正常接受职业安全培训教育，这给职工职业安全带来负面影响；最后，新冠疫情期间职工容易产生消极、焦躁情绪，这也给职工的职业安全带来了潜在风险。

（二）中国职工职业风险状况指数各指标特征

1. 总体性指标

2012～2021 年中国职工职业风险状况指数的总体性指标变化情况如图 14 所示，总体性指标中，10 万人生产安全事故死亡人数、10 万人职业病累积患病人数、社会治安扰乱单位秩序案件发案率、10 万劳动力人口自然灾害死亡人数和城镇失业登记率 5 项二级指标在 2012～2021 年变化趋势如图 15 至图 19 所示。以上 5 项二级指标均为正向指标。

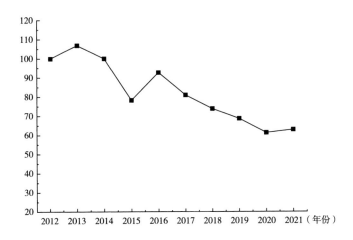

图 14　2012～2021 年中国职工职业风险状况指数的总体性指标变化情况

根据中国职工职业风险状况指数构建的总体思路，总体性指标反映的是职工群众在职业活动中受生产安全事故、职业病、劳动争议、工伤、自然灾害、社会治安以及失业等主要风险因子影响的总体水平。如图 14 所示，2012~2021 年，总体性指标呈现"W"形震荡下降的变化趋势。2012~2013年，总体性指标由标准值 100 上升至 104.23，这主要是由于其中的 10 万劳动力人口自然灾害死亡人数这项指标出现较大幅度上升而导致的。2013~2015 年，总体性指标由 104.23 下降至 79.30，呈现持续下降趋势。2015~2016 年，总体性指标出现了大幅升高，这主要是由于在这一阶段中，10 万人生产安全事故死亡人数和 10 万劳动力人口自然灾害死亡人数出现了大幅的升高，同时 10 万人职业病累积患病人数出现了小幅上升。2016~2020 年，总体性指标持续下降，在这一阶段中除 10 万劳动力人口自然灾害死亡人数呈现波动式下降，城镇失业登记率先降后升外，其他各项二级指标均呈现持续下降趋势。相比于 2020 年，2021 年总体性指标又出现了小幅升高，在这一阶段中，除 10 万人职业病累积患病人数和城镇失业登记率之外，其他各项二级指标均出现了不同幅度的升高。

下面将针对总体性指标中的 5 项二级指标变化趋势进行分析。图 15 所示的 10 万人生产安全事故死亡人数这一指标呈现"W"形变化趋势，首先，2012~2015 年，我国 10 万人生产安全事故死亡人数连续下降，2016 年 10万人生产安全事故死亡人数突然出现了升高，根据 2016 年《国民经济和社会发展统计公报》中的说明，2016 年这一指标的上升是由统计口径变化所导致的，自 2016 年起，安全监管总局对生产安全事故统计制度进行了改革，在事故总数统计中将非生产经营性事故排除了，因此事故总数同比出现了大幅降低，导致了当年 10 万人生产安全事故死亡人数由前一年（2015 年）的 1.071 突升至 1.702，但根据 2016 年《国民经济和社会发展统计公报》中公布的数据，按照可比口径，2016 年 10 万人生产安全事故死亡人数相比于上一年度实际上下降了 2.3%。2016~2020 年，10 万人生产安全事故死亡人数持续下降，2020 年 10 万人生产安全事故死亡人数为 1.301，说明我国的生产安全形势尽管没有发生本质性的改变，但是总体呈现持续向好趋势，特别是自 2018 年应急管理部设立后，中国特色应急管理体制逐步形成，10 万人生产安全事故死亡人数下降幅度增大。随后一个阶段中，受到新冠疫情的影响，2021年10万人生产安全事故死亡人数出现了小幅升高，相比于上一年度升高了5.6%。

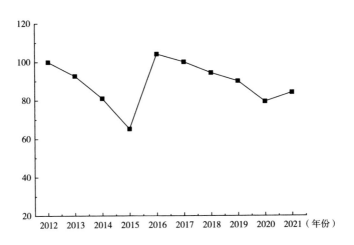

图15　10万人生产安全事故死亡人数

图16所示的10万人职业病累积患病人数这一指标总体在2012～2021年呈现了两个变化阶段，2012～2016年，10万人职业病累积患病人数震荡上升，根据统计数据，在各类职业病患病人数中，职业性尘肺病的患病人数居于首位，对于当年职业病总人数具有决定性的影响，因此10万人职业病累积患病人数这一指标的变化趋势主要是受到了职业性尘肺病患病数的影响。2012～2016年，我国职业患病人数虽有震荡但总体处于高位，说明在这一阶段，我国的职业病形势严峻，职工劳动保护装备实际使用情况较差、职工职业病自我防护意识不够。2016～2021年，10万人职业病累积患病人数持续下降，这是由于在这一阶段中，我国形成了比较完善的职业病相关法律法规和标准体系，并在2018年机构改革中整合了职业健康监管职责，建立起了国家、省、市、县四级职业病防治工作协调机制，对于我国职业病防治工作起到了关键的促进作用。但是同时需要指出的是，尽管这一阶段我国职

业病患病数量总体呈现下降趋势，但是对于部分类型职业病患病人数同比仍处于高位（如物理因素所致职业病等），甚至部分职业病患病人数持续呈现上升趋势（如职业性耳鼻喉口腔疾病等），这类职业病的防治工作仍任重而道远。相比于其他二级指标，10万人职业病累积患病人数并未因新冠疫情的影响而在2020年后出现回升，这主要是由新冠疫情导致的职工到岗率下降和失业率升高而造成的。

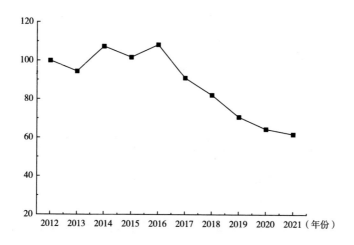

图16　10万人职业病累积患病人数

　　图17所示的社会治安扰乱单位秩序案件发案率这一指标，在2012～2021年总体呈现下降趋势，仅在2021年略有回升，这说明我国社会治安总体形势持续向好。2012年社会治安扰乱单位秩序案件发案率为标准值100，至2021年已下降至53，下降了47%。

　　图18所示的10万劳动力人口自然灾害死亡人数指标，在2012～2021年呈现大幅震荡、总体下降的变化趋势。10万劳动力人口自然灾害死亡人数的测算依据是某年主要自然灾害死亡人数与全年劳动力人口的比值，其中主要自然灾害包括地质灾害、森林火灾和地震灾害，其死亡人数与当年的极端天气情况、强震发生频率以及和台风数量等相关，因此波动性较大。从

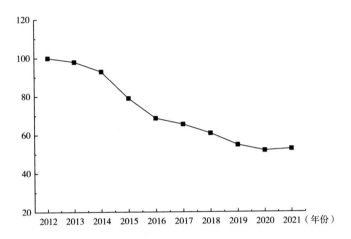

图 17　社会治安扰乱单位秩序案件发案率

图 18 来看，10 万劳动力人口自然灾害死亡人数在 2013 年出现了第一个峰值，这是由于 2013 年我国自然灾害形势呈现极端天气气候事件频发、强震异常活跃、台风数量偏多且损失集中的特点，发生了四川芦山 7.0 级强烈地震灾害、东北地区洪涝风雹灾害、"菲特"台风灾害等典型的自然灾害事件。第二个峰值出现在 2016 年，当年我国自然灾害呈现暴雨洪涝灾害南北齐发的显著特点，同时强对流天气过程频发，全国共出现了 51 次强降雨天气过程，平均降雨量为 1951 年以来最多，长江流域发生 1998 年以来最大洪水，海河流域部分河流甚至发生了超历史洪水。2018 年应急管理部设立后，我国自然灾害防治工作得到了加强，应急救援力量日趋完善，10 万劳动力人口自然灾害死亡人数这一指标总体呈现较低水平波动。

城镇失业登记率指标在 2012~2021 年呈现两阶段变化趋势，如图 19 所示。2012~2019 年，我国城镇失业登记率指标持续下降，2019 年城镇失业登记率指标由 2012 年标准值 100 下降至 87.80。受新冠疫情影响，2020 年，我国城镇失业登记率指标出现了大幅升高，由 2019 年的 87.80 升高至 102.44，甚至超过了 2012 年的指标基准水平。2021 年由于国家出台了一系

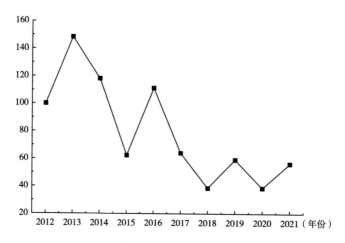

图 18　10 万劳动力人口自然灾害死亡人数

列稳岗位、扩就业的政策，尽管城镇失业登记率指标与前一阶段相比仍处于高位，但是已由 2020 年的 102.44 下降至 97.56。

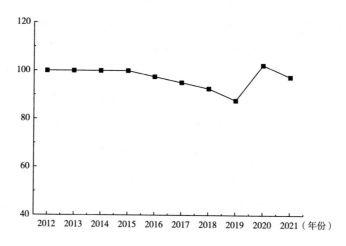

图 19　城镇失业登记率

2. 改善性指标

2012~2021 年中国职工职业风险状况指数的改善性指标变化情况如图 20 所示，在改善性指标中，10 万人职务类年末专利授权率、年末劳动争议案件受理数、年末参加工伤保险人数、10 万人劳模和工匠人才创新工作室创建率、R&D（研究与试验发展）经费投入强度 5 项二级指标在 2012~2021 年的变化趋势如图 21 至图 25 所示。以上 5 个二级指标均为负向指标，即指标越高，风险越小。

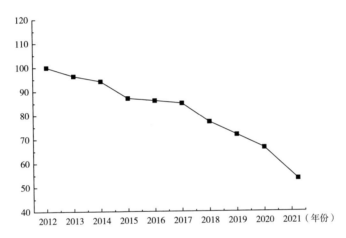

图 20　2012~2021 年中国职工职业风险状况指数的改善性指标变化情况

根据中国职工职业风险状况指数构建的总体思路，改善性指标反映职工职业安全与健康治理多元主体在科技经费投入、职工专利授权数和创新工作室数等方面对职业风险治理的改善程度。2012~2021 年，职工职业风险改善性指标呈现持续下降的趋势，这说明，2012~2021 年致力于改善职工职业风险的政策持续增强，具体表现为年末参加工伤保险人数持续增多、R&D（研究与试验发展）经费投入强度逐渐增大等。同时职工改善自身职业风险的意愿也逐渐增强，具体体现在 10 万人职务类年末专利授权率、年末参加工伤保险人数、R&D（研究与试验发展）经费投入强度均基本上逐年上升。

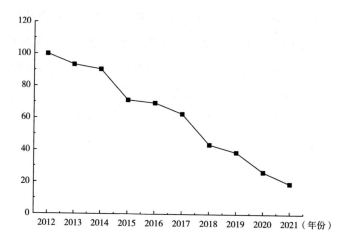

图21　10万人职务类年末专利授权率

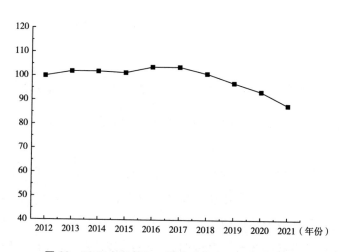

图22　10万人劳模和工匠人才创新工作室创建率

此外，由图20中还可以看到，2012~2017年，下降速度相对平缓，2017~2021年下降速度相对较快。2012年改善性指标标准值为100，至2017年，这一指标下降至83.22，2021年职工职业风险改善性指标为53.46。这说明

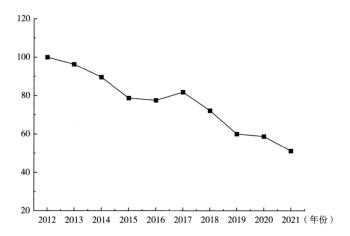

图 23　年末劳动争议案件受理数

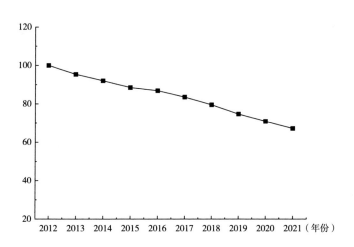

图 24　年末参加工伤保险人数

近几年我国职工职业风险的改善进入了较快的发展阶段。

图 21 所示的 10 万人职务类年末专利授权率这一指标，在 2012～2021 年呈现持续下降的趋势。至 2021 年，10 万人职务类年末专利授权率指标已

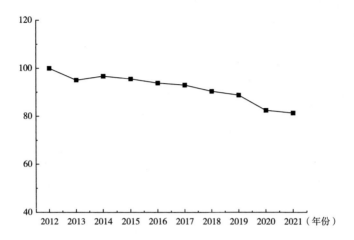

图25　R&D（研究与试验发展）经费投入强度

由 2012 年的标准值 100 下降至 19.15，下降幅度超过 80%。

　　图 22 所示的 10 万人劳模和工匠人才创新工作室创建率这一指标，在 2012～2021 年呈现两个阶段的变化趋势，2012～2017 年，10 万人劳模和工匠人才创新工作室创建率指标升高，这说明这一指标所表征的职工职业风险改善程度在这一阶段波浪式升高，分析具体数据发现，在这一阶段中劳模和工匠人才创新工作室创建数量总体略有升高，但由于我国职工总人数在这一阶段内也是逐年增长的，因此导致了 10 万人劳模和工匠人才创新工作室创建率出现了下降，作为体系中的负向指标，指标数值相应升高。2017 年后，10 万人劳模和工匠人才创新工作室创建率指标持续降低，这说明这一指标所表征的职工职业风险改善程度在这一阶段下降了，分析具体数据发现，在这一阶段每年的平均劳模和工匠人才创新工作室创建数量是一致的，但由于这一阶段我国职工总人数是逐年下降的，因此导致了 10 万人劳模和工匠人才创新工作室创建率出现了升高，作为体系中的负向指标，指标数值相应下降。

　　图 23 所示的年末劳动争议案件受理数这一指标，在 2012～2021 年总体

呈现"И"形下降的趋势，至 2021 年，年末劳动争议案件受理数指标由 2012 年的标准值 100 下降至 51.21，下降幅度接近 50%。2012~2016 年年末劳动争议案件受理数持续下降，这一指标由 2012 年的标准值 100 下降至 2016 年的 77.40，但在 2017 年升高至 81.64，此后继续逐年下降。

图 24 所示的年末参加工伤保险人数这一指标，在 2012~2021 年呈现持续下降的趋势。至 2021 年，年末参加工伤保险人数这一指标已由 2012 年的标准值 100 下降至 67.21，下降率约为 32.79%。

图 25 所示的 R&D（研究与试验发展）经费投入强度这一指标，在 2012~2021 年呈现波动下降的趋势。至 2021 年，R&D（研究与试验发展）经费投入强度这一指标已由 2012 年的标准值 100 下降至 81.48，下降率约为 18.52%。

3. 监督性指标

2012~2021 年中国职工职业风险状况指数的监督性指标变化情况如图 26 所示，在监督性指标中，工会会员劳动参与率、工会干部劳动参与率和工会基层组织数 3 项二级指标在 2012~2021 年的变化趋势如图 27 至图 29 所示。以上 3 个二级指标均为负向指标。

根据中国职工职业风险状况指数构建的总体思路，监督性指标反映以中国工会为主的劳动保护监督的活跃度。2012~2021 年，监督性指标呈现两个阶段的变化趋势。2012~2017 年，这一指标总体平稳、略有下降，至 2017 年，中国职工职业风险监督性指标由 2012 年的基准值 100 下降至 2017 年的 95.80，由于监督性指标为负向指标，因此这一指标的降低说明其所表征的中国职工职业风险总体下降，这是由于在这一阶段中，工会会员劳动参与率和工会基层组织数这两个二级指标均出现了较小幅度的下降，工会干部劳动参与率这一二级指标基本平缓。2017~2021 年，监督性指标呈现明显的上升趋势，至 2021 年，这一指标已由 2017 年的 95.80 升高至 123.55，升高幅度达到了 28.97%，在这一阶段中监督性指标的 3 项二级指标均出现了升高趋势。

图 27 所示的工会会员劳动参与率这一指标，在 2012~2021 年与监督性指标一样，呈现两个阶段的变化趋势，即 2012~2017 年的缓慢下降趋势和

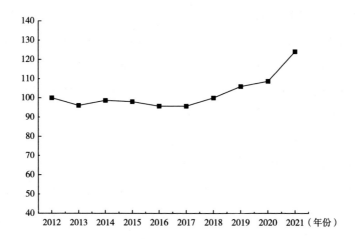

图 26　2012~2021 年中国职工职业风险状况指数的监督性指标变化情况

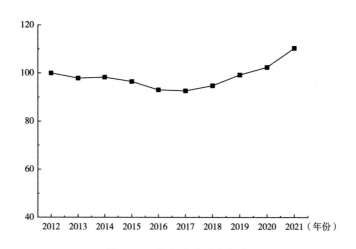

图 27　工会会员劳动参与率

2017~2021 年的逐年升高趋势。根据表 1 中的指标测算依据，工会会员劳动参与率指标等于"当年工会会员数"与"当年劳动力人口数"的比值。数据统计结果显示，我国工会会员数在 2012~2017 年呈现逐年升高的趋势，

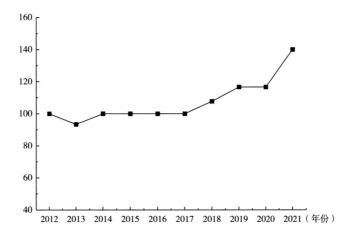

图 28　工会干部劳动参与率

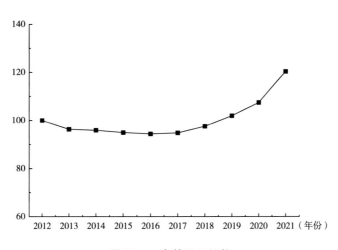

图 29　工会基层组织数

在 2017 年达到峰值 3.03 亿人后，至 2021 年呈现逐年下降的趋势。2012 年我国当年劳动力人口数为 7.89 亿人，之后逐年升高，并在 2015 年达到峰值 8 亿人，随后至 2021 年呈现波动下降的趋势。从变化幅度来看，这十年中

"当年工会会员数"的变化幅度更大。因此，工会会员劳动参与率指标计算结果的变化趋势基本是由"当年工会会员数"的变化情况决定的。

图 28 所示的工会干部劳动参与率这一指标，在 2012～2021 年整体上呈现上升趋势。根据表 1 中的指标测算依据，工会干部劳动参与率指标等于"当年工会干部数"与"当年劳动力人口数"的比值。数据统计结果显示，相比于 2012 年，2013 年的工会干部数由 107.9 万人增加至 115.6 万人，此后基本呈现逐年下降的趋势，至 2021 年我国工会干部数已降低至 82.9 万人，这是导致工会干部劳动参与率这一指标呈现升高趋势的主要原因。

图 29 所示工会基层组织数指标，在 2012～2021 年的变化趋势与监督性指标的变化趋势相似，也呈现两个阶段，2012～2016 年，我国工会基层组织数呈现逐年平稳增多的趋势，由于其所对应指标为负向指标，因此在这一阶段中工会基层组织数指标平稳下降。2016～2021 年，我国工会基层组织数呈现下降的趋势，2016 年我国工会基层组织数为 282.5 万个，至 2021 年下降至 221.4 万个。由于工会基层组织数在工会职工职业风险评价体系中为负向指标，因此，这一指标值在这一阶段呈现升高趋势。

三 影响中国职工职业风险状况的主要因素

中国职工职业风险状况指数的总体性、改善性和监督性指标在 2012～2021 年的变化情况如图 30 所示，其中改善性指标基本呈现下降的趋势，而监督性指标基本呈现波动上升趋势，在两者的影响下，总体性指标呈现波动下降的趋势。这说明，监督性指标一直上升保持高活跃度，并带动了总体性指标伴随改善性指标上下波动，呈现"双匹配"（即工会监督保持活跃利于政府政策持续改进，而政府采取更稳健的治理对策可促进职工职业风险持续改善）良性发展态势。

（一）影响总体性指标走势的因素

如图 30 所示，自 2012～2021 年，总体性指标呈现波动下降的变化趋

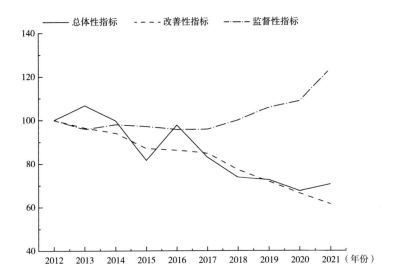

图 30   2012~2021 年中国职工职业风险状况指数中总体性、改善性和监督性指标运行趋势

势。2012~2013 年，总体性指标由标准值 100 上升至 104.23，这主要是由于其中的 10 万人职业病累积患病人数和 10 万劳动力人口自然灾害死亡人数这两项指标出现较大幅度上升而导致的。2013~2015 年，总体性指标由 104.23 下降至 79.30，呈现持续下降趋势，在这一阶段中，除 10 万人职业病累积患病人数之外，各项二级指标基本均呈现较为大幅的下降趋势。2015~2016 年，总体性指标出现了大幅升高，这主要是由于在这一阶段中，10 万人生产安全事故死亡人数和 10 万劳动力人口自然灾害死亡人数出现了大幅的升高，同时 10 万人职业病累积患病人数出现了小幅上升。2016~2020 年，总体性指标持续下降，在这一阶段中除 10 万劳动力人口自然灾害死亡人数呈现波动下降外，其他各项二级指标均呈现持续下降趋势。相比于 2020 年，2021 年总体性指标又出现了小幅升高，在这一阶段中，受到新冠疫情影响，除 10 万人职业病累积患病人数之外，其他各项二级指标均出现了不同幅度的升高。

（二）影响改善性指标走势的因素

如图 30 所示，2012~2021 年，改善性指标呈现持续下降的趋势，这说明，2012~2021 年致力于改善职工职业风险的政策持续增强，具体表现为年末参加工伤保险人数持续增多、R&D（研究与试验发展）经费投入强度逐渐增大等。同时职工改善自身职业风险的意愿也逐渐增强，具体体现在职务类年末专利授权率、年末劳动争议案件受理数以及 10 万人劳模和工匠人才创新工作室创建率均逐年增多。此外，由图中还可以看出，2012~2017 年改善性指标下降速度相对平缓，2017~2021 年改善性指标下降速度相对较快。2012 年改善性指标为标准值 100，至 2017 年，这一指标下降至 83.22，这 5 年的平均下降速度为 3.36/年；2021 年职工职业风险改善性为 53.46，2017~2021 年这 5 年的平均下降速度为 4.96/年。这说明近几年我国职工职业风险的改善进入了较快的发展阶段。

（三）影响监督性指标走势的因素

如图 30 所示，2012~2021 年，监督性指标呈现两个阶段的变化趋势。2012~2017 年，这一指标总体平稳、略有下降，至 2017 年，监督性指标由 2012 年的基准值 100 下降至 96.31，由于监督性指标为负向指标，因此这一指标的降低说明其所表征的中国职工职业风险总体下降，这是由于在这一阶段中，工会会员劳动参与率和工会基层组织数这 2 项二级指标均出现了较小幅度的下降，工会干部劳动参与率这项二级指标基本平缓。2017~2021 年，监督性指标呈现明显的上升趋势，至 2021 年，这一指标已由 2017 年的 96.31 升高至 125.19，升高幅度达到了 29.99%，在这一阶段中监督性指标的 3 项二级指标均出现了升高趋势。

四　当前中国职工劳动保护面临的新挑战

（一）新兴数字劳动暴露职工信息素养短板

当前，数字劳动作为一种新型的劳动形态，正引领社会进入"数字劳动时代"。事实上，数字劳动在本质上是一种以数字嵌入为呈现形式的新型劳动①，在人们享受快捷生活方式的同时，越来越多的劳动者也参与到了数字劳动中，它深刻影响了人们的工作方式。数字经济条件下，在产业数字化转型和数字产业化发展过程中，涌现出了大量新型的用工模式和劳动形态②，包括生产性数字劳动（主要针对传统产业因数字化转型而催生出的传统岗位工作方式的改革）和非生产性数字劳动（主要包括平台主播、电商等"新服务工人"）两种。在参与新兴数字劳动过程中，职工信息素养方面的短板逐渐暴露出来，即劳动者对于信息化工作环境的主动适应性和能动创造性不足，常常表现为无法适应数字经济时代生产工作的实际要求，这就可能导致劳动者在传统物质化劳动被数字劳动替代的过程中面临失业的窘境。数字劳动在发展过程中，也给工会劳动保护带来了新的问题，一方面，新兴科技和数字劳动能够降低劳动者的工作风险，而另一方面，对于"新服务工人"这类新型劳动者，在开展劳动保护工作时要充分考虑其工作环境、工作方式的新特点。

（二）平台劳动关系触动工会权益维护痛点

平台用工是灵活就业的主要形态之一，其一方面表现出吸纳就业、刺激经济增长的巨大潜力，另一方面平台用工在劳动关系认定中分歧众多，存在从业者劳动关系与社会保险权益保障缺失等固有弊端③。根据国家统计局及人社部数据，2021年我国就业人口数量达到7亿余人，其中灵活就业人员占2亿人，然而平台用工方式对传统劳动者权益保护系统的结构形成了冲击④，这主要是由于平台经济催生了新型的劳动关系。在平台场景下，企业

---

① 张海鹰：《劳动价值论视域下数字劳动的性质、形式与价值重估》，《合肥工业大学学报》（社会科学版）2022年第3期。

② 陈洪良：《社会化大生产条件下数字劳动生产性的比较研究》，硕士学位论文，江西财经大学政治经济学专业，2022。

③ 罗寰昕：《算法控制视域下平台用工劳动关系认定的困境与出路》，《交大法学》2023年第2期。

④ 黄振鹏、杨成广：《系统论视域下平台劳动者劳动权益保护的基本逻辑》，《中国劳动关系学院学报》2023年第2期。

用户与个人用户之间实现了"去劳动关系化"，从而带来了以经营合作关系遮盖事实劳动关系的风险①。从平台就业人员也就是个人用户的角度来看，服务平台的介入无疑是增加了一方合作主体或管理主体。服务平台与企业用户可能形成"多角用工"，从而给平台就业人员的劳动保障维权带来新的困惑与阻碍，也成为工会开展职工维权与劳动保护工作的痛点和难点。2022年1月1日施行的新修订《中华人民共和国工会法》为新业态劳动者建会入会提供了法律依据，破除了传统工会入会资格大多需要符合特定劳动者身份的制度壁垒，为平台劳动者劳动权益保护创设了新的与系统环境互动连接点。但在各地工会的实际工作中，针对新业态劳动者的维权与劳动保护工作还需要努力探索。

（三）"机器代人"制度考验产业工人职业韧性

"机器代人"是基于人工智能、大数据、可视化、传感器、机器人等技术整合而成的全新生产模式②，其重点是实现"减员、增效、提质、保安全"产业升级、技术改造和管理提升③。国务院印发的《中国制造2025》指出，为了加快推进产业转型升级，"机器代人"势在必行。然而"机器代人"在缩减人力成本、提升服务效率的同时，也给职工群体，特别是劳动密集型企业中一线操作工人，带来了巨大的影响。一旦开始大范围实施"机器代人"，一些简单、重复生产环节的职工需求量将大幅度下降。相关制造行业的生产线，如冲压、锻造、焊接等工种，在实施"机器代人"后，至少有70%以上的生产一线将减少10%以上的用工④。因此，一方面，"机器代人"造成短期失业压力增大，就业结构矛盾突出；另一方面，"机器代人"也会对职工在专业技能方面提出新的挑战，传统的低技能岗位消失，

---

① 胡磊：《网络平台经济中"去劳动关系化"的动因及治理》，《理论月刊》2019年第9期。
② 傅晓飞、刘婧、杜凤青：《"机器代人"智能运检关键技术研究和展望》，《电力与能源》2021年第1期。
③ 王强：《未雨绸缪 积极应对——关于"机器代人"对职工影响情况的调查》，《工会信息》2018年第1期。
④ 胡磊：《网络平台经济中"去劳动关系化"的动因及治理》，《理论月刊》2019年第9期。

随之而来的机器维护、调试和控制岗位会增加。因此，职工需要不断提高自身素质和职业韧性，以应对职业类型变化所带来的新挑战。

（四）智慧工会建设引发工会服务方式变革

智慧工会是以"业务+技术+应用"为驱动，实现科技赋能的数字工会，有效提升了工会的数字化治理、智能化服务水平。当前，工会组织要"用好大数据，布局新时代"[①]，推进智慧工会建设势在必行[②]。2018年10月，习近平总书记同中华全国总工会新一届领导班子成员集体谈话时强调，要把网上工作作为工会联系职工、服务职工的重要平台，增强传播力、引导力、影响力。[③] 中国工会十七大报告指出："积极建设智慧工会，强化互联网思维，运用大数据、云计算、物联网、人工智能等手段推进工会工作，促进互联网和工会工作融合发展"。开展智慧工会建设的主要目标是实现工会网上服务对象覆盖广大的基层职工群众，覆盖基层工会组织。因此，建设智慧工会，转变工会服务方式势在必行，一方面有利于推进工会的改革和创新，能够更好地为职工服务，另一方面也能够使广大职工更好地在网上享受工会服务。

（五）"互联网+"技术升级传统工会监督模式

工会监督是各级工会组织为了依法维护劳动者的合法权益，对用人单位遵守劳动法律、法规的情况所进行的监督，主要包括传统和新兴两种形式的监督模式。当前，互联网技术和智慧工会的发展，为工会监督模式的升级创造了平台和手段。为了适应平台经济的组织形态和运行机制，工会应构建

---

① 蔡志峰、张晓莹、张剑等：《互联网+工会：移动互联时代的改革创新思维》，中国工人出版社，2016。

② 赵本纲：《智慧工会建设现状与优化策略研究——以长沙"智慧工会"为例》，《天津市工会管理干部学院学报》2022年第3期。

③ 《习近平同中华全国总工会新一届领导班子成员集体谈话并发表重要讲话》，中华人民共和国中央人民政府，https://www.gov.cn/xinwen/2018-10/29/content_5335515.htm？eqid=809941160000f9cd00000005646ec57d。

"互联网+工会"的监督模式。工会可以构建以算法优化和算法监督为重要内容的数智化维权服务平台[①]，对各类大数据进行集中整合，便于实现在线实时监督，同时职工和企业可以通过手机 App 等上传各类数据接受工会监督。"互联网+工会"的监督模式与传统工会监督模式相比，信息沟通更加快捷，对问题的发现和整改更具有时效性。

参考文献

江涛：《"劳动保护"一词探源》，《劳动保护》1988 年第 1 期。

苏尚尧：《中华人民共和国中央政府机构（1949－1990 年）》，经济科学出版社，1993。

曹艳伟：《我国工会劳动保护监督制度研究》，硕士学位论文，华中师范大学经济法学专业，2016。

孙安弟：《1921－1949 年：硝烟弥漫中 不忘劳动保护》，《劳动保护》2021 年第 6 期。

章熙春、殷越：《我国安全生产监管体制的演变与走向——基于制度变迁理论视角的考察》，《华南理工大学学报》（社会科学版）2018 年第 5 期。

孙安弟：《1949－1978 年：新中国劳动保护 在摸索中曲折前进》，《劳动保护》2021 年第 6 期。

《劳动保护》编辑部：《安全监管机构 60 年的变迁》，《劳动保护》2009 年第 10 期。

林燕玲、钱俊月：《30 年中国劳动社会保障法制建设演进与前瞻》，《现代交际》2009 年第 2 期。

赵健杰：《劳动科学建构论纲》，《中国劳动关系学院学报》2010 年第 2 期。

兰新哲：《发展新时代劳动科学探索》，《科学中国人》2021 年第 35 期。

梁亮：《中国工会在社会治理中的作用研究——以 T 市 J 区工会工作为例》，硕士学位论文，南京航空航天大学公共管理专业，2016。

剧宇宏：《劳动法概论》，上海交通大学出版社，2012。

王玉辉：《疫情下农民工务工劳动保护对策研究——以吉林省为例》，《吉林省教育学院学报》2020 年第 12 期。

---

① 彭恒军：《构建以算法优化和监督为重要内容的智慧工会平台》，《工人日报》2021 年 12 月 20 日，第 7 版。

骆涌：《新时代〈安全生产法〉的改进路径研究》，硕士学位论文，河北大学法律硕士专业，2022。

黎玉柱：《建立和健全社会主义社会的职业风险机制》，《福建论坛》（经济社会版）1988年第2期。

陈康幼：《投资经济学》，上海财经大学出版社，2003。

王守春：《制约法官职业化历史因素探析》，硕士学位论文，黑龙江大学法律专业，2004。

寇国明、邱长溶：《农民工职业风险、工伤保险与教育补贴的政策效应》，《财经研究》2006年第7期。

邱曼：《我国职业危害的现状分析与对策探讨》，《中国安全生产科学技术》2008年第3期。

乔庆梅：《中国转型期职业风险变化研究》，《中国人民大学学报》2010年第3期。

邓国良：《解读警察的职业风险及其防范》，《江西公安专科学校学报》2011年第1期。

钱瑜、徐瑛、王金娥：《医学生医疗职业风险教育现状及必要性分析》，《中国医院管理》2013年第11期。

那军、邢立莹、杨晓丽等：《职业风险、工作压力和组织公平对医生工作倦怠的影响》，《现代预防医学》2014年第17期。

刘祖云、葛笑如：《农民工群体人生风险的类型与发生逻辑探析》，《南京农业大学学报》（社会科学版）2014年第3期。

胡登良、达斯孟：《如何有效应对转型期的职业风险》，《中国人力资源社会保障》2015年第6期。

张耀勇：《体育教师职业风险研究》，《漯河职业技术学院学报》2015年第2期。

颜烨：《中国职业安全健康治理趋常化分析》，吉林大学出版社，2020。

李侨明：《社会工作者职业伦理困境与风险：基于实践场域的多主体分析》，《社会工作》2017年第3期。

张默：《新闻采编人员的职业风险》，《传播力研究》2017年第8期。

柏甜甜：《人工智能时代财会人员职业风险分析》，《今日财富》2018年第20期。

林金锚：《A钢铁公司一线员工职业风险防范策略研究》，硕士学位论文，华侨大学工商管理专业，2018。

詹宇波、姚林肖、高扬：《中国劳动保护强度测度——基于1994-2016省际面板数据》，《上海经济研究》2020年第2期。

徐玉珍：《县级公立医院护理人员职业风险现状研究》，《江苏卫生事业管理》2020年第12期。

李志伟：《导游职业风险感知评估与实证研究——基于AHP-DEMATEL模型》，《韶关学院学报》2022年第1期。

朱慧崟、洪佳楠、陈晶：《公立医院医生职业风险感知及其影响因素分析》，《中国医院》2022 年第 1 期。

柯希嘉、信卫平：《基于逐级等权法的中国职工收入分配指数编制与统计研究》，《中国劳动关系学院学报》2015 年第 3 期。

周明星、王子成、刘慧婷：《中国安全生产政策变迁及其内在逻辑——基于间断均衡模型的实证分析》，《中国安全生产科学技术》2022 年第 8 期。

张海鹰：《劳动价值论视域下数字劳动的性质、形式与价值重估》，《合肥工业大学学报》（社会科学版）2022 年第 3 期。

陈洪良：《社会化大生产条件下数字劳动生产性的比较研究》，硕士学位论文，江西财经大学政治经济学专业，2022。

罗襄昕：《算法控制视域下平台用工劳动关系认定的困境与出路》，《交大法学》2023 年第 2 期。

黄振鹏、杨成广：《系统论视域下平台劳动者劳动权益保护的基本逻辑》，《中国劳动关系学院学报》2023 年第 2 期。

胡磊：《网络平台经济中"去劳动关系化"的动因及治理》，《理论月刊》2019 年第 9 期。

傅晓飞、刘婧、杜凤青：《"机器代人"智能运检关键技术研究和展望》，《电力与能源》2021 年第 1 期。

王强：《未雨绸缪 积极应对——关于"机器代人"对职工影响情况的调查》，《工会信息》2018 年第 1 期。

蔡志峰、张晓莹、张剑等：《互联网+工会：移动互联时代的改革创新思维》，中国工人出版社，2016。

赵本纲：《智慧工会建设现状与优化策略研究——以长沙"智慧工会"为例》，《天津市工会管理干部学院学报》2022 年第 3 期。

彭恒军：《构建以算法优化和监督为重要内容的智慧工会平台》，《工人日报》2021 年 12 月 20 日，第 7 版。

分 报 告

区域工伤保险状况研究

窦培谦*

摘　要：　工伤保险制度是社会保障体系的一个重要方面，不仅保障工伤职工获得医疗救治、经济补偿、职业康复的权利，还有分散用人单位工伤风险的作用。本研究回顾了我国工伤保险制度的历史沿革，对我国工伤保险现状和问题进行整理和分析，客观指出现有区域工伤保险状况与问题，并对解决问题、困境分析和制度完善进行了深层次探讨，建议从六个方面着手来进一步发展与完善我国工伤保险制度：完善我国工伤保险制度建构、树立互助共济的工伤保险责任理念、强化我国工伤保险政策执行、完善新业态就业人员工伤保险制度、完善农民工工伤保险制度、加强工伤预防和工伤康复。

关键词：　区域工伤保险　工伤预防和康复　新业态风险

---

*　窦培谦，博士，中国劳动关系学院安全工程学院实验室主任，主要从事环境科学与工程、职业卫生工程研究。

工伤保险也被称作职业伤害保险，强调劳动者在上岗工作期间，一旦遭遇任何意外伤害或是引发各类职业病损伤，就可以依法获得国家、社会等方面提供的必要性物质保障，保障的对象主要包括负伤、致残的职工，或是殉职职工亲属等。随着我国工业化的不断发展，安全事故和职业病的发生呈现逐渐增多的趋势，且在各个生产领域普遍存在，尤其在煤矿业、建筑业、制造业和交通运输业等行业更为严重。根据《2021 年我国卫生健康事业发展统计公报》，2021 年全国发生安全事故 353 起，死亡 1129 人；共报告各类职业病新病例 15407 例，其中职业性尘肺病及其他呼吸系统疾病有 11877 例（职业性尘肺病有 11809 例）。安全事故和职业病不仅数量多、范围广，而且还会给国家和社会带来严重的劳动力和经济损失。据报道，我国每年因工作相关的事故和职业病带来的经济损失约达 2000 亿元。不仅如此，劳动者发生安全事故或患上职业病后，不仅劳动能力降低、收入递减，而且还要承担一系列的治疗和康复费用，给家庭带来巨大的经济负担。同时，安全事故和职业病导致劳动者伤亡，这不仅挫伤了其他劳动者的工作积极性，也破坏了劳动生产力发展，还会使企业承担事故处理费、家属抚恤费等经济赔偿。

一 我国工伤保险制度的发展状况

改革开放前的工伤保险制度发展较为缓慢，虽然正式建立了劳动者保险条例，但国家对职工的权益保障观念不强，且规章制度也不完善。1996 年，劳动部颁布实施《企业职工工伤保险试行办法》，成为中国历史上首部针对工伤保险的专项立法，基本确立了我国工伤保险制度的模式。《企业职工工伤保险试行办法》规定了在全国范围内实施工伤社会保险，工伤保险行政经办和鉴定部门由各级劳动部门组建并负责。各地建立工伤保险基金，并实行社会统筹，按大数法则分散各用工单位的用工风险。企业参加工伤保险后，参保期间发生的工伤由工伤保险基金负责支付待遇，工伤保险基金提高了工伤待遇水平，增设了丧失劳动能力工伤职工一次性伤残补助金等项目，确立了工伤伤残抚恤金和供养亲属抚恤金随职工平均工资增长的机制。此后，为了规范安全生产、维护工伤职工和职业病患者的权益，国家加快了劳动和安全的立法步伐，发布了一系列法律、法规和规章制度，如《中华人民共和国职业病防治法》《职业病危害项目申报管理办法》《职业病诊断与鉴定管理办法》《职业健康监护管理办法》《职业病危害事故调查处理办法》《中华人民共和国安全生产法》等。

2004年以前，因《关于加强企业编制定员和劳动定额工作试行办法》立法层次较低，各地执行力度不大，国务院于2003年4月出台了《工伤保险条例》，并于2004年1月1日正式实施，标志着中国工伤保险制度进入全面的发展阶段。《工伤保险条例》将工伤补偿、工伤康复与工伤预防列为我国工伤保险制度的三大职能，将有雇工的个体工商户列入工伤保险范围，将工伤范围适当调整，并提高了待遇水平，规范了相关标准和程序，对基金收支、工伤认定、监督管理等方面也作了较为详细的规定，把我国工伤保险制度带入一个全国统一高速发展的制度覆盖时期。之后，陆续出台了一系列工伤保险配套制度，如劳动和社会保障部的《工伤认定办法》（2004年1月1日实施）、《因工死亡职工供养亲属范围规定》（2004年1月1日施行）和《关于工伤保险费率问题的通知》（2003年发布），人力资源和社会保障部的《关于做好建筑施工企业农民工参加工伤保险有关工作的通知》（2006年发布）、《关于印发加强工伤康复试点工作指导意见的通知》（2007年发布）、《非法用工单位伤亡人员一次性赔偿办法》（2011年发布）和《关于印发〈工伤康复诊疗规范（试行）〉和〈工伤康复服务项目（试行）〉（修订版）的通知》（2013年发布）等。

2010年第十一届全国人民代表大会通过了《中华人民共和国社会保险法》，进一步以国家法律的形式对工伤保险作了明确规定，极大地提高了其立法层次，全面维护了劳动者包括工伤保险在内的权益。此外，针对工伤保险实施过程中出现的新问题，《国务院关于修改〈工伤保险条例〉的决定》于2011年1月1日正式实施。该决定共增加和修改了24条相关内容，其修订和完善不仅增加了强制力度，还使工伤保险制度更符合社会发展的需求。2017年8月17日，人力资源和社会保障部会同财政部、国家卫生计生委、国家安全监管总局制定并印发《工伤预防费使用管理暂行办法》，规定工伤保险初期以补偿为主，稳步推进工伤预防和康复工作，初步构建了"工伤预防、补偿、康复"三位一体的制度体系。

二　我国工伤保险总体现状

（一）工伤保险参保情况

根据2010~2021年度人力资源和社会保障事业发展统计公报数据，自2011年我国工伤保险条例修订后，取得了一系列阶段性的成果，如参保人数逐年增加，2010年我国工伤保险参保人数为16161万人，而截至2021年年末，我国工伤保险的参保人数为28284万人，已突破2.8亿人。但相比于2021年年末全国就业74652万人来说，我国参加工伤保险的人数仅为就业人数的1/3左右，仍有近4.7亿就业人员游离在工伤保险保障之外，这就意味着我国大部分就业人群在遭受工伤后得不到相关补偿和支持。

2010~2021年我国工伤保险参保人数数据显示（见图1），我国农民工参保人数呈现逐年增加的态势。2010年参加工伤保险人数为16161万人，其中参加工伤保险的农民工为6300万人，2021年参加工伤保险人数为28284万人，其中参加工伤保险的农民工为9127万人。但是2010~2021年农民工参保人数在总参保数中所占的比例逐渐减少，城镇职工参保比例则由2010年的61.02%增长至2021年的67.73%。从图1中可以看出，尽管近年来我国为扩大工伤保险制度的覆盖人数做出了一系列努力，但在覆盖人数上城镇职工还是远高于农民工。

2010~2021年我国农民工和城镇职工工伤保险参保率数据显示（见图2），就业人口、农民工和城镇职工参保率都在上升，但农民工工伤保险的参保率和参保率增长速度一直低于城镇职工。农民工是我国安全事故和职业病的高发人群，2021年年末全国就业人员为74652万人，其中城镇就业人员为46773万人，工伤保险参保率为41.05%，相对于全国农民工总量为

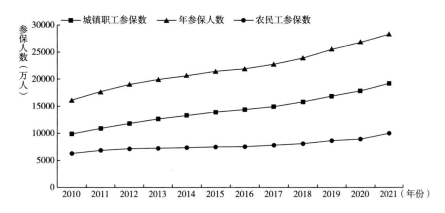

图 1 2010~2021 年我国工伤保险参保人数

数据来源：人力资源和社会保障事业发展统计公报、国民经济和社会发展统计公报。

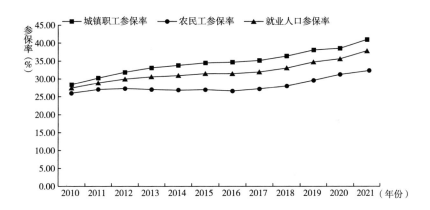

图 2 2010~2021 年我国农民工和城镇职工工伤保险参保率

数据来源：人力资源和社会保障事业发展统计公报、国民经济和社会发展统计
公报。

27879 万人，仅 32.74% 的农民工参保率是远远不够的。我国工伤保险参保
率低的原因主要在政府、用人单位和劳动者三方面。在用人单位参不参加工
伤保险、劳动监察执法到不到位、社会保险行政执法能不能落实等方面未得
到地方领导的重视，也未纳入地方政府的主要工作目标。在我国很多地区还

有部分用人单位不愿意也没有参加工伤保险，认为缴纳的工伤保险费增加了企业成本。用人单位存在侥幸心理，各方面监督不到位，法律责任轻、违法成本低也是重要原因。我国劳动者对用人单位监督不足，职业风险意识不足、不了解工伤保险制度、没有集体劳动关系、就业形势严峻是造成劳动者不能争取自己权利的主要原因。这类社会现实问题必须引起深思。归根结底，一旦这些未参保的农民工在工作中出现任何损伤，目前可以凭借《工伤保险条例》的第六十条和《最高人民法院关于审理人身损害赔偿案件适用法律若干问题的解释》的第十二条第一款内容，来向用人单位争取伤保待遇，然而无法体验到加入工伤保险的优越性，还不能获取较高的民事侵权赔偿。虽然如今工伤保险法律体制已将参保范畴锁定到任何形式的用人单位，却没有同时加大对农民工这类特殊群体的关注度和重视度，配套方案的落实有待提升，实操过程中也经常出现和农民工工伤保险相互冲突的状况，不能在根本层面上保障农民工工伤后应得的待遇。一方面，工伤保险发展期间很少关注到农民工群体，导致农民工参保人数和行业危险性严重不符；另一方面，在出现工伤之后，相关农民工很难维权。

此外，工伤保险投保对象主要来自国有企业，而发展相对薄弱的中小型集体企业、私营企业等的参保率相对偏低。在我国，中小企业数量多、安全事故和职业病多发，但参保率相对偏低，一方面是由于这些企业收益不显著，定期支付工伤保险费会增加企业成本；另一方面是企业员工间存在不公平待遇，一些企业为了节省开支，只为核心职工投保，而其他职工的合法权益得不到有效保障。

（二）工伤保险基金收支情况

国家统计局发布的 2010~2021 年我国工伤保险基金收支情况的数据显示（见表1），我国享受工伤保险待遇的人数整体呈现不断增加的趋势，2010 年全国有 148 万人能够享受到工伤保险待遇，到 2019 年人数已达到194 万人，增幅为 31.08%。2020 年、2021 年由于疫情等原因，享受工伤保险待遇的人数有所下降。从数据中也可以看出：2010~2021 年我国工伤保险基金收入整体呈波动上升趋势，由 2010 年的 285 亿元增长到 2021 年的 952 亿元，增长约 2.5 倍；基金支出由 2010 年的 192 亿元增长到 2021 年的 990 亿元，增长约 4.2 倍。这反映了国家和企业对于工伤保险基金投入越来越多，工伤职工的待遇水平也越来越高。此外，从基金收入与支出的数据来看，除了 2019 年收支相对平衡，其他年份两者相差数额均较大，这表明我国工伤保险存在着收支比例不合理、基金存在大量结余等问题。

表 1　2010~2021 年我国工伤保险基金收支情况

年份	享受工伤保险待遇人数（万人）	基金收入（亿元）	基金支出（亿元）	累计结余（亿元）
2010	148	285	192	561
2011	163	466	286	743
2012	191	527	406	862
2013	195	615	482	996
2014	198	695	561	1129
2015	202	754	599	1285
2016	196	737	610	1411
2017	193	854	662	1607
2018	199	913	742	1785
2019	194	816	817	1783
2020	112	486	820	1449
2021	130	952	990	1411

数据来源：人力资源和社会保障事业发展统计公报、国民经济和社会发展统计公报。

（三）工伤预防和工伤康复发展情况

关于工伤预防，虽然在制度上有所规定，但在工伤预防的落实工作中还存在诸多问题。我国安全生产、职业健康监管体制发生了多次变动，这在一定程度上造成了监察力量和经费不足、监管力度不够等问题，现行法规没有明确制定工伤保险和安全监管部门及工会等组织的配合制度，未能形成统一的工伤预防综合协调机制，导致企业工伤预防效能逐渐下降。同时企业用于安全措施上的费用相对减少，重补偿、轻预防是我国工伤保险普遍存在的现象。仍有一些地区尚未出台工伤保险行业基准费率具体标准和费率浮动的具体办法。部分地区虽然出台了相关的规定，但是目前差别费率与浮动费率的实行办法仍有待完善，如行业工伤风险等级划分不够细且不合理，使得风险等级不同的行业处在同一费率档次，造成了"高风险低费率，低风险高费率"的现象，且各等级对应的基准费率差别又较小。同时，浮动费率的档次少且不易上下浮动。此外，还存在着工伤预防试点工作执行情况不理想、预防费用偏低且费用投入不合理等问题。审计署发布的工伤保险基金审计结果表明：浮动费率机制落实不够，在 35 个抽审地区中，未出台工伤保险费率浮动办法的有 11 个地区；工伤预防制度执行不到位，在审计的 17 个省所属全部 224 个地级以上城市中，仅有 115 个城市（51.34%）使用工伤保险基金开展工伤预防工作；人力资源社会保障部 2013 年重点抽查确定的 14 个工伤预防试点城市中，有 4 个未按照要求开展试点工作，另外 10 个试点城市虽开展了工伤预防工作，但工伤预防支出仅占基金总支出的 0.79%。① 在我国大部分地区如湖南省、海南省、山东省、河北省、河南省和吉林省等的工伤预防费用主要用于工伤事故和职业病的宣传和培训。只有少部分地区如广东省和山西省等把工伤预防费用投入到安全生产奖励、职工健康体检和技术设备检测改造等方面。人力资源和社会保障部、财政部、国家卫生计生委和国家安全生产监督管理总局于 2017 年联合印发《工伤预防费使用管理暂行办法》，规范了工伤预防费的使用范围和比例以及工伤预防项目确定和实施的相关办法。随后，全国各地组织举办工伤预防进企业、街道和园区宣传活动以及安全技能培训等，我国生产安全形势进一步好转。虽然该办法实施后在一定程度上降低了安全事故死亡人数，但是目前仍存在一系列问题，如再次缩小工伤预防费的使用范围，仅能用于宣传和培训，项目从申请、立项招标到实施步骤烦琐、耗时长，工伤预防费用提取比例低。而在国外，工伤预防的费用提取比例高、使用范围广泛。如德国法律指出，要使用所有手段

① 《2016 年第 8 号公告：工伤保险基金审计结果》，中华人民共和国审计署网站，https://www.audit.gov.cn/n5/n25/c84811/content.html。

防止安全事故和职业病发生，德国同业会每年从工伤保险基金提取比例为5%，工伤预防除了日常的宣传和培训工作，还包括开展健康检查、制定劳动保护规程、开展劳动防护监察和咨询服务以及开展安全事故和职业病相关的科研活动等①。

关于工伤康复，我国人力资源和社会保障部发布了一系列相关规定，如《工伤康复服务项目（试行）》《工伤康复服务规范（试行）》等，部分地区也相继发布《工伤康复管理暂行办法》，明确了适用康复对象、待遇标准、费用支付标准和康复机构标准等，但仍有一些地区未出台工伤康复的具体管理办法。审计署发布的工伤保险基金审计结果表明，我国工伤康复政策未完全落实到位且执行情况不理想。在审计的35个地区中，有15个审计地区还未开展工伤康复工作；在18万多的工伤职工中，仅有1.7万人（占总数的9.20%）能享受到了工伤康复。② 工伤职工对有关医学知识、工伤保险政策和工伤康复常识不了解导致许多工伤职工错过了最佳康复期。此外，我国对于工伤康复的投入费用也相对较少。在国外，如德国用于工伤康复的费用占工伤保险总支出的比例约为30%，而我国工伤保险基金支出主要用于工伤补偿，约占55%，其余主要用于报销医疗费，只有很少一部分真正用于工伤康复。从2004年颁布《工伤保险条例》之后，我国各地就相继开展工伤康复试点机构，全国已有31个省（自治区、直辖市）陆续开展了工伤康复试点工作，签订服务协议的工伤康复机构有近200家，其中经人力资源和社会保障部授予资质的有35家。但是与每年工伤人数相比，这些康复机构数量是远远不够的，而且还存在康复医护人员短缺、床位少、设备陈旧落后和服务积极性不高等问题。此外，这些康复机构多集中于中东部发达地区，导致有的地区有康复需求但没机构，有的地区有康复机构但需求不足。人力资源和社会保障部统计数据显示，我国的工伤补偿标准高于大多数发展中国家，略低于发达国家，但工伤康复特别是职业康复的水平远远落后于发

---

① 冯英、康蕊：《外国的工伤保险》，中国社会出版社，2009。
② 《2016年第8号公告：工伤保险基金审计结果》，中华人民共和国审计署网站，https://www.audit.gov.cn/n5/n25/c84811/content.html。

达国家。造成这一结果的主要原因在于人们对工伤康复费用报销的不了解及工伤康复的宣传和落实度不高等，许多人都错过了工伤康复的机会。如许多农民工仅知道工伤之后可以索取补偿，但并不知道可以享受工伤康复治疗，有些农民工虽然知道工伤康复可以报销，但还是担心康复之后补偿费用降低而拒绝接受康复治疗。

（四）新业态灵活就业人员工伤保险现状

近年来，现代信息技术的快速发展和广泛应用，催生了众多科技型创业者和大型互联网就业平台。因此，大规模的新型灵活用工是新形势下我国灵活就业市场不可忽视的就业主体。《中华人民共和国 2022 年国民经济和社会发展统计公报》数据表明新产业、新业态、新模式较快成长。2022 年，全年规模以上服务业中，战略性新兴服务业企业营业收入比上年增长 4.8%。全年电子商务交易额为 438299 亿元，按可比口径计算，比上年增长 3.5%。全年网上零售额为 137853 亿元，按可比口径计算，比上年增长 4.0%。全年新登记市场主体 2908 万户，日均新登记企业 2.4 万户，年末市场主体总数近 1.7 亿户。国家信息中心的报告显示：2020 年共享经济参与者人数约为 8.3 亿人，其中服务提供者约为 8400 万人。但是，实践中绝大多数平台从业人员以"无用人单位"方式灵活就业，受到我国现行的劳动保护法和社会保障制度的排斥[①]。

党中央、国务院高度重视新业态从业人员社会保障工作。自 2017 年起，人力资源和社会保障部作为主管部门多次就新业态从业人员社会保障问题开展专项调研，通过实地调研、组织座谈、问卷调查、课题研究等方式，深入平台企业、快递公司、商业保险公司了解新业态从业人员参保需求和保障情况。大量新业态从业人员与互联网平台之间不是劳动关系，加上普遍存在"多平台同时就业"的情况，新业态从业人员无法纳入现行工伤保险制度。

---

① 张亚敏：《新业态灵活就业人员工伤保险问题研究》，硕士学位论文，黑龙江大学社会保障专业，2022。

快递（配送）、外卖等从业人员属于职业伤害易发多发人群，对职业伤害保障需求十分迫切。但是，现有意外伤害商业保险多数存在覆盖面较窄、理赔率偏低、保障水平不足等问题，难以充分解决新业态从业人员的职业伤害保障问题。

1. 工伤保险缴费机制单一

在从事新业态产业的灵活就业人员中，有的是自行创业，如流动商贩，没有雇佣关系或雇主。灵活就业人员对于加入工伤保险的愿望并不强烈，这是因为该群体本身文化水平不高，维权意识薄弱且收入不稳定。另外，如果企业没有为劳动者提供充分保障，那么就无法对其进行工伤认定。在目前的社会环境下，灵活就业人员是否应该参保，取决于他们是否愿意缴纳工伤保险费。所以，民事雇主或劳动关系不明的用人单位应当允许为灵活就业人员购买工伤保险，但鉴于灵活就业人员的特殊雇佣性质，即使承担了缴费责任，也应与用人单位区别开来，进一步研究其责任负担问题。

2. 缴费的行业基数偏低

在现行工伤保险中，工伤保险费的缴纳基数与在用人单位就职所从事的职业存在相关性，然而，新经济形态下是否支付灵活就业人员不同工伤保险费用值得推敲；同时，随着经济发展方式转变，企业用工模式也发生了很大变化，灵活就业人员成为我国工伤保险参保人数最多的群体之一。此外，新业态下，由于灵活就业的不稳定性，劳动者可能会从一个产业转移到另一个产业。如果他们的缴费基数属于低风险行业，而在受伤时属于高风险行业，他们的工伤保险缴费水平和待遇享受条件值得进一步研究。

3. 工伤认定程序不明确

在用人单位给自己的劳动者支付了工伤保险费用之后，劳动者出现了工伤，那么用人单位需要在工伤认定之后为工伤职工支付一部分工伤待遇，这在客观上有助于确保工伤认定的真实性。如果工人实际上没有因工受伤，雇主不会申请，即使劳动者已经申请，用人单位也会拒绝。然而，新业态灵活就业人员往往单独工作，因此需要研究新业态灵活就业人员报告工伤情况的条件与程序。要明确新业态灵活就业人员是否可以申请工伤，由于职业本身的流动性大，工伤认定的过程比较复杂，在确定工伤保险待遇时，虽然明确工伤事故发生在工作时间前后，但新业态灵活就业人员工作时间比传统劳动者更加灵活，因此工伤事故发生后认定争议性比较大。新业态从业者工作时间的主观性和不确定性，以及工作领域的不固定性，都在无形中加大了工伤认定的困难程度。

4. 治疗期间待遇难以确定

随着我国经济社会的发展和劳动制度改革的推进，传统的因工受伤职工的待遇由工伤保险基金支付的做法已经不能再满足新兴就业群体的需要了。对于新的灵活就业劳动者来说，没有用人单位，如果这些工伤保险待遇单方面由工伤保险基金支付，可以缓解他们的经济困难，但这样会给基金带来不必要的压力。我国现行的工伤保险制度将因工受伤后的职工的长期治疗和恢复也包括在当前的工伤治疗中。由于我国现行的《城镇职工基本医疗保险条例》以及相关法规对这一内容规定得较为笼统，因此在实践中出现了诸多争议。工伤者在工作期间只要有劳动岗位就能得到相应的报酬，而不需要向用人单位缴纳任何社会保险；已经存在旧伤或被解除劳动关系的工伤职工，因保险费用低不能享受与原单位同等的医疗费或护理费等医疗待遇。因此，其基本生活得不到保障，甚至出现"无业可安"现象，影响其正常工作和全社会秩序稳定。

5. 补偿金标准难以确定

工伤补偿主要包括两项内容，即一次性工亡补助金和一次性伤残补助金。一次性工亡补助金是劳动者在工作中发生了事故而由国家支付的抚恤金；一次性伤残补助金则是对劳动者因工伤残给予的经济上的补助。目前，我国一次性工亡补助金标准是全国城镇居民年人均收入水平的 20 倍左右，一次性伤残补助金标准与伤残等级和工资标准相挂钩。但随着经济发展，劳动者对工作环境的要求越来越高，这就导致了企业在实际支付伤残津贴时存在着一定难度。鉴于灵活就业人员在新业态中收入不稳定，灵活就业人员缺乏客观收入记录，是否应将新业态中工业事故受害者的补偿率保持在如此高的水平，以及应如何确定伤残补助金率都是值得探讨的关键问题。另外，对于因病丧失劳动能力或残疾而生活不能自理的人员，其工伤待遇如何计算，遗属抚恤金和抚养费的支付标准是否与传统劳动者相同也需要进一步探讨。

6. 职业伤害缺乏保障

《工伤保险条例》第十七条规定：因工作需要或者其他原因造成的损害，由本人或第三人按照国家有关法律、法规的规定向用人单位所在地统筹地区社会保险行政部门申请工伤认定，并根据劳动关系是否稳定和工伤认定情况决定是否给予补偿；劳动者可以依照本办法享受工伤保险待遇。当前的法律对灵活就业人员并无明确的规定。这使得灵活就业人员在享受工伤待遇方面有很大的不确定性。另外，他们也无法确定自己是否属于工伤范围内。因此，对于新业态灵活就业人员而言，如果没有与用人单位订立劳动合同，想在发生工伤后享受工伤保险待遇是非常困难的，而且新业态企业也要承担相当大的举证责任。

三　工伤保险治理对策及建议

1. 完善我国工伤保险制度建构

我国工伤保险制度建构应充分考虑权利公平，在立法上就应该做到工伤保险全覆盖。我国所有劳动者都应被纳入工伤保险范围，工伤保险的保护对象除了职工、事业单位人员、公务员、临时工、农民工等，还应包括雇工、农民、中小学和大学的学生等。扩大工伤保险的适用范围，不但维护了社会各阶层之间的权利公平，保护了劳动者享受工伤保险待遇的切身利益，同样对社会、政治、经济、文化发展有积极的意义，尤其是有助于平衡国家、新业态企业和新业态的灵活就业人员三个主体的合理分配。

工伤保险制度建构应简单有效，主要指工伤保险制度程序，包括工伤认定程序、劳动能力鉴定程序、工伤争议程序等。我国工伤保险制度程序相对复杂，给劳动者享受工伤待遇、维护自身利益带来了很多麻烦，浪费了很多时间。因此，坚持快速、便捷、低廉、高效的原则是制度建构必然的要求。完善工伤认定程序，对于事实确凿、不构成伤残的小工伤可以设置绿色通道，简化程序；完善劳动能力鉴定程序，缩短劳动能力鉴定的时间。新业态灵活就业人员的个人缴费应以实际收入水平为基础，建立一套科学、有效的统筹机制，合理确定缴费水平。还应灵活确定新业态从业人员工伤认定标准，统一新业态从业人员工伤赔付标准等。

2. 树立互助共济的工伤保险责任理念

互助共济原则是社会保险的重要特征和必备手段。工伤事故的偶然性和严重性，既非用人单位和个人可以完全承受，亦非由各统筹地工伤保险基金单独承受。因此，我国工伤保险制度建构必须采用风险分担和互助共济原则。

考虑到我国现实情况，可以先行将工亡事故进行工伤保险基金全国统筹。自2011年开始，我国工伤保险工亡待遇大幅度提高，做到了全国同命同价的赔偿标准。但各地经济发展水平不一，经济发达地区工伤保险基金收入高，经济不发达地区工伤保险基金收入低，经济发达地区比不发达地区工亡人数反而少。这就造成了发达地区工伤保险基金大幅结余，不发达地区工伤保险基金收不抵支。党的十八大以来，省级统筹的推进确保了受保障人群的保障待遇稳步提高，企业缴纳工伤保险费的费率也有了调整。四川、吉林、广东等省份是部分先行的省份。四川省巴中市2019年度职工月平均工资为4607元，比全省2019年度职工月平均工资5772元低了1000余元。在省级统筹后，2020年巴中市，相关待遇将以全省2019年度职工月平均工资5772元为基数计发。2021年7月，吉林省正式启动实施工伤保险基金统收统支省级统筹制度。该统筹制度让有限的工伤保险基金充分发挥共济功能，有效提升了全省工伤保险基金统筹使用能力，解决了部分地方基金不够支付的主要矛盾，增强了工伤保险制度的互济性和可持续性。

在实现工伤保险省级统筹方面，党的十八大以来呈现一条明显的省级统筹政策推进的时间线。2011年，《社会保险法》和修订后的《工伤保险条例》实施，提出工伤保险逐步实行省级统筹；2017年，人社部会同财政部印发《关于工伤保险基金省级统筹的指导意见》，提出在2020年年底前全部实现省级统筹；2019年，人社部印发《人力资源社会保障部办公厅关于加快推进工伤保险基金省级统筹工作的通知》，进一步加强工作指导；人社部工伤保险司相关负责人介绍，截至 2020 年年底，全国 31 个省、自治区、直辖市和新疆生产建设兵团实现工伤保险省级统筹，目前正在巩固完善，不断提高工伤保险管理服务水平。

3. 强化我国工伤保险政策执行

加强我国工伤保险行政执法，杜绝工伤保险参保率低，用人单位瞒报、少报工伤保险费，单位或个人骗保等现象，建立规范的强制征缴程序、严格的监督检查制度；加强工伤保险基金的管理，确保工伤保险的强制性和全覆盖，将支付项目纳入法制化管理，使其规范化运作，实行专款专用原则，确保工伤基金的安全、科学、合理支付；加强对工伤保险基金的监督，加强对工伤职工的监督，加强对医院的监督。工伤保险经办机构要定期向社会公示工伤保险费收支情况、用人单位缴纳工伤保险费的情况、统筹地区工伤事故发生的情况、工伤保险缴费费率的确定以及费率浮动情况，要让社会各界进行监督；工伤保险政策执行应标准统一，标准统一可以减少协调成本，避免留下不良的后遗症。对于特殊情况，建议使用"补充模式"统一标准。

4. 完善新业态就业人员工伤保险制度

增强政府工伤保险主体责任意识。加大政策支持力度，可以为新业态灵活就业人员参加工伤保险打下制度基础。加大就业补助资金和稳岗补贴投入，全力保障新就业形态发展，实施灵活就业激励计划，搭建灵活就业保障平台，为新型就业模式人员提供社会保障服务和商业保险。我国在 2011 年实施了《特定行业企业工伤保险费支付办法》，在 2018 年修订了《工伤职工劳动能力鉴定管理办法》，说明作为工伤保险责任主体的政府，对于新业态灵活就业人员参加工伤保险问题的重视和支持程度在不断提高。

（1）增强新业态企业的工伤保险意识。在新业态平台、新业态灵活就业人员与消费者的三方关系中，消费者购买商品已经足额缴纳了工伤保险费，不再承担灵活就业人员的工伤保险责任，最多将责任转化为以更高的价格支付商品或者服务的费用。新业态企业应当在整个交易链条中处于中心地位，成为商品销售者和消费者之间的桥梁，承担起灵活就业人员的工伤保险责任。按照"谁生产、谁控制"职业风险的原则，新业态企业一定程度上承担起灵活就业人员工伤风险的预防和保护责任。

（2）提高新业态灵活就业人员的参保意识。由于参加工伤保险的新业态从业群体数量多、情况复杂，每个行业、每个人都有自己的情况，因此，在充分了解工伤保险政策的前提下，需要为这个群体提供充分的保障。对于灵活就业人员来说，至关重要的一点就是一定要加大政策的宣传普及力度。通过开展各种形式的活动来向群众传播政策精神；通过举办座谈会等多种形式，加强对群众的宣传教育，增强他们的法律意识。这样就能为他们提供一个良好的学习环境。在政策宣传过程中坚持实事求是，要让新业态灵活就业人员切实明白何为工伤保险，它具体保障的是灵活就业人员的哪些合法的劳动权益。

（3）规范运行灵活就业人员工伤保险基金。目前，我国已出台相关政策鼓励灵活就业人员自愿参保。但实际情况不容乐观。新形势下，劳动者因安全保险意识不强、收入偏低，自愿参加工伤保险和履行缴费义务的热情不高。因此，有必要提高职工对工伤风险预防的认识；加强企业内部管理，完善各项规章制度，确保劳动者依法享有工伤保险待遇。依法建立灵活就业人员工伤保险基金，合理使用灵活就业人员工伤保险基金，加强对灵活就业人员工伤保险基金的监管。

（4）不断完善工伤保险信息系统建设。利用大数据实现参保人群的数据采集和共享，依托大数据平台构建迁移和可持续发展机制，建设全国社保信息数据库，形成完整的个人信息网络平台。灵活就业人员可通过线上操作实现保险关系的转移和延续，这不仅可以减轻工作人员负担，还能实现新业态灵活就业人员参保数据的共享，最终建立起便捷高效的工伤保险关系转移接续机制。丰富维权平台，如通过政府网站上发布问题或登录政府授权的网站、手机 App 或第三方开发的公众号反映问题，使灵活就业人员在工作中权益受到侵害时能够有一个维权的平台和手段，从而维护他们的合法权益，避免造成更大损失。此外，还可以通过网络举报方式，向公安机关报案。如有实际侵害员工合法权益的行为，应责令公司限期改正，并告知灵活就业人员行使权利的具体可行的方式，保障新业态从业者的合法权益，切实解决劳动者维权难的问题。

5. 完善农民工工伤保险制度

扩大工伤保险范围。我国大量企业不把农民工纳入正式编制，把他们作为一般劳务人员，以此不为农民工缴纳工伤保险。因此，应当从制度设计上，将广大农民工纳入工伤保险范围。增加农民工工伤保险补偿，让农民工真正享受到工伤保险的优越性。除了将农民工纳入工伤保险范围以外，简化工伤认定程序、积极结合农民工自身特点增加农民工工伤补偿也是完善农民工工伤保险制度的重要举措。完善农民工工伤认定制度，从农民工自身流动性强、文化技能素质低、工伤保险制度设置不合理等方面入手，逐步完善农民工工伤认定程序。要制定明确、便捷的工伤认定标准，便于行政人员和司法人员随着经济、政治发展，对相关标准做出变通解释。除保留雇主、受伤农民工及其家属和工会作为申请主体外，增加医生为工伤认定申请主体，因为医生可以给工伤农民工提供工伤认定、教育和帮助，具有独一无二的地位。引导农民工积极与雇主签订劳动合同、缴纳五险一金，开展岗前、岗中、离岗体检，建立健康档案，以保障自身合法权益，同时配合政府对企业进行监管，以扩大工伤保险覆盖面，不能因追求短期的眼前利益而忽略了对自身权益的保护。重点解决无劳动关系农民工的职业伤害保障，稳定劳动关系的职业群体已经被现行制度所覆盖，相对而言，无劳动关系的群体的工伤保障问题更为紧迫。

6. 加强工伤预防和工伤康复

工伤保险是由工伤补偿、工伤预防和工伤康复三者有机构成的，在世界范围内，工伤预防和工伤康复往往要优先于工伤补偿。如果说工伤预防是工伤保险的第一道防线，那么工伤康复则是工伤保险第二道防线。工伤康复是一种双赢状态，既可以改善受伤工人健康状况，又可以节约制度成本，使受伤工人返回工作岗位。医疗救治结束并不意味受伤雇员不再需要治疗，工伤事故给受伤雇员带来的伤害很多时候在日后才会有体现，因工伤事故带来的并发症及后遗症，不仅可能终身困扰受伤者，还会把他们不多的医疗补助金耗费尽，因而工伤康复对受伤者来说非常重要。随着我国经济发展，"重补偿，轻预防和康复"的工伤保险模式必须得到修正，需进一步完善工伤预防、工伤康复及工伤补偿三者之间的合理分配，增加工伤预防和工伤康复方面在工伤保险基金中所占的比例。充分借鉴广州、湖南等地的先进工作经验，整合工伤康复中心和综合医院的优质资源，完善医疗康复标准与实施细则，继续推进对工伤康复机构的定点与协议管理，规范康复治疗流程，建立适度可行的康复评估体系；加强工伤康复机构建设，使康复资源能得到更加有效的利用。

参考文献

钱惠兴、房妍娜、焦建栋：《无锡市职业危害因素状况调查和职业病防治对策》，《职业与健康》2009年第4期。

董一丹、何丽华：《我国工伤保险制度的发展与现状》，《伤害医学》（电子版）2020年第4期。

陈磊：《工伤保险制度法律研究》，硕士学位论文，华中师范大学经济法学专业，2011。

苏文普：《我国工伤认定法律制度研究——基于2010年修改的〈工伤保险条例〉》，硕士学位论文，河南大学经济法专业，2011。

熊杰：《我国工伤保险现状问题与对策研究》，硕士学位论文，湖南师范大学公共管理专业，2012。

李志明、章洁、康玉梅：《中国工伤保险存在的问题及其对策分析》，《理论界》2004年第5期。

李传贵、魏振宽、程慧敏等：《中小企业"4+1"安全管理与监管模式研究》，《中国安全科学学报》2006年第10期。

蔡鲁明：《小微企业社保政策面临的问题与对策建议》，《经济研究参考》2013年第32期。

易芳：《当前我国工伤保险制度的困境与突破》，硕士学位论文，江西财经大学法律硕士专业，2018。

张军：《工伤预防历程与发展》，《中国社会保障》2016年第10期。

刘辉霞：《工伤预防工作开展现状思考》，《劳动保护》2020年第8期。

冯英、康蕊：《外国的工伤保险》，中国社会出版社，2009。

王腾飞：《提高基金使用效率，完善工伤康复制度》，《中国人力资源社会保障》2017年第2期。

黄守宏：《2016中国经济社会发展形势与对策——国务院研究室调研成果选》，中国言实出版社，2017。

李影：《中国工伤保险基金收支平衡研究》，硕士学位论文，辽宁大学社会保障专业，2011。

唐丹：《我国工伤康复的发展和政策》，《现代职业安全》2011年第5期。

张亚敏：《新业态灵活就业人员工伤保险问题研究》，硕士学位论文，黑龙江大学社会保障专业，2022。

区域职业病风险状况研究

石　晶　窦培谦*

摘　要： 职业病发病率是反映职工职业健康状况的重要参数之一，是
"健康中国"国家战略重点内容之一。本报告对 2006～2021 年
15 年间的职业病新病例总体趋势和增速情况，以及职业性尘肺
病等 9 类职业病风险状况进行了具体分析，并对全国四大区域的
职业危害情况和职业病劳动社会保障状况进行了研究。结果表
明，随着公民健康保护意识不断增强，职业病防护技能强化以
及国家加大职业病防治监管力度，我国各类职业病新病例逐年
减少。2021 年，全国共报告各类职业病新病例 15407 例，较上
年减少 1657 例。本报告为广大职工客观认识职业病风险提供参
考和借鉴。

关键词： 区域职业病　职业病风险　风险现状　劳动社会保障

一　我国职业病总体形势

（一）总体形势分析

党的十八大以来，职业健康工作进入全新的重要发展阶段。以党的十九

---

* 石晶，副教授，硕士研究生导师，中国劳动关系学院人事处副处长、教师发展中心副主任、
职业卫生工程系副主任，主要从事安全工程、职业卫生工程、应急管理研究；窦培谦，博士，
中国劳动关系学院安全工程学院实验室主任，主要从事环境科学与工程、职业卫生工程研究。

大和十九届历次全会精神为指导，以劳动者健康为中心，以落实"健康中国行动"为主线，聚焦职业健康工作治理能力提升与高质量发展。2021 年12 月，国家卫生健康委等 17 个部门联合印发了《国家职业病防治规划（2021—2025 年）》（国卫职健发〔2021〕39 号），深刻分析了新时期职业健康工作面临的机遇、问题和挑战，提出了"十四五"时期我国职业健康工作奋斗的目标与任务，该规划是新时代推进我国职业健康工作高质量发展的纲领性文件。

我国于 2002 年 5 月 1 日颁布实施《中华人民共和国职业病防治法》（以下简称《职业病防治法》）。根据《职业病防治法》的规定，职业病是指企业、事业单位和个体经济组织的劳动者在职业活动中，因接触粉尘、放射性物质和其他有毒、有害物质等危害因素而引起的疾病。为进一步推动职业病防治工作，全国人大常委会先后 3 次修订《职业病防治法》，目前已经形成较为完善的法律法规和标准体系。根据国家最新发布的《职业病防治法》和《职业病分类和目录》，我国的职业病分为 10 类 132 种。我国常年接触职业病危害因素的人群超过两亿人，历年累计报告的职业病患者超 70万例，其中以职业性中毒和尘肺病发病率最高。我国每年因职业病及职业性相关疾病所造成的直接经济损失高达 1000 亿元，占我国 GDP 总量的 6%，无形中增加了企业和国家的经济负担，职业病防治工作形势非常严峻。

我国政府始终重视职业病的监督监管工作。"十三五"时期以来，我国职业病发展势头明显放缓，尤其是尘毒危害严重、尘肺病高发势头得到有效遏制。2018 年，我国通过政府部门机构改革，整合了职业健康监管职责，建立了国家、省、市、县四级职业病防治工作协调机制，职业病及危害因素监测范围进一步扩大，职业病防治服务能力进一步增强。但不可忽视的是，"十四五"时期我国新旧职业病危害因素交织叠加的复杂形势更为显著，劳动者日益增长的健康需求与职业健康工作发展不平衡不充分的矛盾更加突出，职业健康治理现代化与高质量发展的要求与职业健康基础薄弱、信息化建设滞后、专业技术人才缺乏等的矛盾进一步加剧。目前传统职业病危害防控压力依然存在。职业病存量增量都表明，对尘、毒、噪声、放射等危害的防治依然是我国当前职业健康工作的重点。同时新兴职业危害日益凸显，职业性肌肉骨骼疾患等工作相关疾病引起更为广泛的关注。

（二）企业职业危害情况分析

从企业职业危害角度看，2020 年国家卫生健康委对全国 31 个省份 3027 个县的采矿业，制造业，电力、燃气及水的生产和供应业三大行业的调查数据显示，存在一种及以上职业病危害因素的企业有 263723 家，占被调查企业总数的 93.46%。其中，存在粉尘危害因素的企业有 195618 家，占 74.18%；存在化学毒物危害因素的企业有 117943 家，占 44.72%；存在物理危害因素的企业有 239911 家，占 90.97%；存在噪声危害因素的企业有 234210 家，占 88.81%。

在被调查企业的从业人员中，接触职业病危害因素的劳动者有 870.38 万人，劳动者接害率为 39.36%。其中，接触粉尘危害因素的劳动者有 412.57 万人，占 47.40%；接触化学毒物危害因素的劳动者有 241.06 万人，占 27.70%；接触物理危害因素的劳动者有 656.72 万人，占 75.45%；接触噪声危害因素劳动者有 626.28 万人，占 71.95%；接触生物危害因素的劳动者有 1.22 万人，占 0.14%；接触其他危害因素的劳动者有 4.71 万人，占 0.54%。

以上数据表明，我国企业职业危害情况仍然不容乐观，我国职业病防治的重点仍然在加强对企业的监督管理和职业病危害因素防控上。

（三）具体指标及增速分析

随着国家公民健康保护意识不断增强、职业病防护技能强化，以及国家加大职业病防治监管力度，我国各类职业病新病例逐年减少。从图 1 可以看出，从新病例数看，我国各类职业病新病例数在 2010 年以前呈快速波动增长趋势，2010~2016 年，每年职业病新病例数呈稳定状态，2017 年以后迅速下降；从增速上看，2008~2010 年增速较为迅猛，2010 年以后，增速稳步下降，2012 年为负增长，尤其是 2017 年以来，增速较为平稳地维持在每年 15% 左右的负增长状态。

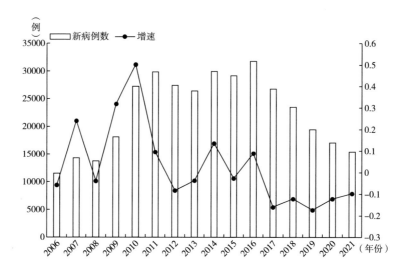

图 1　2006~2021 年各类职业病新病例数及增速

资料来源：国家卫生健康委员会。

2021 年，全国共报告各类职业病新病例 15407 例，较上年减少 1657 例，接近 2008 年的水平。图 2 为 2021 年我国职业病新病例种类分布，从图中可以看出，职业性尘肺病及其他呼吸系统疾病新病例为 11877 例，是我国危害最大的职业病，占职业病新病例数的 77.09%。

二　2021 年职业病风险状况

（一）尘肺病风险

尘肺病是危害中国工人健康的最严重的职业病，也是一个没有医疗终结的致残性职业病。尘肺患者胸闷、胸痛、咳嗽、咳痰、劳力性呼吸困难、易感冒，呼吸功能下降，生活质量受到严重影响，而且每隔数年病情还要升级，还可能会合并感染，最后导致肺心病、呼吸衰竭而死亡。尘肺

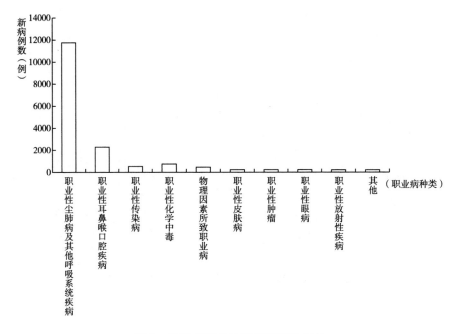

图 2　2021 年职业病新病例种类分布

资料来源：国家卫生健康委员会。

病不但威胁患者的生命和健康，还给国民经济造成巨大损失。2021 年，全国共报告职业性尘肺病及其他呼吸系统疾病新病例 11877 例，其中职业性尘肺病新病例 11809 例，占全部职业病新病例的 76.65%，占职业性尘肺病及其他呼吸系统疾病新病例的 99.43%。这表明尘肺病是我国新病例最多、危害最大的职业病。

但是，也应该看到，近年来，职业性尘肺病及其他呼吸系统疾病高发势头已经得到初步遏制。从图 3 可以看出，全国报告职业性尘肺病及其他呼吸系统疾病新病例数近年来呈下降趋势，从 2017 年的 22790 例下降至 2021 年的 11877 例，降幅达 47.9%。我国职业性尘肺病及其他呼吸系统疾病与所有职业病的增速趋势高度一致，职业性尘肺病及其他呼吸系统疾病新病例数在 2008~2010 年呈快速增长趋势，2010~2016 年，职业性尘肺病及其他呼吸系统疾病新病例数呈稳定状态，2017年以后迅速下降。从增速来看，2008~2010年职业性尘肺病及其他呼吸系统疾病新病例增速较为迅猛，2010年以后，增速稳步下降，2012年为负增长，尤其是2017年以来，增速较为平稳地维持在每年15%左右的负增长状态。这说明我国职业病危害发展主要受职业性尘肺病及其他呼吸系统疾病影响，尘肺病的防治仍然是我国职业病防治工作的重中之重，职业病风险处于高位。

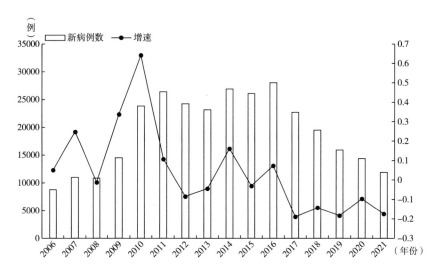

图3 2006~2021年职业性尘肺病及其他呼吸系统疾病的新病例数及增速

资料来源：国家卫生健康委员会。

（二）职业性耳鼻喉口腔疾病风险

职业性耳鼻喉口腔疾病包括噪声聋、铬鼻病、牙酸蚀病以及爆震聋。从图4可以看出，2017年以前，我国职业性耳鼻喉口腔疾病新病例数呈波动增长趋势，2017~2020年新病例数相对较为平稳，保持在1500例左右，2021年增长明显，全国共报告职业性耳鼻喉口腔疾病新病例2123例，较上年增长813例，同比增长62.06%，达到了2007年的7.32倍。从增速来看，

2011 年以前增速波动较大，2011 年以后增速下降，2012~2017 年，增速基本平稳，维持在每年 20% 左右，2018~2020 年增速达到了新低，在 0 上下波动，但 2021 年再次出现了大幅度增长。这说明我国职业性耳鼻喉口腔疾病每年新病例数仍然呈增长态势，职业病风险较大，应予以密切关注。

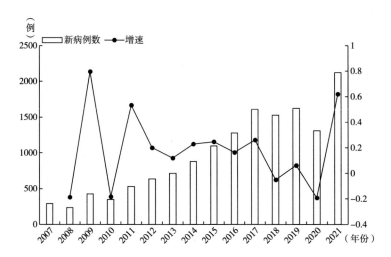

图 4　2007~2021 年职业性耳鼻喉口腔疾病新病例数及增速

资料来源：国家卫生健康委员会。

（三）职业性化学中毒风险

职业性化学中毒是由于生产性毒物侵入人体造成的。生产性毒物侵入人体的途径主要有三种：呼吸道、消化道、皮肤。其中，呼吸道是最常见、最主要的途径。从图 5 可以看出，2009 年以后，我国职业性化学中毒新病例数呈下降趋势，2020 年达到最低水平，2021 年全国共报告职业性化学中毒新病例 567 例，相较于 2006 年下降了 63.42%；从增速上看，2006~2021 年呈波动状态，但总体上保持了负增长态势。这说明我国职业性化学中毒每年新病例数呈比较稳定的缓慢下降状态，职业病风险明显降低。

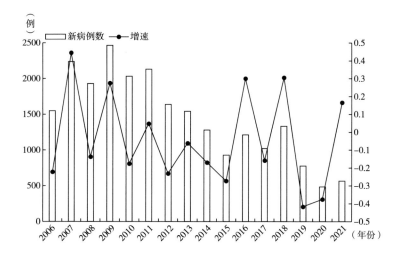

图 5　2006~2021 年职业性化学中毒新病例数及增速

资料来源：国家卫生健康委员会。

（四）职业性传染病风险

职业性传染病是在职业生产过程中由职业病危害因素所致的一种传染病，它既具有传染病的特点，又具有职业病的特点，与患者所从事的职业有着必然的内在联系。从图 6 可以看出，除 2011 年外，2017 年以前，我国职业性传染病新病例数呈持续增长趋势，在 2017 年达到了峰值，增加了 673 例，2017 年以后，我国职业性传染病新病例数波动下降，2021 年达到最低水平，全国共报告职业性传染病新病例 339 例，较上年减少 149 例，同比下降 30.53%，但仍然是 2007 年的 7.06 倍。从增速上看，2007~2012 年增速波动较大，2012 年以后增速波动下降，2018 年以后基本实现负增长。这说明近几年我国职业性传染病新病例数持续下降，职业病风险呈降低趋势。

（五）物理因素所致职业病风险

物理因素所致职业病包括中暑、减压病、高原病、航空病、手臂振动病。从图 7 可以看出，2007~2017 年，我国物理因素所致职业病新病例数呈

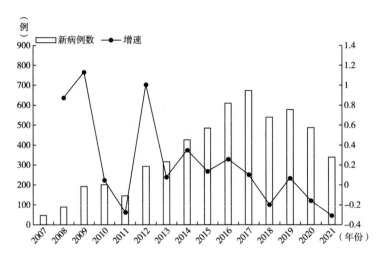

图 6　2007～2021 年职业性传染病新病例数及增速

资料来源：国家卫生健康委员会。

波动增长趋势，在 2017 年达到了峰值，2017 年以后，我国物理因素所致职业病新病例数持续下降，2020 年达到最低水平，2021 年有所增长，全国共报告物理因素所致职业病新病例 283 例，较上年增加 66 例，同比上升30.41%，达到了 2007 年的 5.24 倍。从增速上看，2010 年和 2016 年出现两个高速增长期，2017 年以后增速下降，2021 年又出现增长。这说明我国物理因素所致职业病每年新病例数有所增长，职业病风险升高，应予以重点关注。

（六）职业性肿瘤风险

在工作环境中长期接触致癌因素，经过较长的潜伏期而患某种特定的肿瘤，称为职业性肿瘤。职业性致癌因素包括化学因素、物理因素和生物因素。在职业性肿瘤的致癌因素中，最常见的职业性致癌因素是化学因素。从图 8 可以看出，2006～2014 年，我国职业性肿瘤新病例数呈波动增长趋势，在 2014 年达到了峰值，新病例数为 119 例，2014 年以后，我国每年职业性

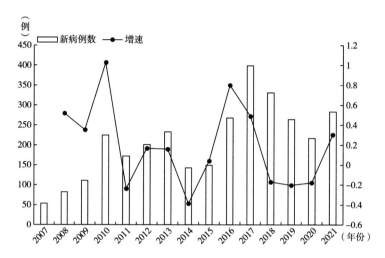

图 7　2007~2021 年物理因素所致职业病新病例数及增速

资料来源：国家卫生健康委员会。

肿瘤新病例数波动不大，维持在 80 例左右，2020 年达到最低水平，2021 年，全国共报告职业性肿瘤新病例 79 例，较上年增加 31 例，同比增长 64.58%。从增速上看，2007 年、2009 年、2014 年、2021 年增速较大，其他年份基本在 0 上下波动。这说明我国职业性肿瘤每年新病例数较为稳定，职业病风险不高，但要注意观察是否有持续增加的趋势。

（七）职业性皮肤病风险

职业病危害因素（化学、物理、生物）引起的皮肤及其附属器官的疾病，叫做职业性皮肤病，主要表现为皮炎（变应性）、痤疮、烧伤、黑变病等。从图 9 可以看出，2011 年以前，我国职业性皮肤病新病例数较多，2011 年以后，我国职业性皮肤病新病例数基本呈稳定的波动下降趋势，2021 年，全国共报告职业性皮肤病新病例 83 例，相较于 2007 年下降了 70.36%；从增速上看，除 2007 年增速较大外，其他年份基本在 0 上下波动。这说明我国职业性皮肤病每年新病例数波动下降，职业病风险较低。

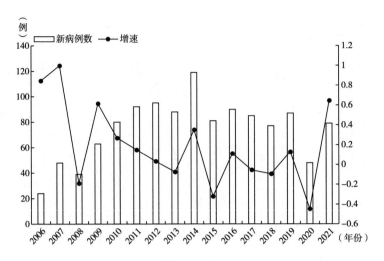

图8　2006～2021年职业性肿瘤新病例数及增速

资料来源：国家卫生健康委员会。

（八）职业性眼病风险

在工作场所中因接触职业病危害因素所造成的眼部损害称为职业性眼病。法定职业性眼病包括化学性眼部灼伤、电光性眼炎、职业性白内障三大类。从图10可以看出，2006年以来，我国职业性眼病新病例数基本呈波动下降趋势，2020年，全国共报告职业性眼病新病例43例，相较于2006年下降了87.68%；从增速上看，除2014年和2020年增速较大外，其他年份基本在0上下波动。这说明我国职业性眼病每年新病例数波动下降，职业病风险较低。

（九）职业性放射性疾病风险

职业性放射性疾病包括外照射急性放射病、外照射亚急性放射病、外照射慢性放射病、内照射放射病、放射性皮肤疾病、放射性肿瘤、放射性骨损伤、放射性甲状腺疾病、放射性性腺疾病、放射复合伤以及其他放射性损

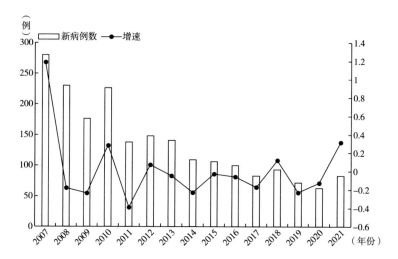

图 9 2007~2021 年职业性皮肤病新病例数及增速

资料来源：国家卫生健康委员会。

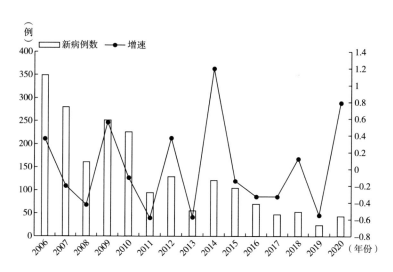

图 10 2006~2020 年职业性眼病新病例数及增速

资料来源：国家卫生健康委员会。

伤。从图 11 可以看出，2012 年以来（2012 年之前不统计该类职业病数

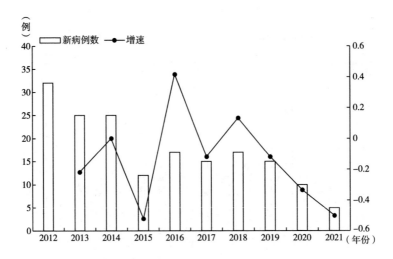

图 11　2012~2021 年职业性放射性疾病新病例数及增速

资料来源：国家卫生健康委员会。

据），我国职业性放射性疾病新病例数呈波动下降趋势，2021 年，全国报告
的职业性放射性疾病新病例仅为 5 例，相较于 2012 年下降了 83.38%。从增
速上看，除 2016 年增速稍大外，其他时间基本接近 0 或者低于 0。这说明
我国职业性放射性疾病每年新病例数持续波动下降，职业病风险较低。

三　职业病危害区域差异性分析

根据我国经济社会加速发展的新形势，全国分为四大经济区域：东部地
区、东北地区、中部地区和西部地区。各地区经济社会发展的主要内容为西
部开发、东北振兴、中部崛起和东部率先发展。各地区分布情况如下：东北
地区（黑龙江省、吉林省、辽宁省）；中部地区（山西省、河南省、湖北
省、湖南省、江西省、安徽省）；东部地区（北京市、天津市、河北省、山
东省、江苏省、上海市、浙江省、福建省、广东省、海南省）；西部地区
（重庆市、四川省、广西壮族自治区、贵州省、云南省、陕西省、甘肃省、

内蒙古自治区、宁夏回族自治区、新疆维吾尔自治区、青海省、西藏自治区）。每个经济区域的职业危害情况略有不同，具体情况如下。

（1）东北地区职业危害涉及企业主要以微型、中型和私有企业为主，主要职业病危害因素为粉尘、噪声、化学因素、物理因素和生物因素等。黑龙江省职业健康检查异常率主要集中在国有企业和中型企业人群，职业病监测病例报告最多的是煤工尘肺[1]；吉林省尘肺病占新发职业病的71.15%[2]；辽宁省铝型材生产行业57.58%的岗位噪声强度超过国家规定的职业接触限值[3]。

（2）中部地区职业危害涉及企业主要以微型、中型和乡镇企业为主，主要职业病危害因素为粉尘、物理因素和化学因素等。山西省某现代化矿井员工尘肺病的患病率为3.6%[4]；河南省的制造业中噪声与氯化氢为主要职业病危害因素[5]；湖北省武汉地区部分企业存在职业危害[6]；湖南省的铁路行业粉尘、噪声、毒物为主要职业病危害因素[7]；江西省矿石行业井下作业场所的粉尘浓度平均合格率亟须进一步提升[8]；安徽省的冶钢企业的主要职业病危害因素是粉尘、噪声、高温等[9]。

（3）东部地区职业危害涉及企业主要以大、中型企业为主，主要职业病危害因素为粉尘、物理因素、化学因素等。在北京铁路系统，粉尘超标率

① 高飞、周梦瑶、张剑锋：《黑龙江省2015年重点职业病监测分析》，《中国公共卫生管理》2017年第2期。
② 刘艳明：《吉林省2015年职业性放射性疾病监测情况调查》，《世界最新医学信息文摘》2017年第17期。
③ 郭凯：《辽宁某铝型材生产项目职业病危害现状评价》，《职业与健康》2016年第18期。
④ 郝朋娟：《山西某现代化矿井职业病防治现状及对策探讨》，《基层医学论坛》2012年第16期。
⑤ 刘茗、谷桂珍、刘艳芳：《2000~2005年河南省职业卫生监测与健康监护分析》，《中国卫生监督杂志》2006年第6期。
⑥ 李乐、李松汉、李济超等：《武汉地区企业职业危害现状调查分析》，《公共卫生与预防医学》2011年第6期。
⑦ 杨波、张佩元：《长沙铁路片区职业病危害现状及对策》，《职业与健康》2012年第9期。
⑧ 李贤敏、黄粮山、赖昭琦等：《江西某钨矿山职业病危害因素现状检测与对策分析》，《中国钨业》2012年第3期。
⑨ 黄元、胡志、王强强：《安徽某钢铁冶炼企业职业病危害现状评价》，《现代矿业》2016年第7期。

达 15.4%[①]；上海市部分企业化学毒物危害因素不合格率为 85.71%[②]；广州市部分企业的化学毒物危害因素检出率高达 50% 以上[③]；山东省、天津市和上海市的储运码头粉尘和噪声的合格率仅为 54.33% 和 60.92%[④]；河北省邯钢的冶金钢铁行业的职业病危害因素有粉尘、毒物、高温、振动、噪声，粉尘浓度超标和大量的患病人数是导致粉尘发病率高的直接原因[⑤]；江苏省的铅酸蓄电池企业，铅烟（尘）为其主要的危害因素，血铅浓度超标人数较多[⑥]；浙江省的玩具制造企业的主要职业病危害因素为噪声、木粉尘、苯等[⑦]；福建厦门的三资企业，有 38.60% 的有毒有害作业点浓度超出国家卫生标准且尘毒等职业危害超标严重[⑧]；海南省的加油站行业，苯、甲苯及溶剂汽油为其主要职业病危害因素[⑨]。

（4）西部地区职业危害涉及企业以小型和微型企业为主，主要职业病危害因素为物理因素、粉尘、化学因素、放射性因素等。重庆市南川区重点职业病危害严重，企业职业健康检查和职业病危害因素检测覆盖率仍然不高[⑩]；

---

① 樊乃根：《2016 年北京铁路局某辖区铁路单位职业病防治现状》，《职业与健康》2018 年第 9 期。

② 周华：《上海市某标签印刷企业职业病危害因素调查》，《职业与健康》2017 年第 11 期。

③ 唐侍豪、张海、杜伟佳等：《广州市部分生产性企业粉尘危害现况》，《热带医学杂志》2017 年第 6 期。

④ 盖广波：《2012 年山东、天津、上海储运码头职业卫生现状调查》，《预防医学论坛》2014 年第 8 期。

⑤ 张延超：《邯钢三炼钢厂职业危害风险分析与控制措施研究》，硕士学位论文，河北联合大学，2013。

⑥ 刘纪廷、于政民、徐酩等：《江苏某铅酸蓄电池企业职业卫生现状调查》，《贵州医科大学学报》2018 年第 9 期。

⑦ 林敏、周海英、谢宇挺等：《2016 年浙江某玩具制造项目职业病危害关键控制点分析》，《预防医学论坛》2018 年第 7 期。

⑧ 干红芳：《厦门市某区三资企业职业卫生状况》，《职业与健康》2007 年第 14 期。

⑨ 庄焰林、肖丽丽、陈卫红：《海南省某公司加油站职业病危害因素及从业人员主要健康危害分析》，《公共卫生与预防医学》2016 年第 4 期。

⑩ 冯育强、陈御宇：《2015-2017 年重庆市南川区重点职业病监测结果》，《职业与健康》2018 年第 20 期。

四川机械加工企业的主要职业病危害因素为噪声、粉尘及化学毒物[①];广西的储罐建设项目,职业病危害因素的种类及接触人数多,噪声超标情况突出[②];贵州煤矿存在生产性粉尘、有害气体、生产性噪声和振动等职业病危害因素[③];云南省金属矿山行业的主要职业病危害因素有矿尘、有毒气体、噪声和震动;昆明铁路局职业病危害监测噪声合格率仅为 48.72%[④];陕西地区煤矿行业主要职业病危害因素为煤尘[⑤];甘肃省工业企业工作场所职业病危害因素总超标率为 20.30%,粉尘、噪声、电焊弧光、金属类化学危害因素为主要职业病危害因素[⑥];宁夏职业病主要以职业性尘肺病为主,集中在石嘴山市[⑦];新疆存在职业病危害的行业主要为煤炭行业,占 29.38%,其中尘肺病最多,占 88.66%[⑧]。

四 职业病劳动者社会保障状况分析

(一)工伤保险情况

社会保障是指国家通过立法,积极动员社会各方面资源,保证无收入、低收入以及遭受各种意外灾害的公民能够维持生存,保障劳动者在年老、失

---

① 钱晨、蒋恩霏、储卫忠:《四川某机械加工企业职业病危害评价》,《职业卫生与病伤》2014 年第 3 期。

② 李郁:《广西某 LNG 储罐建设项目施工期职业病危害现状》,《职业与健康》2018 年第 8 期。

③ 芦庆和:《贵州某煤矿危害防治调查与评价》,《建材与装饰》2018 年第 29 期。

④ 王雷、高成兵:《昆明铁路局职业病危害防护设施影响因素分析》,《职业与健康》2010 年第 17 期。

⑤ 张赟萍、刘伟:《陕西铜川某煤矿机械化改造项目职业病危害控制效果评价》,《职业与健康》2016 年第 12 期。

⑥ 侯言东:《甘肃省 2007~2015 年工作场所职业病危害因素检测数据分析》,硕士学位论文,兰州大学,2017。

⑦ 杨文海、刘凯、马丽霞等:《2017 年宁夏职业病发病现况》,《首都公共卫生》2018 年第 4 期。

⑧ 朱丽娟、梁涛:《新疆某燃煤发电厂新建项目职业病危害预评价》,《职业与健康》2017 年第 7 期;汤其宁、徐金龙、杜岩岩等:《新疆大型煤矿工作场所中职业病危害因素检测与分析》,《职业与健康》2015 年第 17 期。

业、患病、工伤、生育时的基本生活不受影响，同时根据经济和社会发展状况，逐步增进公共福利水平，提高国民生活质量，维护社会公平，进而促进社会稳定发展。2021年我国脱贫攻坚战取得全面胜利，失业保险基金起了很大的作用。失业保险基金是社会保险基金中的一种专项基金。2021年我国失业保险参保人数为22958万人，与2020年相比增加了1268.5万人（见图12）。

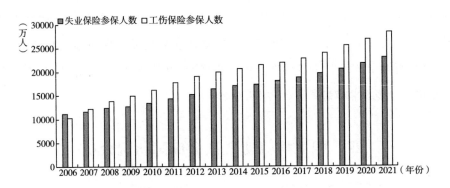

图 12　2006~2021 年社会保障状况

资料来源：人力资源和社会保障部。

工伤保险作为劳动保障的重要组成部分，其保障内容比商业意外保险要丰富。除了在工作时的意外伤害，也包括职业病的报销、急性病猝死保险金、丧葬补助（工伤身故）。不同于养老保险等险种，劳动者不缴纳保险费，全部费用由用人单位负担，即工伤保险的投保人为用人单位。

工伤保险是国家对职工履行的社会责任，也是职工应该享受的基本权利。工伤保险的实施是人类文明和社会发展的标志和成果。建立工伤保险有利于促进安全生产，保护和发展社会生产力。工伤保险与生产单位改善劳动条件、防病防伤、安全教育、医疗康复、社会服务等工作紧密相联，对提高生产经营单位和职工的安全生产，防止或减少工伤、职业病，保障职工的身体健康至关重要。

（二）职业卫生服务机构情况

职业健康离不开技术支撑。目前，我国已经组建了国家卫生健康委粉尘危害工程防护重点实验室，加快推进职业病防治关键技术的科研攻关，加强财政投入、人员培训、检测能力对比等相关工作，持续提升职业病检测评估、职业病危害工程防护等技术支撑能力。图 13 为 2017~2021 年我国职业卫生服务机构数量，可以看出，职业健康检查机构和职业病诊断机构数量都在增长，职业卫生服务力量不断强大。截至 2021 年，我国承担职业病防治技术支撑任务的机构共计 3324 家，其中有各级疾控中心 3161 家、职业病防治院 143 家、工程防护技术支撑机构 20 家，相关专业技术人员共计 4.03 万人。同时，将部分职业健康服务事项由行政审批调整为备案管理，将职业病诊断医师纳入国家职业资格目录，完善质量控制等事中事后监管措施，激发各级医疗卫生机构参与的活力和积极性。截至 2021 年，职业健康检查机构、职业病诊断机构分别达到了 5067 家和 588 家，我国职业卫生服务机构基本上实现了"县区能体检、地市能诊断"的目标，为职业病劳动保障提供了强大的技术服务力量。

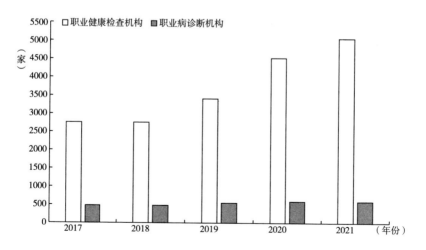

图 13　2017~2021 年职业卫生服务机构数量

资料来源：国家卫生健康委员会。

参考文献

叶研、孙立庚、胡丽等：《我国职业卫生工作现状及思考》，《职业与健康》2022 年第 16 期。

黄吉、何德智：《我国职业病防治发展现状》，《职业与健康》2022 年第 15 期。

乔庆梅、柯常云：《我国职业病防治的现状与思考》，《中国医疗保险》2011 年第 12 期。

金泰廙、王生等主编《现代职业卫生与职业医学》，人民卫生出版社，2011。

卢耀勤、刘继文：《我国职业卫生现状》，《职业与健康》2019 年第 10 期。

高飞、周梦瑶、张剑锋：《黑龙江省 2015 年重点职业病监测分析》，《中国公共卫生管理》2017 年第 2 期。

刘艳明：《吉林省 2015 年职业性放射性疾病监测情况调查》，《世界最新医学信息文摘》2017 年第 17 期。

郭凯：《辽宁某铝型材生产项目职业病危害现状评价》，《职业与健康》2016 年第 18 期。

郝朋娟：《山西某现代化矿井职业病防治现状及对策探讨》，《基层医学论坛》2012 年第 16 期。

刘茗、谷桂珍、刘艳芳：《2000～2005 年河南省职业卫生监测与健康监护分析》，《中国卫生监督杂志》2006 年第 6 期。

李乐、李松汉、李济超等：《武汉地区企业职业危害现状调查分析》，《公共卫生与预防医学》2011 年第 6 期。

杨波、张佩元：《长沙铁路片区职业病危害现状及对策》，《职业与健康》2012 年第 9 期。

李贤敏、黄粮山、赖昭琦等：《江西某钨矿山职业病危害因素现状检测与对策分析》，《中国钨业》2012 年第 3 期。

黄元、胡志、王强强：《安徽某钢铁冶炼企业职业病危害现状评价》，《现代矿业》2016 年第 7 期。

樊乃根：《2016 年北京铁路局某辖区铁路单位职业病防治现状》，《职业与健康》2018 年第 9 期。

周华：《上海市某标签印刷企业职业病危害因素调查》，《职业与健康》2017 年第 11 期。

唐侍豪、张海、杜伟佳等：《广州市部分生产性企业粉尘危害现况》，《热带医学杂志》2017 年第 6 期。

盖广波：《2012 年山东、天津、上海储运码头职业卫生现状调查》，《预防医学论坛》2014 年第 8 期。

张延超：《邯钢三炼钢厂职业危害风险分析与控制措施研究》，硕士学位论文，河北联合大学，2015。

刘纪廷、于政民、徐酩等：《江苏某铅酸蓄电池企业职业卫生现状调查》，《贵州医科大学学报》2018 年第 9 期。

干红芳：《厦门市某区三资企业职业卫生状况》，《职业与健康》2007 年第 14 期。

庄焰林、肖丽丽、陈卫红：《海南省某公司加油站职业病危害因素及从业人员主要健康危害分析》，《公共卫生与预防医学》2016 年第 4 期。

冯育强、陈御宇：《2015—2017 年重庆市南川区重点职业病监测结果》，《职业与健康》2018 年第 20 期。

钱晨、蒋恩霏、储卫忠：《四川某机械加工企业职业病危害评价》，《职业卫生与病伤》2014 年第 3 期。

李郁：《广西某 LNG 储罐建设项目施工期职业病危害现状》，《职业与健康》2018 年第 8 期。

芦庆和：《贵州某煤矿危害防治调查与评价》，《建材与装饰》2018 年第 29 期。

王雷、高成兵：《昆明铁路局职业病危害防护设施影响因素分析》，《职业与健康》2010 年第 17 期。

张赟萍、刘伟：《陕西铜川某煤矿机械化改造项目职业病危害控制效果评价》，《职业与健康》2016 年第 12 期。

侯言东：《甘肃省 2007~2015 年工作场所职业病危害因素检测数据分析》，硕士学位论文，兰州大学，2017。

杨文海、刘凯、马丽霞等：《2017 年宁夏职业病发病现况》，《首都公共卫生》2018 年第 4 期。

朱丽娟、梁涛：《新疆某燃煤发电厂新建项目职业病危害预评价》，《职业与健康》2017 年第 7 期。

汤其宁、徐金龙、杜岩岩等：《新疆大型煤矿工作场所中职业病危害因素检测与分析》，《职业与健康》2015 年第 17 期。

魏正东、洛桑扎巴、李资江等：《西藏自治区工业职业危害调查分析》，《职业卫生与病伤》1992 年第 4 期。

张伟军：《我国职业病防治技术支撑体系发展现状与形势分析》，《工业卫生与职业病》2021 年第 3 期。

王翔、何雪松：《我国职业病危害工程防护工作现状与对策》，《职业卫生与应急救援》2022 年第 4 期。

区域生产安全事故风险状况研究

张博思*

摘　要： 生产安全事故是职工职业风险的主要构成类型之一。本研究通过
对 2012~2021 年我国生产安全事故的总体形势、重点行业领域
和典型省市生产安全事故风险状况的分析，提出了表征职工职业
风险的生产安全事故评价指标。研究表明，2012~2021 年，我国
生产安全形势快速趋稳向好，但是仍严峻复杂，事故总数仍然巨
大，重大事故的多发状况尚未得到有效遏制。与 2020 年相比，
2021 年生产安全事故总量以及较大事故数量均出现了下降，重
大事故数量基本持平，未发生特别重大事故，但一些地方和行业
的较大事故起数和死亡人数出现了"双上升"。最后，从企业主
体责任、双重预防机制和新兴风险三个维度提出了生产安全事故
风险治理对策。

关键词： 区域生产安全事故　事故风险　生产安全事故死亡率

一　2012~2021年全国生产安全事故总体形势

1. 总体形势分析

2012~2021 年，我国生产安全形势快速趋稳向好。与 2012 年相比，

---

* 张博思，博士，中国劳动关系学院安全工程学院公共安全系教师，主要从事消防应急管理、
职业风险评价研究。

2021 年生产安全事故起数和死亡人数分别下降了 56.8 个和 45.9 个百分点，事故总量连续十年下降，重特大生产安全事故起数从 2012 年的 59 起下降到 2021 年的 17 起，下降幅度达到了 71%。自 2018 年应急管理部成立以来，创造了新中国成立以来特别重大事故的最长间隔周期。但是通过分析近年生产安全事故数据可以看出，我国的安全生产形势依旧严峻复杂。首先，生产安全事故总量依然巨大，2021 年全国生产安全事故总数为 3.46 万起，各类生产安全事故的死亡人数为 26307 人，即平均每天的生产安全事故死亡人数为 72 人。其次，重大事故的发生尚未得到有效遏制，2021 年我国共发生重大事故 17 起，其中死亡 10 人以上的重大事故 16 起，与 2020 年起数基本持平，另外还发生了一起直接经济损失超过 5000 万元的重大事故（"中华富强"轮火灾事故）。再次，从较大事故来看，一些地方和行业领域事故起数和死亡人数出现"双上升"：辽宁、浙江、福建、山东、云南 5 个省较大事故数量均超过 20 起，且同比出现上升；工贸、水上运输、渔业船舶、烟花爆竹等行业较大事故同比出现上升。最后，道路运输、建筑业、水上运输和渔业、化工业危险品领域、矿山、工贸和人员密集场所等重点行业和领域安全风险形势依旧严峻复杂①。下面将通过具体指标及增速对我国 2012~2021 年生产安全形势进行进一步分析。

2. 具体指标及增速分析

生产安全事故风险是职工职业风险的主要构成类型之一，根据国家统计局统计指标测算方法，死亡率是反映职工各类事故风险状况的重要指标，其中亿元 GDP 生产安全事故死亡率、10 万工矿商贸企业就业人员生产安全事故死亡率（简称 10 万人生产安全事故死亡率）、道路交通万车死亡率和煤矿百万吨死亡率 4 个指标已纳入国家统计指标。在这 4 个指标当中，10 万工矿商贸企业就业人员生产安全事故死亡率能够直接反应职工在生产安全事故方面的风险，因此本研究在进行中国职工职业风险与劳动保护状况指标体

---

① 赵丽梅：《双降！2021 年生产安全事故数量和死亡人数分别下降 9% 和 4%》，中青在线，http：//news.cyol.com/gb/articles/2022-01/20/content_zRLLycYZo.html。

系构建及计算中，将采用10万工矿商贸企业就业人员生产安全事故死亡率，即工矿商贸生产安全事故死亡人数与每十万工矿商贸从业人数的比值，作为职工生产安全事故风险的评价指标。

（1）全国各类生产安全事故总数

2012~2021年全国生产安全事故总数如图1所示。可以看出，全国生产安全事故总数连续十年下降，其中，在2016年安全监管总局对生产安全事故统计制度进行改革，排除了非生产经营领域的安全事故，这是图1中2016年的生产安全事故总数与2015年相比出现断崖式下降的原因。2016年和2021年全国生产安全事故起数分别为6.32万起和3.46万起，这六年间下降趋势总体平缓。

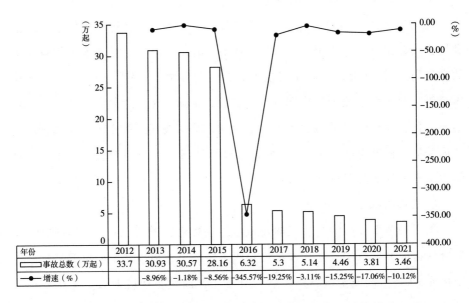

年份	2012	2013	2014	2015	2016	2017	2018	2019	2020	2021
□ 事故总数（万起）	33.7	30.93	30.57	28.16	6.32	5.3	5.14	4.46	3.81	3.46
● 增速（%）		-8.96%	-1.18%	-8.56%	-345.57%	-19.25%	-3.11%	-15.25%	-17.06%	-10.12%

图1　2012~2021年全国生产安全事故总数及增速

注：2016年起，安全监管总局对生产安全事故统计制度进行改革，排除了非生产经营领域的安全事故。

数据来源：依据国家统计局、应急管理部数据计算绘制。

（2）全国各类生产安全事故共死亡人数

2012~2021年全国各类生产安全事故共死亡人数及增速如图2所示。可

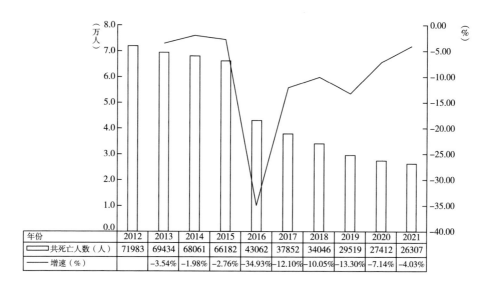

年份	2012	2013	2014	2015	2016	2017	2018	2019	2020	2021
共死亡人数（人）	71983	69434	68061	66182	43062	37852	34046	29519	27412	26307
增速（%）		-3.54%	-1.98%	-2.76%	-34.93%	-12.10%	-10.05%	-13.30%	-7.14%	-4.03%

图 2　2012~2021 年全国各类生产安全事故共死亡人数及增速

注：2016 年起，安全监管总局对生产安全事故统计制度进行改革，排除了非生产经营领域的安全事故。

数据来源：依据国家统计局、应急管理部数据计算绘制。

以看出全国各类生产安全事故共死亡人数连续十年下降，其中 2016 年起，安全监管总局对生产安全事故统计制度进行改革，排除了非生产经营领域的安全事故。2016 年全国各类生产安全事故共死亡人数为 43062 人，到 2021年下降至 26307 人。

（3）全国工矿商贸企业就业人员 10 万人生产安全事故死亡人数

2012~2021 年全国工矿商贸企业就业人员 10 万人生产安全事故死亡人数及增速如图 3 所示。可以看出 2012~2015 年，全国工矿商贸企业就业人员 10万人生产安全事故死亡人数持续下降，2016 年由于在生产事故统计中排除了非生产经营领域的安全事故，这一指标出现了大幅升高。2016~2020 年，这一指标连续五年下降，从 2016 年的 1.702 人，下降到 2020 年的 1.301 人，但是2021 年这一指标为 1.374 人，出现了小幅升高，这主要是由于本年度部分行

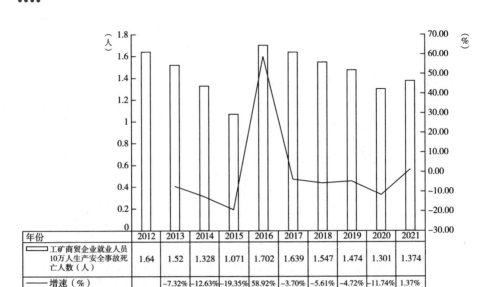

年份	2012	2013	2014	2015	2016	2017	2018	2019	2020	2021
☐工矿商贸企业就业人员10万人生产安全事故死亡人数（人）	1.64	1.52	1.328	1.071	1.702	1.639	1.547	1.474	1.301	1.374
—— 增速（%）		-7.32%	-12.63%	-19.35%	58.92%	-3.70%	-5.61%	-4.72%	-11.74%	1.37%

图 3　2012~2021 年全国工矿商贸企业就业人员 10 万人生产安全事故死亡人数及增速

　　注：2016 年起，安全监管总局对生产安全事故统计制度进行改革，排除了非生产经营领域的安全事故。

　　数据来源：依据国家统计局、应急管理部数据计算绘制。

业领域中，生产安全较大事故的死亡人数出现了升高。

二　2021年全国生产安全事故风险状况

　　根据应急管理部公布数据，2021 年我国安全形势持续向好，总体呈现"两个下降、一个基本持平、一个零发生"的特点，即事故总量持续下降、较大事故数量同比下降；重大事故数量基本持平；未发生特别重大事故。2021 年共发生生产安全事故 3.46 万起、死亡 2.63 万人，与 2020 年相比，事故起数和死亡人数分别下降了 9% 和 4%。①

---

　　①《应急管理部 2022 年 1 月例行新闻发布会》，中华人民共和国应急管理部网站，https：//www.mem.gov.cn/xw/xwfbh/2022n1y20rxwfbh/wzsl_4260/202201/t20220120_407016.shtml。

但如前面所分析的，我国目前生产安全形势依旧严峻，2021年度发生了重大事故17起，其中死亡10人以上的重大事故有16起，与2020年发生事故数持平，另外，还发生1起直接经济损失超过5000万元的重大事故。这些事故分布在山东、江苏、安徽、河北、山西、吉林、黑龙江、河南、湖北、广东、甘肃、青海与新疆13个省（自治区）的道路运输、煤矿、非煤矿山、建筑业、水上运输、燃气等行业和领域。从较大事故的统计数据来看，一些地方和行业领域的较大事故起数和死亡人数出现"双上升"，具体包括：辽宁、浙江、福建、山东与云南五个省的较大事故均超过了20起，且同比出现上升；工贸、水上运输、渔业船舶与烟花爆竹领域较大事故同比出现上升。[①] 从重点行业领域事故的统计数据看，重大事故呈以下特点。

（1）道路运输重大事故有所反弹，货车、农用车违规载人事故反复发生，客车重大事故和重大涉险事故多发。典型事故包括：青兰高速"7·26"重大交通事故造成13人死亡、44人受伤，直接经济损失2100余万元；黑龙江七台河"9·4"重大交通事故，造成15人死亡、1人受伤；河北石家庄"10·11"重大道路运输事故，造成14人死亡、7人受伤。

（2）建筑业安全风险居高不下，房屋非法改扩建安全风险加剧，隧道等重大工程施工安全问题突出，农村自建房事故屡屡发生，燃气事故多、影响大。典型事故包括：江苏苏州吴江区四季开源酒店"7·12"重大坍塌事故，导致17人死亡、5人受伤，造成直接经济损失2615万元；广东省珠海市兴业快线石景山隧道"7·15"重大透水事故，造成14人死亡、直接经济损失3678.68万元。

（3）水上运输和渔业船舶重大事故得到初步遏制，重大事故数量降幅明显，但较大事故有所反弹，违规运输、冒险航行问题突出。典型事故包括：贵州六盘水"9·18"重大客轮侧翻事故，造成13人死亡、2人失踪；山东威海"4·19""中华富强"轮火灾事故，未造成人员伤亡和水域污染，

① 陈锐海：《2021年全国安全生产形势持续稳定向好 事故总量下降9%》，央广网，https：//baijiahao. baidu. com/s？ id = 1722449679255653102&wfr = spider&for = pc。

直接经济损失为 9233.25 万元；安徽宿松"2·4"船只侧翻事故，造成 10 人死亡。

（4）化工和危险品领域总体稳定，2021 年，全国共发生化工事故 122 起、死亡 150 人，分别同比减少 22 起、28 人，分别同比下降 15.3% 和 15.7%，比 2019 年减少 42 起、124 人，分别下降 25.6% 和 45.3%。较大事故起数首次降至个位数，已连续 30 多个月未发生重特大事故，创造了有统计记录以来的最长间隔期。但是违法违规储存化学品问题突出，非法"小化工"屡禁不止，检维修及动火作业事故多发。典型事故包括：河北沧州南大港鼎瑞石化"5·31"火灾事故，未造成人员伤亡，直接经济损失为 3872.1 万元；贵州贵阳经开区"6·12"较大中毒和窒息事故，造成 9 人死亡、3 人受伤；黑龙江安达市凯伦达科技有限公司"4·21"较大中毒窒息事故，造成 4 人死亡、9 人中毒受伤，直接经济损失 873 万元。

（5）矿山安全生产压力大，非生产矿事故多发，违法盗采死灰复燃。典型事故包括：山东栖霞市笏山金矿"1·10"重大爆炸事故，造成 10 人死亡、1 人失踪，直接经济损失 6847.33 万元；新疆昌吉州呼图壁县白杨沟丰源煤矿"4·10"重大透水事故，造成 21 人死亡、直接经济损失 7067.2 万元；山西忻州代县大红才铁矿"6·10"重大透水事故，造成 13 人死亡、直接经济损失 3935.95 万元；青海西海煤矿"8·14"溃砂溃泥重大事故，造成 20 人死亡、直接经济损失 5391.02 万元；河北邯郸武安市冶金矿山集团团城东铁矿"2·24"较大坠落事故，造成 6 人死亡、直接经济损失 1345 万元；山西华阳集团石港煤业有限公司"3·25"较大煤与瓦斯突出事故，造成 4 人死亡、直接经济损失 1300 万元；贵州毕节金沙县黎明能源集团有限公司东风煤矿"4·9"较大煤与瓦斯突出事故，造成 8 人死亡、1 人受伤，直接经济损失 1238.22 万元；河南鹤壁煤电股份有限公司第六煤矿"6·4"较大煤与瓦斯突出事故，造成 8 人死亡、1 人受伤，直接经济损失 892.39 万元；陕西榆林榆阳区华瑞郝家梁矿业有限公司"7·15"较大水害事故，造成 5 人死亡、直接经济损失 1382.8 万元；贵州六盘水六枝特区猴子田煤矿"11·10"较大顶板事故，造成 4 人死亡、直接经济损失 744.4 万元。

（6）工贸行业经营场所和人员密集场所火灾多发，储能电站等新风险增多。典型事故包括：云南省翁丁老寨"2·14"火灾事故，大火烧毁老寨房屋104间，造成直接经济损失813.48万元；北京市丰台区福威斯油气公司光储充一体化项目"4·16"火灾爆炸事故，造成1人遇难、2名消防员牺牲、1名消防员受伤，直接经济损失1660.81万元；河南省商丘市柘城县震兴武馆"6·25"重大火灾事故，造成18人死亡、11人受伤，直接经济损失2153.7万元；吉林省长春市李氏婚纱梦想城"7·24"重大火灾事故，造成15人死亡、25人受伤，过火面积达6200平方米，造成直接经济损失3700余万元。

三　2021年典型省市生产安全事故风险状况分析

1. 2021年全国典型生产安全事故分布情况分析

依据对2021年1~12月全国353起典型生产安全事故进行的统计分析，这353起典型事故在全国31个省（自治区、直辖市）的分布情况如图4所示，反映了生产安全事故省域分布特征。选取北京市、上海市和安徽省为例，对典型区域的生产安全事故风险情况进行详细分析。

2. 2021年北京市生产安全事故风险状况分析

（1）北京市生产安全事故风险总体状况分析

根据北京市应急管理局和北京煤矿安全监察局发布的《2021年北京市应急管理事业发展统计公报》，2021年全市共发生各类生产安全死亡事故437起（同比增长14.1%）、死亡471人（同比增长15.4%）。其中工矿商贸事故83起（同比增长20.3%）、死亡93人（同比增长29.2%）；道路运输事故341起（同比增长12.5%）、死亡361人（同比增长11.1%）；铁路交通事故11起（同比增长57.1%）、死亡11人（同比增长57.1%）；生产经营性火灾事故2起、死亡6人；未发生特种设备、农业机械死亡事故。全年全市地区生产总值为402.696百亿元，单位地区生产总值生产安全事故死亡率为1.1696人/百亿元。从区域分析，全年各地区各类生产安全死亡事故

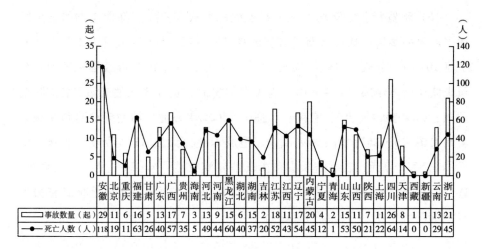

	安徽	北京	重庆	福建	甘肃	广东	广西	贵州	海南	河北	河南	黑龙江	湖北	湖南	吉林	江苏	江西	辽宁	内蒙古	宁夏	青海	山东	山西	陕西	上海	四川	天津	西藏	新疆	云南	浙江
事故数量（起）	29	11	6	16	5	13	17	7	3	13	9	15	6	15	2	18	11	17	20	4	2	15	11	7	11	26	8	1	1	13	21
死亡人数（人）	118	19	11	63	26	40	57	35	5	49	44	60	40	37	20	52	43	54	45	12	1	53	50	21	22	64	14	0	0	29	45

图 4　2021 年全国典型生产安全事故省市分布情况

起数和死亡人数排名前三位的是大兴区、顺义区和通州区。其中，大兴区发生各类生产安全死亡事故 62 起、死亡 67 人；顺义区发生各类生产安全死亡事故 52 起、死亡 55 人；通州区发生各类生产安全死亡事故 47 起、死亡53 人。

（2）北京市工矿商贸事故分析

在工矿商贸事故方面，全年全市共发生工矿商贸生产安全死亡事故 83 起、死亡 93 人。其中死亡 2 人以上事故 9 起、死亡 19 人，分别占工矿商贸事故总量和死亡人数总量的 10.8% 和 20.4%。

从区域分析，事故起数和死亡人数排名前 5 的区域依次为：海淀区 17 起、死亡 19 人，大兴区 11 起、死亡 13 人，朝阳区 7 起、死亡 10 人，昌平区 7 起、死亡 7 人，丰台区、石景山区均 6 起、死亡 7 人。

从行业分析，建筑业 52 起、死亡 57 人；水利、环境和公共设施管理业 8 起、死亡 11 人；制造业 7 起、死亡 7 人；居民服务、修理和其他服务业 3 起、死亡 3 人；交通运输、仓储和邮政业 3 起、死亡 3 人；房地产业 3 起、死亡 3 人；文化、体育和娱乐业 2 起、死亡 2 人；住宿和餐饮业 2 起、死亡 2 人；租赁和商务服务业 2 起、死亡 2 人；电力、热力、燃气及水的生产和供应业 1 起、死亡 3 人。详细数据如表 1 所示。

表 1　2021 年北京市工矿商贸生产安全死亡事故分行业情况

行业	事故起数（起）	事故起数同比增长率（％）	死亡人数（人）	死亡人数同比增长率（％）
农林牧渔业	0	−100.0	0	−100.0
采矿业	0	—	0	—
制造业	7	0	7	0
电力、热力、燃气及水的生产和供应业	1	—	3	—
建筑业	52	15.6	57	21.3
批发和零售业	0	−100.0	0	−100.0
交通运输、仓储和邮政业	3	200.0	3	200.0
住宿和餐饮业	2	0	2	0
信息传输、软件和信息技术服务业	0	−100.0	0	−100.0
金融业	0	—	0	—
房地产业	3	200.0	3	200.0
租赁和商务服务业	2	0	2	0
科学研究和技术服务业	0	−100.0	0	−100.0
水利、环境和公共设施管理业	8	700.0	11	450.0
居民服务、修理和其他服务业	3	−25.0	3	−25.0
教育	0	—	0	—
卫生和社会工作	0	—	0	—
文化、体育和娱乐业	2	0	2	0
公共管理、社会保障和社会组织	0	—	0	—
国际组织	0	—	0	—

资料来源：北京市应急管理局。

从原因方面分析，违反操作规程或者劳动纪律导致发生事故 31 起、死亡 35 人，为事故首要原因。其他的原因按照事故发生起数从多到少排序依次为：个人防护用品缺少或有缺陷 11 起、死亡 11 人，教育培训不够、缺乏安全操作知识 10 起、死亡 11 人，安全设施缺少或有缺陷 9 起、死亡 11 人，生产场所环境不良 8 起、死亡 8 人，没有安全操作规程或不健全 4 起、死亡

5 人，设备、设施、工具附件有缺陷 4 起、死亡 4 人，对现场工作缺乏检查或指挥错误 3 起、死亡 4 人，劳动组织不合理 2 起、死亡 3 人，其他 1 起，死亡 1 人。具体数据如表 2 所示。

表 2　2021 年北京市工矿商贸生产安全死亡事故原因情况

原因	事故起数（起）	事故起数同比增长率（%）	死亡人数（人）	死亡人数同比增长率（%）
技术和设计有缺陷	0	—	0	—
设备、设施、工具附件有缺陷	4	100.0	4	100.0
安全设施缺少或有缺陷	9	28.6	11	37.5
生产场所环境不良	8	14.3	8	14.3
个人防护用品缺少或有缺陷	11	57.1	11	57.1
没有安全操作规程或不健全	4	300.0	5	400.0
违反操作规程或者劳动纪律	31	-8.8	35	-2.8
劳动组织不合理	2	0	3	50.0
对现场工作缺乏检查或指挥错误	3	—	4	—
教育培训不够、缺乏安全操作知识	10	11.1	11	22.2
其他	1	—	1	—

资料来源：北京市应急管理局。

　　从类别分析，发生高处坠落事故 34 起、死亡 35 人；触电 9 起、死亡 9 人；物体打击 9 起、死亡 9 人；坍塌 7 起、死亡 10 人；车辆伤害 6 起、死亡 7 人；中毒和窒息 4 起、死亡 8 人；机械伤害 4 起、死亡 4 人；起重伤害 3 起、死亡 3 人；其他伤害 3 起、死亡 3 人；淹溺 2 起、死亡 3 人；其他爆炸 2 起、死亡 2 人。具体数据如表 3 所示。

表 3　2021 年北京市工矿商贸生产安全死亡事故类型分布情况

类别	事故起数（起）	事故起数同比增长率（%）	死亡人数（人）	死亡人数同比增长率（%）
物体打击	9	12.5	9	12.5

类别	事故起数（起）	事故起数同比增长率（％）	死亡人数（人）	死亡人数同比增长率（％）
车辆伤害	6	100.0	7	133.3
机械伤害	4	−20.0	4	−20.0
起重伤害	3	50.0	3	50.0
触电	9	−30.8	9	−30.8
淹溺	2	—	3	—
灼烫	0	−100.0	0	−100.0
高处坠落	34	25.9	35	29.6
坍塌	7	16.7	10	25.0
其他爆炸	2	—	2	—
中毒和窒息	4	300.0	8	300.0
其他伤害	3	0	3	0

资料来源：北京市应急管理局。

从时间分析，全年5月、7月发生事故起数最多，均为11起；其次为10月，发生事故10起；再次为4月、6月、8月，均为8起。

3. 2021年上海市生产安全事故风险状况分析

（1）上海市生产安全事故风险总体状况分析

上海市应急管理局发布的《关于2021年本市生产安全（工矿商贸）死亡事故情况的通报》显示：2021年全市共发生各类生产安全死亡事故（含工矿商贸、生产经营性道路交通、生产经营性火灾、水上交通、农业机械、铁路运输、航空运输、渔业船舶）430起，死亡457人（含4人失踪），比上年分别下降5.91％和8.78％，亿元GDP死亡率为0.011。

（2）上海市工矿商贸事故分析

2021年上海市共发生5起较大事故、死亡20人，未发生重特大事故。较大事故中，水上交通事故3起、死亡11人（含4人失踪），生产经营性火灾事故1起、死亡6人（另有2名消防救援人员牺牲），生产安全（工矿商贸）事故1起、死亡3人。各行业大类死亡事故起数及死亡人数如表4所示。由表4可以看出，从事故发生起数和死亡人数来看，2021年上海市工矿商贸死亡事故居首位，其次为生产经营性道路交通事故，以上两个行业事故起数分别占全市生产安全死亡事故总数的 50.2% 和 44.9%，造成的死亡人数分别占全市所有生产安全事故总死亡人数的 48.4% 和 44.6%。

表4　2021年上海市生产安全死亡事故分行业情况

行业大类	事故起数（起）	事故起数同比增长率（%）	死亡人数（人）	死亡人数同比增长率（%）
工矿商贸	216	-4.4	221	-5.2
生产经营性道路交通	193	-9.0	204	-6.0
水上交通	12	+33.3	18	-51.4
生产经营性火灾	3	-50.0	8	-20.0
渔业船舶	3	+50.0	3	+50.0
铁路运输	2	+100.0	2	+100.0
农业机械	1	0	1	0
航空运输	0	—	0	—

资料来源：上海市应急管理局。

从经济类型方面分析，私营企业死亡157人，比上年下降1.88%；外省市在沪企业死亡40人，比上年上升25.00%；国有企业死亡21人（其中，央企6人、市属国企12人、区属国企3人），比上年上升23.53%；外商投资企业死亡3人，比上年下降57.14%。外省市在沪企业以及各类国有企业（含央企、市属、区属）事故造成的死亡人数有所上升；私营企业事故造成的死亡人数略有减少，但仍占总量的70%以上。同时，涉及国有企业总包或在国有企业区域内发生的死亡事故约占总量的30%。近几年，各类国有企业在履行安全生产职责、实施"党政同责、一岗双责"方面有一定提升，但随着规模的进一步扩大、业态的进一步发展以及新技术、新设备的不断投用，新旧风险交织存在。

从行业方面分析，制造业死亡97人，比上年下降1.02%；服务业（包括租赁和商务服务业、居民服务和其他服务业）死亡48人，比上年下降

2.04%；建筑业死亡 31 人（其中，房屋建筑和市政死亡 20 人、交通建设死亡 5 人、房屋修缮 3 人、房屋拆除 2 人、水务建设工程死亡 1 人），比上年下降 26.19%；交通运输、仓储和邮政业死亡 22 人，比上年上升 83.33%；水利、环境和公共设施管理业死亡 5 人，与上年持平；住宿和餐饮业、房地产业均死亡 4 人，比上年均上升 100.00%；科学研究、技术服务和地质勘查业死亡 4 人，农、林、牧、渔业死亡 3 人，上年该 2 个行业均未发生死亡事故；批发和零售业死亡 2 人，比上年下降 60.00%；电力、燃气及水的生产和供应业死亡 1 人，与上年持平。对典型行业的分析如下。

①制造业、服务业、建筑业事故比上年均有所减少，总量仍偏大。结合上海市近几年行业情况，这 3 个行业事故总量进一步下降的趋势有所趋缓，相关生产经营单位要加强安全风险隐患排查整治，使用安全生产新技术应用提升本质安全度，采取措施遏制群死群伤类事故。

②交通运输、仓储和邮政业事故比上年大幅增加，事故主要集中于装卸作业和车辆撞人。相关生产经营单位要细化操作规程、合理设置车辆行驶区域，减少人车混行，避免车辆或设备超载运行等现象。

③住宿和餐饮业、房地产业（主要集中在物业管理）事故比上年大幅增加，总量虽不大，但与市民生活息息相关，容易引发社会关注。相关行业管理部门和生产经营单位要进一步强化安全责任意识，及时排查风险隐患。

④科学研究、技术服务和地质勘查业事故风险突出，且发生了 1 起较大事故。与传统的生产经营单位不同，部分科研院所的安全管理相对薄弱、风险辨识不足。相关行业管理部门和单位应清醒认识当前安全生产形势的严峻性和复杂性，建立、健全、完善各项安全管理规章制度，落实各级安全管理职责，严格安全管理，统筹科研与安全工作。

从事故类型方面分析，高处坠落死亡 82 人，触电死亡 36 人，机械伤害死亡 29 人，物体打击死亡 22 人，车辆伤害死亡 16 人，起重伤害死亡 14 人，坍塌死亡 10 人，中毒和窒息死亡 10 人，其他伤害死亡 1 人，其他爆炸死亡 1 人。具体数据如表 5 所示。对典型事故类型的分析如下。

表 5　2021 年上海市生产安全死亡事故类型分布情况

事故类别	死亡人数（人）	占比（%）	同比增长率（%）
高处坠落	82	37.10	-8.88
触电	36	16.29	24.14
机械伤害	29	13.12	107.14
物体打击	22	9.95	-29.03
车辆伤害	16	7.24	100.00
起重伤害	14	6.33	-17.65
坍塌	10	4.52	-23.08
中毒和窒息	10	4.52	150.00
其他伤害	1	0.45	-75.00
其他爆炸	1	0.45	-66.67

资料来源：上海市应急管理局。

①高处坠落类事故比上年略有减少，但第四季度高处坠落事故出现明显反弹，造成的死亡人数占当季事故死亡总人数的 50.00%，在制造业尤为突出。相关行业和生产经营单位应做好现场风险辨识，及时做好临边洞口防护工作、督促从业人员高处作业时严格佩戴安全防护用品、规范使用登高设施。

②机械伤害、车辆伤害事故比上年大幅增加，与近几年自动化替代人工的趋势相符，旋转设备卷人、移动设备撞人等事故较为突出，预计未来这两类事故仍将多发。存在此类风险的行业和生产经营单位应结合现场实际，及时修订、完善规章制度和操作规程，并通过加装隔离（或限位）装置、设置安全操作区（或行驶通道）、严格执行停电挂牌制度等措施，降低事故风险。

③中毒和窒息事故比上年大幅增加，该类型事故多发生于受限空间、涉及行业广泛，易引发群死群伤和因救援不当导致事故扩大，是历年来较大事故起数占比最高的事故类型。2021 年上海市工矿商贸领域唯一一起较大事故就是中毒和窒息事故。相关行业和生产经营单位应加大隐患排查，做好风险辨识、警示和防护；要严格制定方案，落实通风、检测、监护等各项措施；要认真制定应急处置预案并做好有针对性的应急演练，确保发生险情后

科学组织救援，严禁盲目施救；要做好对从业人员的安全培训教育，提升其判断、防范中毒和窒息类事故的能力，提高自救、互救技能。

④触电类事故比上年明显增加，且呈现季节性。6月至9月，触电死亡事故29起、死亡29人，占其间各类事故总数的30%以上，主要集中于家电安装维修、装饰装修等作业过程中。相关行业和生产经营单位应在事故高发期到来前做好风险提示，为从业人员配备并督促正确使用绝缘鞋、绝缘手套等防护用品。

从死亡人员年龄方面分析，从业人员平均死亡年龄为46.09岁，比上年下降0.18岁，其中，超过60岁的超龄从业人员有15人，比上年减少1人。从年龄分布来看，21岁至30岁、31岁至40岁、41岁至50岁、51岁至60岁4个年龄段的死亡人数分别占总死亡人数的10.45%、23.18%、22.27%和37.27%，51岁至60岁死亡人员占比比上年进一步升高，显示出安全风险较高行业的从业人员年龄结构偏大。

4. 2021年安徽省生产安全事故风险状况分析

（1）总体情况

安徽省应急管理厅发布的《2021年1-12月全省生产安全事故统计分析》显示：2021年1~12月，安徽省发生生产安全事故1115起、死亡1130人，同比分别下降9.3%、3.1%。其中，较大事故19起、死亡68人，同比分别减少6起、24人；重大事故2起、死亡22人，同比分别增加2起、22人。2021年安徽省生产安全事故分月分布图如图5所示。

（2）各行业领域事故情况

a. 农林牧渔业

1~12月发生生产安全事故13起、死亡13人，同比分别增加4起、3人，未发生较大及以上等级事故。其中，农业机械6起、6人，同比分别增加2起、2人；渔业船舶3起、3人，同比分别增加1起、1人；农林牧渔业其他4起、4人，起数同比增加1起、死亡人数同比持平。

b. 采矿业

1~12月发生生产安全事故16起、死亡16人，同比分别减少1起、6

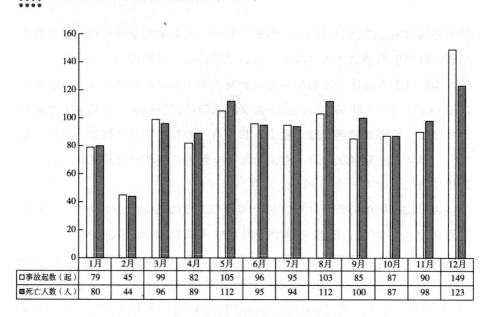

	1月	2月	3月	4月	5月	6月	7月	8月	9月	10月	11月	12月
□事故起数（起）	79	45	99	82	105	96	95	103	85	87	90	149
■死亡人数（人）	80	44	96	89	112	95	94	112	100	87	98	123

图 5 2021 年安徽省生产安全事故分月分布

资料来源：依据安徽省应急管理厅数据计算绘制。

人，未发生较大及以上等级事故。其中，煤矿 1 起、1 人，同比分别减少 2 起、4 人；金属非金属矿山 14 起、14 人，起数同比持平、死亡人数同比减少 3 人；采矿业其他事故 1 起、1 人，同比分别增加 1 起、1 人。

c. 商贸制造业

1~12 月发生生产安全事故 146 起、死亡 153 人，同比分别增加 14 起、17 人。其中化工 7 起、死亡 7 人，同比分别减少 3 起、4 人；工贸 107 起、死亡 108 人，同比分别增加 11 起、8 人；商贸制造业其他 32 起、死亡 38 人，同比分别增加 6 起、13 人。

d. 建筑业

1~12 月建筑业发生生产安全事故 287 起、死亡 301 人，同比分别增加 64 起、68 人。其中，房屋建筑业 109 起、死亡 113 人，同比分别增加 13 起、20 人；土木工程建筑业 70 起、死亡 74 人，同比分别增加 33 起、29 人；建筑业其他 108 起、死亡 114 人，同比分别增加 18 起、19 人。

e. 交通运输和仓储业

1~12 月发生生产安全事故 587 起、死亡 562 人，同比分别减少 196 起、126 人。其中，铁路运输业 21 起、死亡 21 人，同比分别减少 15 起、11 人；道路运输业 537 起、死亡 512 人，同比分别减少 201 起、133 人；水上运输业 4 起、死亡 6 人，同比均持平；航空运输业 1 起、死亡 2 人，同比分别增加 1 起、2 人；交通运输和仓储业其他 24 起、死亡 21 人，同比分别增加 16 起、15 人。

f. 其他行业

1~12 月发生生产安全事故 66 起、死亡 85 人，同比分别增加 1 起、8 人。

（3）较大事故分布情况

在行业分布方面，2021 年，安徽省共发生较大事故 19 起、死亡 68 人，同比分别下降 24.0%、26.1%。其中，交通运输和仓储业较大事故 9 起、死亡 30 人，同比分别减少 5 起、22 人；建筑业较大事故 4 起、死亡 14 人，同比分别增加 1 起、3 人；商贸制造业较大事故 2 起、死亡 7 人，同比起数持平、人数减少 3 人；其他行业较大事故 4 起、死亡 17 人，同比起数减少 1 起、死亡人数增加 1 人。2021 年安徽省较大事故行业分布情况如图 6 所示。

在地区分布方面，2021 年，10 个设区市和广德市发生较大事故，6 个设区市和宿松县未发生较大事故，其中：合肥市 1 起、死亡 4 人，淮北市 2 起、死亡 8 人，亳州市 1 起、死亡 3 人，宿州市 4 起、死亡 13 人，阜阳市 2 起、死亡 7 人，淮南市 1 起、死亡 3 人，滁州市 2 起、死亡 9 人，六安市 2 起、死亡 6 人，芜湖市 2 起、死亡 8 人，池州市 1 起、死亡 4 人，广德市 1 起、死亡 3 人。2021 年安徽省较大事故地区分布情况如图 7 所示。

四　生产安全事故风险治理对策

（一）深入贯彻落实企业主体责任制度

2012～2021 年，我国安全生产形势快速趋稳向好，与 2012 年相比，

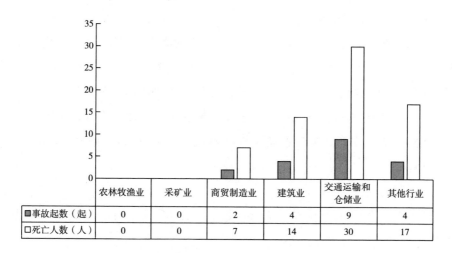

	农林牧渔业	采矿业	商贸制造业	建筑业	交通运输和仓储业	其他行业
■事故起数（起）	0	0	2	4	9	4
□死亡人数（人）	0	0	7	14	30	17

图6　2021年安徽省较大事故行业分布情况

资料来源：依据安徽省应急管理厅数据计算绘制。

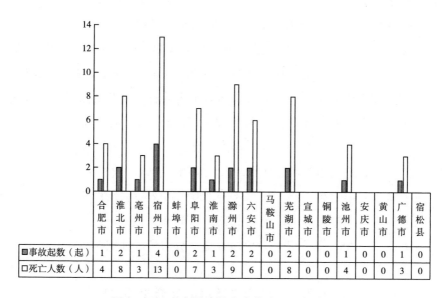

	合肥市	淮北市	亳州市	宿州市	蚌埠市	阜阳市	淮南市	滁州市	六安市	马鞍山市	芜湖市	宣城市	铜陵市	池州市	安庆市	黄山市	广德市	宿松县
■事故起数（起）	1	2	1	4	0	2	1	2	2	0	2	0	0	1	0	0	1	0
□死亡人数（人）	4	8	3	13	0	7	3	9	6	0	8	0	0	4	0	0	3	0

图7　2021年安徽省较大事故地区分布情况

资料来源：依据安徽省应急管理厅数据计算绘制。

2021年生产安全事故起数和死亡人数分别下降56.8%和45.9%，事故总量连续 10 年下降，重特大生产安全事故起数从 2012 年的 59 起下降到 2021 年的 17 起，下降幅度达到了 71%。但同时我们也必须清楚的认识到，当前我国的安全生产形势依旧严峻复杂，事故总数仍然巨大，重大事故尚未得到有效遏制。党的十九大报告指出："树立安全发展理念，弘扬生命至上、安全第一的思想，健全公共安全体系，完善安全生产责任制，坚决遏制重特大安全事故，提升防灾减灾救灾能力。"在各行业的安全生产工作中，应深入贯彻《中华人民共和国安全生产法》，落实政府在安全生产方面的监管职责，落实企业在安全生产方面的主体责任，确保我国安全生产形势持续向好发展，切实保障人民的生命和财产安全。

（二）推进落实生产安全事故的双重预防机制

尽管 2021 年我国安全生产形势总体持续向好，但与 2020 年相比，一些地方和行业的较大事故起数和死亡人数仍出现了"双上升"。2019 年 11 月，习近平总书记在中央政治局第十九次集体学习时强调："要健全风险防范化解机制，坚持从源头上防范化解重大安全风险，真正把问题解决在萌芽之时、成灾之前。"① 对于道路运输、建筑业、水上运输和渔业、化工业危险品领域、矿山、工贸和人员密集场所等重点行业领域，要密切关注其安全生产的发展形势，结合行业发展特点，制定和颁布重点行业、领域安全生产技术规范和安全生产质量工作标准，实现生产经营活动和行为的标准化、规范化；同时还应加快落实生产安全事故的双重预防机制，从源头上保障企业的生产安全。

（三）积极推进产业新兴风险治理

一方面，随着互联网行业和新兴技术的飞速发展，一批传统产业之外的新兴产业快速涌现，如微店、网约车、外卖平台等。这些新兴产业的工作形式普遍较为灵活，传统行业的安全生产技术和手段在这些行业中往往无法直

---

① 《习近平在中央政治局第十九次集体学习时强调》，《人民日报》2019 年 11 月 30 日。

接适用，同时这些行业所对应的监管部门也难以明确，由此形成了安全生产领域新风险。另一方面，在近年传统行业所发生的生产安全事故中，也暴露出了一些新问题。在 2021 年 9 月 1 日起开始实施的新修订《中华人民共和国安全生产法》中明确规定，平台经济等新兴行业、领域的生产经营单位应当根据本行业、领域的特点，建立健全并落实全员安全生产责任制，加强从业人员安全生产教育和培训。同时新修订《中华人民共和国安全生产法》也针对餐饮、矿山、金属冶炼等行业领域中涌现的新问题提出了应对方法。对于新兴产业，应依法健全落实生产经营责任制，并针对行业特点，积极引入新的安全生产技术和新的安全管理理念，切实保障生产经营安全。对于传统行业中涌现出的新问题，应采取有效措施积极应对，及时依法调整传统生产经营模式，继续保持生产安全平稳发展。

参考文献

李如意：《中国这十年 生产安全事故总量连续下降》，《北京日报》2022 年 8 月 31 日，第 12 版。

李生才、笑蕾：《2021 年 1-2 月国内生产安全事故统计分析》，《安全与环境学报》2021 年第 2 期。

李生才、笑蕾：《2021 年 3-4 月国内生产安全事故统计分析》，《安全与环境学报》2021 年第 3 期。

李生才、笑蕾：《2021 年 5-6 月国内生产安全事故统计分析》，《安全与环境学报》2021 年第 4 期。

李生才、笑蕾：《2021 年 7-8 月国内生产安全事故统计分析》，《安全与环境学报》2021 年第 5 期。

李生才、笑蕾：《2021 年 9-10 月国内生产安全事故统计分析》，《安全与环境学报》2021 年第 6 期。

李生才、笑蕾：《2021 年 11-12 月国内生产安全事故统计分析》，《安全与环境学报》2022 年第 1 期。

区域劳动关系风险状况研究

任国友　丁　翠　石欣莱　孙婉婷*

摘　要： 劳动关系风险是当前工会领域重大风险防控的一个基础问题，特别是伴随着数字经济的转型发展，我国劳动关系风险呈现区域差异性。本报告在客观分析我国省域劳动关系风险因素的基础上，提出了 32 个我国区域劳动关系风险评估指标。通过专家打分和 BP 神经网络模型定量评估了各省域劳动关系风险，验证了 BP 神经网络模型在区域劳动关系风险评估方面的科学性，并获得了区域劳动关系风险分布图。研究发现，我国区域劳动关系风险呈现"两极化"趋势，即向东南沿海呈现新兴风险增大趋势，向西部地区呈现传统劳动关系风险增大的趋势。最后，从新兴和传统劳动关系两个维度提出区域劳动关系风险治理对策。

关键词： 区域劳动关系　劳动关系风险　两极化趋势

党的十八大以来，随着"一带一路"倡议的不断深入推进、新业态下

* 任国友，教授，硕士生导师，教育部首批课程思政教学名师、教学团队负责人、安全工程学科带头人，中国劳动关系学院安全工程学院副院长、职业风险与劳动素养评价研究所所长，主要从事城市公共安全科学与技术、工业安全与风险评估、应急决策与仿真分析、劳动风险与大数据研究；丁翠，博士，副教授，硕士生导师，中国劳动关系学院安全工程学院教师，主要从事安全工程、职业卫生工程领域的研究；石欣莱，新加坡国立大学安全健康环境技术专业硕士，暨南大学广东省中医药信息化重点实验室研究助理，主要从事深度学习、医学图像和安全健康环境技术研究；孙婉婷，中国劳动关系学院劳动关系与人力资源学院 2019 级劳动关系专业本科生，主要从事互联网平台劳动控制研究。

灵活用工的不断发展，我国劳动关系发生了新变化，呈现多样性和复杂性，给构建和谐劳动关系带来新挑战。根据《中国劳动统计年鉴》和《中国统计年鉴》数据，2019 年全国劳动争议仲裁委员会受理 106.96 万件劳动争议案件，比 2018 年增加了 17.56 万件，各级人民法院受理 48.38 万件劳动争议案件，比 2018 年增加了 3.15 万件。当前，随着经济社会的不断发展，劳动关系风险的区域差异愈发显著，总体呈现"西北传统劳动关系风险为主，东南新兴劳动关系风险为主"的态势。本报告立足于新时代，在客观分析中国劳动关系影响因素的基础上，建立区域劳动关系风险多维度评价指标，通过 BP 神经网络模型对我国区域劳动关系风险进行定量评价，进而构建我国劳动关系区域风险地图，为我国劳动关系风险治理提供了理论依据。

一　区域劳动关系风险影响因素

当前，我国劳动关系风险既受传统风险的制约，同时也受新兴风险因子影响，呈现明显的长期性、复杂性特征。

1. **法治环境**

法治环境是影响区域劳动关系风险的重要因子，包含法律体系、劳动立法、劳动合同签约率三个具体指标。

（1）法律体系。法律体系是衡量有关劳动关系与社会的法律法规体系在宏观与微观的完善程度的指标。完善的劳动法律体系有利于调整和保护劳资双方权益，构建和谐劳动关系。

（2）劳动立法。劳动立法是反映劳动法律、标准及相关制度对劳动者的行为及其组织产生刚性约束程度的指标。劳动立法体系是国家制定并以国家强制力保证实施的规范性文件的系统，劳动立法基于宪法对劳动者相关问题的原则规定，具有强有力的约束力。

（3）劳动合同签约率。劳动合同签约率反映劳资双方是否由博弈达至合作、签订劳动合同的客观结果，指标值 =（劳动合同签约人数/总职工人数）×100%。依据合同建立较长时段的雇佣关系能增进双方的利益，同时弱化劳资摩擦，有效降低劳动关系风险。

2. 政治环境

政治环境是影响区域劳动关系风险的重要因子，包含政党文化、民主管理、政治地理三个具体指标。

（1）政党文化。政党文化这一指标衡量政党文化受到全球多元文化冲突、社会转型、劳动关系等因素的影响程度。政党文化中的精神因素包含组织成员的价值取向，在不同历史时期受不同社会思潮影响。

（2）民主管理。民主管理是衡量企业民主管理受实体组织和"互联网+"载体、从业人员的年龄、教育背景、学历等主体因素影响程度的指标。受教育水平、年龄、是否签订劳动合同等因素对从业人员的企业民主管理参与造成的影响较大，其中农民工群体的企业民主参与受限明显。

（3）政治地理。政治地理指标反映地理位置、国土面积、地形特征、自然资源等因素对地缘政治的影响程度。地缘政治的要义是正确处理国家资源和目标在特定地理空间相互匹配关系及其矛盾转化，地缘政治受周边国家和区域发展的影响，不同区域各有特点。

3. 技术环境

技术环境是影响区域劳动关系风险的重要因子，包含工作场所条件、技术创新、科技体制、新兴技术、技术普及五个具体指标。

（1）工作场所条件。工作场所条件是衡量工作场所职业病危害因素的防控对职工职业健康影响程度的指标。职业病的形成与对工作场所职业危害的长期接触有关，职业病对劳动者和其家庭影响极大。

（2）技术创新。技术创新这一指标通过考察企业工作组织能力、社会资本、产权激励、市场结构、政府政策制度、技术能力、企业人力资本等因素来衡量技术创新的程度。合适的人才政策和产权激励办法以及劳动年龄人口比重的提升能够显著促进技术创新。

（3）科技体制。科技体制是考察科学理论基础、科技人才、科学体制等因素影响科学技术水平高低的指标。技术的进步来自技术与环境不断的相互作用，人才、体制等环境因素对技术发展有显著影响。

（4）新兴技术。新兴技术通过考察新兴技术引领、带动企业规模的发展、社会技术扩散能力等因素来衡量机器代人的普及程度。中国珠三角和长三角地区，以"机器换人"为特征的生产信息化和自动化技术改造正成为产业升级的主要手段。"机器换人"在解决工业企业劳动力不足、节约劳动力成本等方面发挥着越来越重要的作用。

（5）技术普及。技术普及指标考察职工的性别、受教育程度、婚姻状况、职业、法制观念等因素提升技能培训的普及率。相关研究表明，学校教育状况对农民的后续职业发展具有较强的累积效应，相比之下女性具有较强的培训意愿，婚姻状况对因变量影响显著，农民工参加职业技能培训的决策更多是基于家庭的考虑。

4. 劳动者特质

劳动者特质是影响区域劳动关系风险的重要因子，包含劳动技能、劳动伦理、心理素质、文化素质、劳动精神五个具体指标。

（1）劳动技能。劳动技能指标采用劳动力的受教育程度和技能水平这两个指标衡量劳动力的质量。将受教育程度为高中及以上的劳动力认定为技能劳动力，受教育程度为初中及以下的劳动力认定为非技能劳动力。劳动力技能结构为企业技能劳动力人数与非技能劳动力人数之比。

（2）劳动伦理。劳动伦理指标表征了在劳动中人与其他诸要素之间应当遵守的道德准则程度。劳动关系是社会关系的主要构成部分，离不开道德的调节和规范。

（3）心理素质。心理素质是考察劳动者个人性格习惯、生活环境、家庭文化结构等心理因素对其劳动能力影响程度的指标。劳动者的心理素质对生产力发展与发挥的影响突出地表现在以下几个方面：决定劳动者劳动能力的大小，影响劳动者劳动能力的发挥，制约劳动者劳动能力的发展。

（4）文化素质。文化素质指标通过人生价值观念、成长经历、知识文化层次等素质因素来衡量劳动者文化素质的高低。劳动力文化素质是社会经济发展的决定性因素，对就业质量的提高也具有十分重要的作用，劳动力人均受教育年限可以反映一个地区劳动力的文化素质状况。劳动者的文化素质主要通过教育和培训提升。

（5）劳动精神。劳动精神指标反映人们对劳动在情感上的认同、尊重和信仰，并愿意去实践的心理，受到劳动观、劳动文化以及宣传等因素影响，包含对于劳动价值的认识、对于劳动的正向态度以及对劳动者、劳动过程、劳动成果的尊重等。在日常生活中，劳动精神的学习常常与向劳动者尤其是向"劳动模范"的榜样学习联系在一起。

5. 劳工运动模式

劳工运动模式是影响区域劳动关系风险的重要因子，包含工会组织建立、劳动争议处理、集体协商三个具体指标。

（1）工会组织建立。工会组织建立指标通过企业管理层的守法意识、企业规模、企业改制历史与企业主工作经历、现有的政治制度框架等因素来衡量工会组织覆盖率。相比之下，较大规模的企业和由公有制改制的企业更倾向于建立工会，同时企业主有体制内工作经历或具有政治联系时也更倾向于建立企业工会。工会的建立对于提高工人人均工资和福利待遇以及集体合同签约率都有正面影响。

（2）劳动争议处理。劳动争议处理通过劳动力受教育水平、城镇化率水平、各地区职工平均工资、仲裁机构设置等因素来衡量劳动争议的紧张程度，可通过劳动争议案例数表征。随着受教育水平的提高，劳动力提起劳动争议的概率逐步提高。与机关事业单位劳动力相比，私营、个体企业和外资、合资企业劳动力提起劳动争议的概率更高。同时，经济不景气时期正是劳动关系愈发紧张、劳动争议数量上涨的时间段，但是经济发达、社会进步和制度完善能够缓解矛盾纠纷。

（3）集体协商。集体协商是劳动者通过自己的组织（工会）或代表与相应的用人单位或其联合组织，为调整劳动关系、确定劳动条件和劳动标准以及签订集体合同进行协商的行为，可用集体合同签约率表征。集体劳动关系的形成，使得劳动关系双方的力量能够获得相对平衡。

6. 政策环境

政策环境是影响区域劳动关系风险的重要因子，包含社会保障、人力资源政策、城镇化政策、政府政策制定方式、人口政策五个具体指标。

（1）社会保障。社会保障指标通过参与率、家庭支持、健康状况、社会地位、公平感等因素来衡量社会保障的满意度。研究发现，女性、收入水平高的被调查对象倾向于对制度持满意态度，居民间收入差距越小，社会保障制度减负作用越大，公众对制度的满意度越高。

（2）人力资源政策。人力资源政策指标通过人力资源目标与企业战略发展方向的匹配度、人力资源政策制度的执行度、价值观念的多元化等因素来衡量人力资源政策的制定及实行情况。人力资源管理作为一种人本管理，提倡与员工建立融洽的心理契约来调和劳工与企业组织的冲突，并且承认个体利益，强调企业组织与雇员"共赢式"管理，有利于缓解劳资矛盾。推行现代人力资源管理模式，是有效促进劳资和谐的重要突破口。

（3）城镇化政策。城镇化政策指标衡量产业发展、人口与土地、城镇体系和区域发展等因素影响城镇化政策制定和实施的情况。城镇化本身内涵丰富，涉及经济社会发展的诸多方面，其发展在很大程度上受到政策和制度的影响。此外，城镇化过程中人口的迁移流动和"没有大规模人口迁移的乡村城镇化"的发展中国家城镇化新特点也对城镇化政策提出了新要求①。

（4）政府政策制定方式。政府政策制定方式指标衡量网络参政、民间组织的参与、公民个人参与等因素对政府政策制定方式的影响程度。有序且有效的公民政治参与不仅有助于公民表达利益诉求和维护利益，而且对政府保持安定有序的社会环境也能起到根本的推动作用。各种影响因素变量作为政策制定的制约因素直接影响政策的有效性。

（5）人口政策。人口政策指标通过户籍制度、"二孩"政策、婚姻家庭

---

① 王伟、郭文文：《我国五年计划/规划对城镇化的政策影响研究》，《科学发展》2018年第5期。

等因素来衡量人口政策的影响程度。"二孩"政策的实施影响生育率，从而对人口结构产生影响，如 2016 年起实施的全面"二孩"政策对从宏观上减缓老年抚养比的影响要大于减缓老年人口系数的影响。

7. 社会文化环境

社会文化环境是影响区域劳动关系风险的重要因子，包含价值观、老龄化社会、企业文化三个具体指标。

（1）价值观。价值观通过工作、生活环境、历史和个人背景、世界观等因素来衡量价值观的健全程度。价值观最根本的来源是所接受的教育，价值观的本质是主体的价值立场、态度和根本观点。

（2）老龄化社会。老龄化社会指标通过老年人口占总人口达到或超过一定的比例来表征老龄化社会程度。联合国的传统标准是一个地区 60 岁及以上老人达到总人口的 10%，新标准是 65 岁及以上老人占总人口的 7%。

（3）企业文化。企业文化指标通过规范管理、使命与愿景、团队合作、社会责任、组织认同、员工导向、客户导向等因素来衡量企业文化的优劣。企业文化是员工形成组织认同和组织忠诚的关键，企业进行有意识的企业文化管理，确立一套价值观体系，并通过行为文化和物质文化使之得以外显，可以加大降低外部交易成本的可能。积极健康的企业文化可以降低企业内部不确定性。

8. 经济环境

经济环境是影响区域劳动关系风险的重要因子，包含 GDP、劳动力市场、平台经济、产业结构、自然资源五个具体指标。

（1）GDP。国内生产总值（GDP）反映一个国家或地区所有常住单位，在一定时期内生产的全部最终产品和服务价值的总和，是衡量国家或地区经济状况的指标。研究表明经济规模与集体劳动争议呈负相关关系。

（2）劳动力市场。劳动力市场指标反映用人单位性质、产业结构、行业分布、受教育程度、职业技能、民营经济、城市化程度、经济外向度、科技进步、户籍制度等因素对劳动力市场的影响程度。

（3）平台经济。平台经济借助现代信息技术和大数据不断改变各类市场的运作形态，受新技术、互联网普及率等因素影响，对传统劳动关系产生冲击和影响。平台经济下的劳动关系存在着去劳动关系化、权利不平衡、劳动权益得不到保障、缺乏法律保护的问题。

（4）产业结构。产业结构是指农业、工业和服务业在一国经济结构中所占的比重，产业结构合理化是用来衡量要素投入结构与产出结构协调度的一个指标。产业结构影响劳动力价格、就业结构、劳动力市场的高效运行等。

（5）自然资源。自然资源指标通过资源丰度、环境容量、人口因素、经济发展、技术进步和制度变迁等因素来衡量自然资源利用的优劣。提高自然资源利用效率，能够使投入的资源在充分利用的情况下，提高经济效益与生态效益。

二 区域劳动关系风险评价指标体系的建立

（一）指标体系构建原则

（1）科学性原则。模型的建立必须在科学理论的指导下进行，遵循科学的模型建立程序，运用科学的思维方法来进行，应符合准确、客观、可靠、严细的特点。

（2）系统性原则。指标的建立要充分考虑各指标之间相互影响、制约的作用，并在各级指标分类上明确规则。

（3）代表性原则。指标尽可能选择能够包括所有可能出现的问题，寻找关键性、有代表性的指标，避免指标的重复与交叉。

（4）可操作性原则。充分考虑到数据资料的来源，每一项指标要有代表性，尽可能采用国际公认的单位数据。同时，指标体系中的指标内容应简单明了，容易理解，避免指标体系庞杂，无法操作。

（5）定性与定量相结合原则。

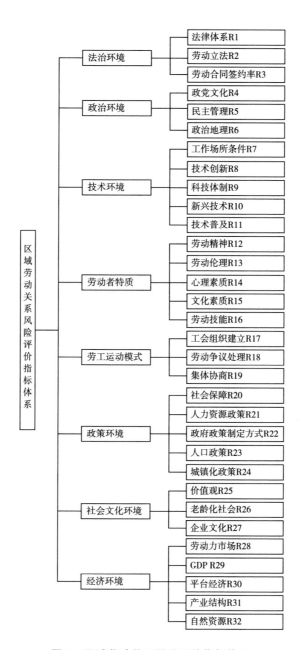

图 1　区域劳动关系风险评价指标体系

（二）区域劳动关系风险指标构建

在遵循科学性、系统性、代表性、可操作性、定性和定量相结合原则的基础上，结合上文风险因素分析和专家意见，研究建立区域劳动关系风险评价指标体系。由图1可知，共建立32个评价指标，又为每项指标制定了具体的评分标准，如表1所示。

表1　区域劳动关系风险评价指标评分标准

评价维度	具体指标	评分依据	代表符号
法治环境	法律体系	衡量有关劳动关系与社会的法律法规体系在宏观与微观的完善程度。打分标准：发布的劳动相关法律数 0~100 为不完善（0.1）、100~150 为较不完善（0.3）、150~200 为一般完善（0.5）、200~250 为较完善（0.7）、>250 为完善（0.9）	R1
	劳动立法	反映劳动法律、标准及相关制度对劳动者的行为及其组织产生刚性约束的程度。打分标准：劳动标准（最低工资、工时）相关立法情况不完善（0.1）、较不完善（0.3）、一般完善（0.5）、较完善（0.7）、完善（0.9）	R2
	劳动合同签约率	反映劳资双方是否由博弈达至合作，签订劳动合同的客观结果。打分标准：省级劳动合同签约率 < 90%（0.1）、90%~93%（0.3）、93%~96%（0.5）、96%~98%（0.7）、>98%（0.9）	R3
政治环境	政党文化	衡量政党文化受到全球多元文化冲突、社会转型、劳动关系等因素的影响程度。打分标准：特色文化（革命老区、大庆精神和劳模文化等）情况：差（0.1）、较差（0.3）、一般（0.5）、较好（0.7）、好（0.9）	R4
	民主管理	衡量企业民主管理受实体组织和"互联网+"载体、从业人员的年龄、教育背景、学历等主体因素的影响程度。打分标准：差（0.1）、较差（0.3）、一般（0.5）、较好（0.8）、好（1.0）	R5
	政治地理	反映地理位置、国土面积、地形特征、自然资源等因素对地缘政治的影响程度。打分标准：西部（0.1）、华北和东北（0.3）、中部和中南（0.5）、西南（0.8）、华东和东南沿海（1.0）	R6

续表

评价维度	具体指标	评分依据	代表符号
技术环境	工作场所条件	衡量工作场所职业病危害因素的防控对职工职业健康的影响程度，通常用事故率、职业病发病率（尚缺乏相关数据）来衡量。打分标准：差（0.1）、较差（0.3）、一般（0.5）、较好（0.8）、好（1.0）	R7
	技术创新	通过考察企业工作组织能力、社会资本、产权激励、市场结构、政府政策制度、技术能力、企业人力资本等因素来衡量技术创新的程度。打分标准：规模以上工业企业新产品项目数（个）<1000为差（0.1）、1000~10000为较差（0.3）、10000~30000为一般（0.5）、30000~40000为较好（0.7）、>40000为好（0.9）	R8
	科技体制	考察科学理论基础、科技人才等因素影响科学技术的程度。打分标准："两院院士"入选省份人数<10为差（0.1）、10~50为较差（0.3）、50~100为一般（0.5）、100~300为较好（0.8）、>300为好（1.0）	R9
	新兴技术	通过考察新兴技术引领、带动企业规模的发展、社会技术扩散能力等因素来衡量机器代人的普及程度。打分标准：规模以上工业企业有效发明专利数（件）<10000为差（0.1）、10000~20000为较差（0.3）、20000~30000为一般（0.5）、30000~40000为较好（0.8）、>40000为好（1.0）	R10
	技术普及	考察职工的性别、受教育程度、婚姻状况、职业、法制观念等因素提升技能培训的普及率。打分标准：差（0.1）、较差（0.3）、一般（0.5）、较好（0.8）、好（1.0）	R11
劳动者特质	劳动精神	反映人们对劳动在情感上的认同、尊重和信仰，并愿意去实践的心理，受到劳动观、劳动文化以及宣传等因素影响，用全国五一劳动奖数来衡量。打分标准：全国五一劳动奖数<10差（0.1）、10~20较差（0.3）、20~30一般（0.5）、30~40较好（0.8）、>40好（1.0）	R12

续表

评价维度	具体指标	评分依据	代表符号
劳动者特质	劳动伦理	表征了在劳动中人与其他诸要素之间应当遵守的道德准则程度。以各地方人的社会评价为参数，相关数据缺乏。打分标准：差（0.1）、较差（0.3）、一般（0.5）、较好（0.8）、好（1.0）	R13
	心理素质	考察劳动者个人性格习惯、生活环境、家庭文化结构等心理因素对其劳动能力的影响程度。以各地方的社会文化特征为参数，相关数据缺乏。打分标准：差（0.1）、较差（0.3）、一般（0.5）、较好（0.8）、好（1.0）	R14
	文化素质	通过人生价值观念、成长经历、知识文化层次等素质因素来衡量劳动者文化素质的高低。打分标准：高等教育毛入学率<20%（0.1）、20%~30%（0.3）、30%~40%（0.5）、40%~50%（0.8）、>50%（1.0）	R15
	劳动技能	采用劳动力的受教育程度和技能水平这两个指标衡量劳动力的质量。将受教育程度为高中及以上的劳动力认定为技能劳动力，受教育程度为初中及以下的劳动力认定为非技能劳动力。劳动技能结构为企业技能劳动力人数与非技能劳动力人数之比。打分标准：高中及以上学历人口比率<15%（0.1）、15%~30%（0.3）、30%~45%（0.5）、45%~60%（0.8）、>60%（1.0）	R16
劳工运动模式	工会组织建立	通过企业管理层的守法意识、企业规模、企业改制历史与企业主工作经历、现有的政治制度框架等因素来衡量工会组织覆盖率。打分标准：工会组织覆盖率<55%（0.1）、55%~65%（0.3）、65%~75%（0.5）、75%~85%（0.8）、>85%（1.0）	R17
	劳动争议处理	过劳动力受教育水平、城镇化率水平、各地区职工平均工资、仲裁机构设置等因素来衡量劳动争议的紧张程度，可通过劳动争议案例数表征。打分标准：劳动争议案件数<5000起为低（0.1）、5000~10000起为较低（0.3）、10000~20000起为一般（0.5）、20000~40000起为较高（0.8）、>40000起为高（1.0）	R18
	集体协商	反映劳动者通过自己的组织（工会）或代表与相应的用人单位或其联合组织，为调整劳动关系、确定劳动条件和劳动标准以及签订集体合同进行协商的行为，可用集体合同签约率表征。打分标准：集体合同签约率<55%（0.1）、55%~65%（0.3）、65%~75%（0.5）、75%~85%（0.8）、>85%（1.0）	R19

评价维度	具体指标	评分依据	代表符号
政策环境	社会保障	通过参与率、家庭支持、健康状况、社会地位、公平感等因素来衡量对社会保障的满意度。打分标准：社会保障覆盖率<60%（0.1）、60%～70%（0.3）、70%～80%（0.5）、80%～90%（0.8）、>90%（1.0）	R20
	人力资源政策	通过人力资源目标与企业战略发展方向的匹配度和人力资源政策制度的执行度、价值观念的多元化等因素来衡量人力资源政策的制定及实行情况。打分标准：差（0.1）、较差（0.3）、一般（0.5）、较好（0.8）、好（1.0）	R21
	政府政策制定方式	通过网络参政、民间组织的参与、公民个人参与等因素衡量对政府政策制定方式的影响程度。打分标准：低（0.1）、较低（0.3）、一般（0.5）、较高（0.8）、高（1.0）	R22
	人口政策	通过户籍制度、"二孩"政策、婚姻家庭等因素来衡量人口政策的影响程度。"二孩"出生量数据缺乏。打分标准：低（0.1）、较低（0.3）、一般（0.5）、较高（0.8）、高（1.0）	R23
	城镇化政策	通过产业发展、人口与土地、城镇体系和区域发展等因素影响城镇化政策制定和实施的情况。打分标准：低（0.1）、较低（0.3）、一般（0.5）、较高（0.8）、高（1.0）	R24
社会文化环境	价值观	通过工作、生活环境、历史和个人背景、世界观等因素来衡量核心价值观的健全程度。打分标准：差（0.1）、较差（0.3）、一般（0.5）、较好（0.8）、好（1.0）	R25
	老龄化社会	通过老年人口占总人口达到或超过一定的比例来表征老龄化社会程度。联合国的传统标准是一个地区60岁以上老人达到总人口的10%，新标准是65岁及以上老人占总人口的7%。打分标准：人口老龄化程度<10%（1.0）、10%～13%（0.8）、13%～17%（0.5）、17%～20%（0.3）、>20%（0.1）	R26
	企业文化	通过规范管理、使命与愿景、团队合作、社会责任、组织认同、员工导向、客户导向等因素来衡量企业文化的优劣。通常以企业规划用工和承担社会责任为衡量标准。打分标准：差（0.1）、较差（0.3）、一般（0.5）、较好（0.8）、好（1.0）	R27

续表

评价维度	具体指标	评分依据	代表符号
经济环境	劳动力市场	反映用人单位性质、产业结构、行业分布、受教育程度、职业技能、民营经济、城市化程度、经济外向度、科技进步、户籍制度等因素对劳动力市场的影响程度。通常用劳动力人口数据衡量，但相关数据缺乏。打分标准：差（0.1）、较差（0.3）、一般（0.5）、较好（0.8）、好（1.0）	R28
	GDP	反映一个国家或地区所有常住单位，在一定时期内生产的全部最终产品和服务价值的总和，是衡量国家或地区经济状况的指标。打分标准：GDP<10000亿元（0.1）、10000～40000亿元（0.3）、40000～70000亿元（0.5）、70000～100000亿元（0.8）、>100000亿元（1.0）	R29
	平台经济	借助现代信息技术和大数据不断改变各类市场的运作形态，受新技术、互联网普及率等因素影响，对传统劳动关系产生冲击和影响。打分标准：省级互联网普及率<40%为低（0.1）、40%～50%为较低（0.3）、50%～60%为一般（0.5）、60%～70%为较高（0.8）、>70%为高（1.0）	R30
	产业结构	产业结构是指农业、工业和服务业在一国经济结构中所占的比重。产业结构合理化是用来衡量要素投入结构与产出结构协调度的一个指标。打分标准：差（0.1）、较差（0.3）、一般（0.5）、较合理（0.8）、合理（1.0）	R31
	自然资源	通过资源丰度、环境容量、人口因素、经济发展、技术进步和制度变迁等因素来衡量自然资源利用的优劣。打分标准：常住人口数量>10000万人（0.1）、7000～10000万人（0.3）、4000～7000万人（0.5）、1000～4000万人（0.8）、<1000万人（1.0）	R32
劳动关系风险		总体判断省级劳动关系风险。通常以省级劳动争议案例数和是否发生群体性争议事件为标准来衡量。打分标准：低（0.1）、较低（0.3）、一般（0.5）、较高（0.8）、高（1.0）	R

（三）BP 神经网络模型及算法

1. BP 神经网络原理

BP 神经网络是一种根据误差反向传播算法训练的多层前馈神经网络，是目前应用最广泛的神经网络模型之一。标准的 BP 神经网络结构，包括输入层、隐藏层、输出层。其中,隐藏层数目可为一个或者多个。BP 神经网络的学习过程分为正向传播和逆向传播。通过正向传播得到输出值,当输出值不是期望输出结果时,继而进行误差信号的反向传播。通过运用梯度下降法,对各层之间的权值和阈值进行调整,最终得到符合期望要求的最小误差输出值。

2. BP 神经网络具体算法

本报告选择典型的 3 层 BP 神经网络模型,对我国区域劳动风险进行评价,由 1 个输入层、1 个输出层和 1 个隐藏层(中间层)组成。设输入层节点数为 n,隐藏层节点数为 q,输出层节点数为 m,输入层第 i 节点和隐藏层第 j 节点的连接权值为 w_{ji}($i=1$,$\cdots$,$n-1$,n;$j=1$,$\cdots$,$q-1$,q),隐藏层第 j 节点的阈值为 θ_j,隐藏层第 j 节点和输出层第 k 节点的连接权值为 w_{jk}($j=1$,$\cdots$,$q-1$,q;$k=1$,$\cdots$,$m-1$,m),输出层第 k 节点的阈值为 θ_k,任一节点的输出以 O 表示。设有 M 组学习样本,对于第 p 组样本,在训练过程中,其输入 H_{ip}($i=1$,$\cdots$,$n-1$,n;$p=1$,$\cdots$,$m-1$,m),在输入层,输入节点仅将输入信息通过激活函数 $f(u)$ 的作用传播到隐藏层节点上,因此对任一第 p 组样本,节点输出与输入相等,即 $O_{ip} = H_{ip}$。对于隐藏层第 j 个节点,其输入和输出分别为:

$$H_{jp} = \sum_{i=1}^{n} w_{ji} O_{ip} \tag{1}$$

$$O_{jp} = f(H_{jp}, \theta_j) = [1 + \exp(-H_{jp} + \theta_j)] - 1 \tag{2}$$

节点作用的激活函数 $f(u)$ 采用 Sigmoid 型,其表达式为:

$$f(u) = [1 + \exp(-u)] - 1 \tag{3}$$

对于输出层第 k 个节点,其输入和输出分别为:

$$H_{kp} = \sum_{k=1}^{m} w_{kj} O_{jp} \tag{4}$$

$$O_{kp} = f(H_{kp}, \theta_k) = [1 + \exp(-H_{kp} + \theta_k)] - 1 \qquad (5)$$

上述过程为 BP 神经网络训练过程中的正向传播过程，其网络拓扑结构如图 2 所示。

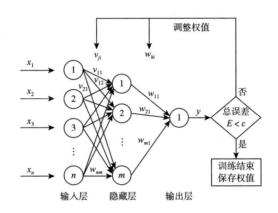

图 2　三层 BP 神经网络拓扑结构

三　区域劳动关系风险评价

（一）BP 神经网络评价模型建立

根据区域劳动关系风险评价指标体系（图 1），建立 3 层 BP 神经网络的拓扑结构，将其中 32 个风险指标作为输入层的 32 个单元，输出层 1 个神经元数量，隐藏层通过公式 $b = \sqrt{n+l} + a$ 计算。式中，b 为隐藏层神经元数；n 为输入层神经元数；l 为输出层神经元数；a 为 0~5 的任意常数，本报告 a 取为 5。

（二）综合评价

在影响劳动关系风险的 32 个指标中，各个指标之间没有直接联系，且其量纲差异较大，既有定性因素也有定量因素，因此，在应用神经网络模型之前，需要对各项评价指标做归一化处理，对风险平均指标采用专家打分法，专家打分评分标准如表 1 所示，最终评价结果风险分级如表 2 所示。

表 2　专家打分对应的风险分级

风险分级	高风险	中高风险	中风险	中低风险	低风险
专家评分	0~0.1	0.1~0.3	0.3~0.5	0.5~0.8	0.8~1

输入层 32 个单元根据表 1 的评分标准得到的数据，通过隐藏层的不断拟合，最终得到输出层的 1 个神经元输出，该输出为 1 个取值范围，为 $[0, 1]$ 的代数值，该值属于表 2 的分类，即数值越大，该区域总的劳动关系风险就越低，反之，数值越小，劳动关系风险就越高。BP 神经网络对区域劳动关系风险的评价，是通过一定数量的已知样本对网络进行训练，将 32 个输入层数据通过网络不断的迭代计算，最终达到目标值，即得到了一个理想的神经网络模型。训练网络的样本集应是可信度高的权威性评价结果，可以通过专家对我国部分已知劳动关系风险省份的评价结果得到。将训练的模型储存起来，对需要预测的省份进行风险预测，只要输入相应的风险评估值，此神经网络系统就可以通过之前学习算出的权值和阈值，计算出此项目的综合风险评价值，并将输出层作为网络结果输出，即可得到最终评价结果。

（三）BP 神经网络模型应用

综合上述 BP 神经网络模型与风险评价体系，对 31 个省份（不含港澳台地区）的劳动关系风险进行评价。基于专家经验法对 31 个省份的 32 个风险指标进行评估，再根据等权重法计算获得每个省份的综合风险分值，对每个省份的综合风险进行评估，评价结果如表 3 所示。

表 3　2021 年我国 31 个省份（不含港澳台地区）劳动关系风险值

省份	R1	R2	R3	…	R30	R31	R32	R
北京	0.9700	0.8300	0.9900	…	0.9800	0.5900	0.8900	0.8100
新疆	0.2200	0.4450	0.8500	…	0.4650	0.3400	0.8750	0.4675

续表

省份	R1	R2	R3	…	R30	R31	R32	R
宁夏	0.1000	0.4650	0.4750	…	0.3400	0.1000	0.5500	0.4800
…	…	…	…	…	…	…	…	…
辽宁	0.4000	0.7350	0.6850	…	0.5150	0.7900	0.6400	0.4750
吉林	0.2950	0.8050	0.7150	…	0.2600	0.8100	0.8650	0.4625
甘肃	0.1365	0.6200	0.7050	…	0.0950	0.5650	0.8650	0.4300

注：表中数据较多，限于篇幅进行省略。

采用 BP 神经网络法选取表 3 中前 23 个省份的数据作为训练样本集，采用 TRAINDX 学习函数，调整训练参数直到满足训练集的误差要求，应用 MATLAB 软件神经网络工具箱训练前 23 组数据，训练结果见表 4。

表 4　BP 神经网络对前 23 个省份劳动关系风险的训练结果

省份	专家评分	训练结果	误差（%）	省份	专家评分	训练结果	误差（%）
北京	0.8100	0.8026	−0.92	上海	0.8050	0.8153	1.26
新疆	0.4675	0.4616	−1.28	江苏	0.7625	0.7666	0.53
宁夏	0.4800	0.4793	−0.15	安徽	0.7550	0.7547	−0.04
青海	0.5200	0.5226	0.49	福建	0.7425	0.7896	5.97
黑龙江	0.5525	0.5576	0.91	江西	0.5200	0.5289	1.68
陕西	0.5775	0.5773	−0.04	山东	0.7525	0.7465	−0.80
云南	0.5000	0.5378	7.03	河南	0.5550	0.5754	3.54
湖南	0.7825	0.7769	−0.72	内蒙古	0.4875	0.5147	5.28
浙江	0.8525	0.8533	0.09	湖北	0.7625	0.7468	−2.10
广东	0.9075	0.9121	0.50	西藏	0.4100	0.4458	8.03
天津	0.6500	0.6521	0.32	海南	0.4500	0.4483	−0.38
广西	0.4950	0.4930	−0.41	—	—	—	—

从表 4 可以看出，前 23 组训练数据的平均相对误差为 1.25%，训练样本的最大误差为 8.03%，可以判断该神经网络模型学习效果较好，满足项目的精度需求。该模型经过训练已经将数据之间的非线性函数关系存储到系统之中，故可以将后 8 组数据作为模型的预测值代入模型进行预测，将预测结果和专家评估值进行比对，结果见表 5。

表5 BP神经网络对后8个省份劳动关系风险的训练结果

省份	四川	河北	贵州	重庆	山西	辽宁	吉林	甘肃
专家评分	0.7500	0.5875	0.5375	0.7300	0.5300	0.4750	0.4625	0.4300
训练结果	0.8012	0.6494	0.5294	0.7834	0.5573	0.5080	0.4716	0.4241
误差（%）	6.39	9.53	−1.53	6.82	4.90	6.50	1.93	−1.39

从表5可以看出，预测数据集的平均相对误差为4.14%，预测集的最大相对误差为9.53%，说明该神经网络模型可达到所需求的精度，能够用于劳动关系风险评估。

（四）区域劳动关系风险趋势及特征分析

根据上文预测的省级劳动关系风险值和表2的风险分级，获得我国31个省份劳动关系风险等级（见表6）。

表6 2021年我国31个省份劳动关系风险等级

省份	劳动关系风险	风险等级	安全度排名	省份	劳动关系风险	风险等级	安全度排名
广东	0.9121	低风险	1	黑龙江	0.5576	中低风险	17
浙江	0.8533	低风险	2	山西	0.5573	中低风险	18
上海	0.8153	低风险	3	云南	0.5378	中低风险	19
北京	0.8026	低风险	4	贵州	0.5294	中低风险	20
四川	0.8012	低风险	5	江西	0.5289	中低风险	21
福建	0.7896	中低风险	6	青海	0.5226	中低风险	22
重庆	0.7834	中低风险	7	内蒙古	0.5147	中低风险	23
湖南	0.7769	中低风险	8	辽宁	0.5080	中低风险	24
江苏	0.7666	中低风险	9	广西	0.4930	中风险	25
安徽	0.7547	中低风险	10	宁夏	0.4793	中风险	26
湖北	0.7468	中低风险	11	吉林	0.4716	中风险	27
山东	0.7465	中低风险	12	新疆	0.4616	中风险	28
天津	0.6521	中低风险	13	海南	0.4483	中风险	29
河北	0.6494	中低风险	14	西藏	0.4458	中风险	30
陕西	0.5773	中低风险	15	甘肃	0.4241	中风险	31
河南	0.5754	中低风险	16	—	—	—	—

由表6可以看出，我国大部分省份的劳动关系风险属于中低风险，另有广东、浙江、上海、北京、四川属于低风险，广西、宁夏、吉林、新疆、海南、西藏、甘肃属于中风险。

同时根据上文的劳动关系风险分析结果（见图3），取0.65作为常态风险参考阈值，作为劳动关系和谐度参考值，天津和河北正好处于常态风险线，呈现新兴风险与传统风险叠加重合态势。取0.8作为新兴风险参考阈值（北京和四川正好处于新兴风险线），超过阈值越多，说明新兴风险越大，反之新兴风险越小，其中广东、浙江和上海处于高新兴风险区，而湖南、福建、重庆、江苏、安徽、山东和湖北处于低新兴风险区。取0.5作为传统风险参考阈值（广西和辽宁处于传统风险线），高于0.5风险值越多，传统风险越小，反之传统风险越大，其中陕西、河南、黑龙江、云南、江西、山西、青海、内蒙古和贵州处于低传统风险区，而新疆、海南、宁夏、吉林、西藏和甘肃处于高传统风险区。

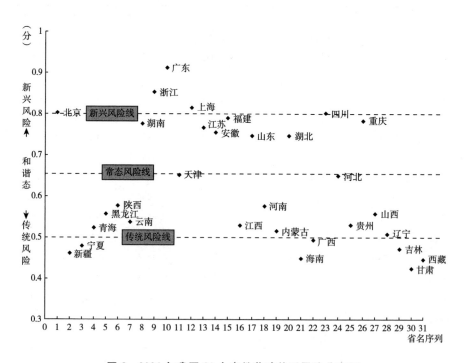

图3　2021年我国31个省份劳动关系风险分布图

省级劳动关系宏观风险的总体趋势为"四核心三带"发展趋势：形成以北京、上海、广东、四川为核心的省级劳动关系风险递减带，与我国区域经济发展战略（主要包括长三角一体化发展、珠三角一体化发展、京津冀一体化发展、中部崛起、西部大开发和振兴东北规划）呈正相关关系。虽然广东省、浙江省、上海市、北京市、四川省劳动关系属于低风险区，但是新兴劳动关系风险突出，即越是发达地区新兴劳动关系风险越严重，越是不发达地区传统劳动关系风险相对突出。总之，我国区域劳动关系风险呈现"两极化"趋势，即向东南沿海呈现新兴劳动关系风险增大趋势，向西部地区呈现传统劳动关系风险增大的趋势。

四　区域劳动关系风险治理对策

对于广东、浙江、上海、北京、四川低风险区，其风险指标中劳动争议处理、社会保障、劳动技能得分较低，主要是由于数字经济发展、平台企业用工方式变化、新就业形态等因素导致出现新兴劳动关系风险。对于广西、宁夏、吉林、新疆、海南、西藏、甘肃中风险区域，其风险指标中法律体系、技术创新、新兴技术、技术普及、劳动技能、人力资源政策得分较低，主要是由于整体经济落后导致传统劳动关系风险突出。因此，从新兴劳动关系风险和传统劳动关系风险两个方面提出治理对策。

1. 新兴劳动关系风险治理对策

互联网平台催生了新就业形态，但同时也带来了新的劳动关系风险，针对新兴劳动关系风险治理应从政策法规、社会保障和企业责任三个方面来进行。

（1）政策法规。政府应及时制定和完善新型雇佣关系的相关法律，保护新就业形态下劳动者的基本权益，明确互联网平台和劳动者权利义务的划分。政府在调解劳动争议过程中，应坚持民主行政，除了注重结果正义，也应重视调解过程、程序正义，加强作为"监督者"的作用。同时，政府应降低劳动者的维权成本，切实保障社会弱势群体的利益。

（2）社会保障。劳动关系的主体包括劳动者、政府和企业，而新就业形态下劳动关系认定是保障劳动者权益的基础。现行劳动法律未能对新就业形态劳动者予以相应的规制，如互联网平台与劳动者的雇佣关系概念模糊，导致这部分劳动者无法受到现行法律保护，劳动风险只能由个人承担。因此，针对新就业形态下劳动关系的特点，要充分利用网络社会的特征，推进劳动者社会保障服务供给的多样化与灵活化，运用网络统筹管理社会保障资金，构建社会保障服务系统。

（3）企业责任。新就业形态下，劳动者拥有了弹性的工作时间和自由的工作地点，但劳动者承担的职业风险也在增加，如平台企业通过新型用工形式规避政府监管，将风险转嫁给劳动者，导致劳动者权益并未受到有效保护。因此针对企业来说，应主动承担社会责任，完善人力资源管理系统，形成互联网平台与劳动者共同发展的良性发展模式，从而构建和谐劳动关系。

2. 传统劳动关系风险治理对策

（1）工会维权。工会在劳动者合法权益的保护中起着举足轻重的作用，应从工会的角度出发，研究工会的维护职能和维权机制，建立维护职工合法权益的调控机制。从收入分配、社会保障、技能培训、安全健康等方面，及时化解劳动纠纷和劳资冲突，从而维护劳动关系的和谐稳定。

（2）企业社会责任。企业经营者履行企业社会责任是构建和谐劳动关系的重要路径，应针对不同类型、不同行业、不同发展阶段的企业经营者，激发企业家精神，构建企业社会责任标准体系和评价体系。同时，由于职工民主参与制度对保障职工的劳动权益至关重要，企业应建立民主管理制度，如职工代表大会制度、职工董事监事制度等，以增强职工参与劳动的积极性与创造性。

（3）利益分配。在企业利益分配中，传统雇佣模式更多倾向资本而非员工，而公司员工是企业发展的中流砥柱，决定着企业未来发展的高度。因此在企业治理层面可实行员工持股计划和合伙人制，这种新的劳动关系是员工和资本的结合，可调动员工的积极性、主动性，从而使员工和企业形成利益共同体和命运共同体，激发员工的主人翁意识，激励员工人力资本的创造活力，从而推动和谐劳动关系的建立。

参考文献

马瑜：《劳动法律体系理论的研讨》，《政治与法律》1990 年第 1 期。

张宗和、王玮：《劳动合同签约行为的博弈决策》，《商业经济与管理》2009 年第 5 期。

赵秀芳：《政党文化概念：考辨、识别与重构》，《学术界》2015 年第 9 期。

吴伟东：《农民工参与企业民主管理及其影响因素研究——基于 10 个城市 1021 份问卷调查数据》，《湖南农业大学学报》（社会科学版）2014 年第 6 期。

张文木：《地缘政治的本质及其中国运用》，《太平洋学报》2017 年第 8 期。

郑尚元：《职业病防治与职业病患者权利之救济》，《东南学术》2020 年第 2 期。

邵汉华、汪元盛：《人口结构与技术创新》，《科学学研究》2019 年第 4 期。

贾昊：《区域技术环境及技术发展战略的实证研究——论西北不发达地区技术环境与技术发展战略》，《科学管理研究》1991 年第 6 期。

许怡、许辉：《"机器换人"的两种模式及其社会影响》，《文化纵横》2019 年第 3 期。

刘胜、陈秀英：《"机器换人"能否成为全球价值链攀升新动力?》，《经济体制改革》2019 年第 5 期。

丁煜、徐延辉、李金星：《农民工参加职业技能培训的影响因素分析》，《人口学刊》2011 年第 3 期。

夏明月：《当代中国劳动伦理研究述评》，《河南社会科学》2010 年第 3 期。

张永青、张国民：《劳动者心理素质与生产力简论》，《生产力研究》2000 年 Z1 期。

赵强、赵磊：《西北少数民族地区劳动力文化素质状况分析——以新疆为例》，《西南民族大学学报》（人文社会科学版）2016 年第 6 期。

薛永应：《论劳动力文化素质的计量和对比》，《经济研究》1991 年第 6 期。

檀传宝：《劳动教育的概念理解——如何认识劳动教育概念的基本内涵与基本特征》，《中国教育学刊》2019 年第 2 期。

杨继东、杨其静：《工会、政治关联与工资决定——基于中国企业调查数据的分析》，《世界经济文汇》2013 年第 2 期。

王美艳：《中国劳动争议的基本状况及其影响因素》，《宏观经济研究》2021 年第 4 期。

彭红波：《当前我国劳资矛盾的特征及影响因素分析》，《开发研究》2013年第1期。

常凯：《劳动关系的集体化转型与政府劳工政策的完善》，《中国社会科学》2013年第6期。

徐强、张开云：《我国社会保障制度的公众满意度研究》，《经济管理》2015年第11期。

周娜娜、杜社会：《构建和谐劳动关系与企业人力资源管理创新》，《学术交流》2013年第2期。

申晓梅：《就业弱势群体与就业保障援助》，《财经科学》2003年第4期。

王伟、郭文文：《我国五年计划/规划对城镇化的政策影响研究》，《科学发展》2018年第5期。

朱宇：《城镇化的新形式与中国的人口城镇化政策》，《人文地理》2006年第2期。

金霞、刘峰华：《中国公民政治参与的价值维度：有序基础上的有效》，《理论导刊》2017年第3期。

霍海燕、师青伟：《变量演化及现实困境：公共政策制定的有效性》，《河南社会科学》2021年第2期。

桂世勋：《全面两孩政策对积极应对人口老龄化的影响》，《人口研究》2016年第4期。

郭凤志：《价值、价值观念、价值观概念辨析》，《东北师大学报》（哲学社会科学版）2003年第6期。

徐智华、吕晨凯：《积极老龄化背景下的老年人再就业权利法律保护路径研究》，《河南财经政法大学学报》2021年第2期。

王润稼：《企业文化影响下的员工个体独立性探析》，《北京行政学院学报》2014年第1期。

余化良：《企业文化影响企业竞争力的经济学分析》，《经济与管理研究》2005年第4期。

朱平利：《经济发展、劳动力市场与集体劳动关系的实证研究》，《统计与决策》2014年第7期。

冯丽君：《平台经济对劳动关系的影响及工会的应对举措》，《工会博览》2018年第25期。

唐代盛、冯慧超：《人力资本与产业结构耦合关系及其收入效应研究》，《当代经济管理》2019年第11期。

金晶、朱亮、李宗昊等：《基于结构优化BP神经网络的铁路"走出去"目标国宏观风险评估模型研究》，《铁道学报》2018年第12期。

区域自然灾害风险状况研究

摘　要：　中国是世界上自然灾害种类最多的国家，随着全球气候变暖，我国极端天气气候事件多发频发，各种灾害风险相互交织、相互叠加，中国自然灾害面临更加复杂的严峻形势和挑战。本报告依据国家统计局的数据库、应急管理部的数据库以及中国自然灾害数据库，对全国自然灾害风险状况进行剖析和阐述，并以北京、四川、贵州三个地区为典型来揭示中国区域自然灾害风险现状和发展脉络。本报告提出 6 条对区域自然灾害风险治理的对策与建议：制定、完善防灾减灾法规标准；健全防灾减灾和安全应急体系；提高职工对自然灾害的防灾救灾意识；加强监测预警；稳步提升灾害应急准备能力；强化灾害的应急救援能力。

关键词：　区域自然灾害　灾害风险　风险现状

一　2021年全国自然灾害总体形势

（一）全国自然灾害总体形势分析

2021 年，中国因自然灾害死亡人口在全球排名中处于中等偏上位置，

---

*　王红力，博士，中国劳动关系学院安全工程学院公共安全系教师，主要从事复杂系统安全性与可靠性分析、系统安全工程、安全预测与风险评价的研究。

与经济发展水平基本匹配；直接经济损失占比排名处于全球中等偏下位置。中国洪涝灾害损失的排名高于其他灾害，且中国的洪涝灾害损失在全球洪涝灾害损失中有较大占比。

2021 年，中国自然灾害形势复杂，极端天气事件多发，自然灾害以洪涝、风雹、干旱、台风、地震、地质灾害、低温冷冻和雪灾为主，沙尘暴、森林草原火灾和海洋灾害等也有不同程度发生。经核定，全年各种自然灾害造成 31 个省（自治区、直辖市）和新疆生产建设兵团 1.07 亿人次受灾，867 人死亡失踪（其中 765 人死亡、102 人失踪），573.8 万人次紧急转移安置；16.2 万间房屋倒塌，198.1 万间房屋受不同程度损坏；农作物受灾面积 11739 千公顷，其中绝收 1632 千公顷；直接经济损失 3340.2 亿元。

1. 分灾种受灾人口

在 2021 年中国自然灾害造成的受灾人口中，洪涝灾害造成 0.59 亿人次受灾，占全国自然灾害受灾人口总数的 55.14%，占比最大；其后依次为干旱灾害造成 0.21 亿人次受灾，占全国自然灾害受灾人口总数的 19.63%；低温冷冻和雪灾造成 0.03 亿人次受灾，占全国自然灾害受灾人口总数的 2.80%；地震灾害造成 0.01 亿人次受灾，占全国自然灾害受灾人口总数的 0.93%（见图 1）。

2. 分灾种直接经济损失

2021 年，在中国自然灾害造成的直接经济损失汇总中（见图 2），洪涝灾害造成直接经济损失 2458.9 亿元，占全国自然灾害造成的直接经济损失的 73.62%，占比非常大；其后依次为，干旱灾害造成直接经济损失 200.9 亿元，占全国自然灾害造成的直接经济损失的 6.01%；低温冷冻和雪灾造成直接经济损失 133.1 亿元，占全国自然灾害造成的直接经济损失的 3.98%；地震灾害造成直接经济损失 106.5 亿元，占全国自然灾害造成的直接经济损失的 3.19%。

3. 2021 年灾情特征

（1）灾害阶段性区域性特征明显，全年呈现"上轻下重、南轻北重"态势

2021 年上半年，云南漾濞 6.4 级地震和青海玛多 7.4 级地震相继发生，

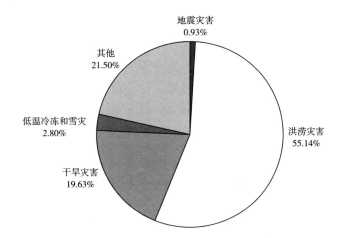

图1 2021年中国各类自然灾害受灾人口分灾种占比情况

资料来源：依据国家统计局、应急管理部、自然资源部公布数据计算绘制。

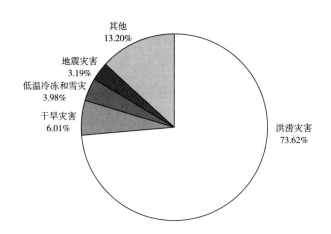

图2 2021年中国自然灾害直接经济损失分灾种占比情况

资料来源：依据应急管理部公布数据计算绘制。

江苏、湖北等地龙卷风灾害突发，东北地区局地遭遇罕见汛情，灾情总体偏轻。下半年，河南、四川、山西、河北、湖北、陕西等地相继遭受严重暴雨洪涝灾害，四川泸县发生6.0级地震，四川天全县发生严重山洪泥石流灾害，山西、陕西、河南等地发生罕见秋汛，华北、东北等地区因极端寒潮引发低温雨雪冰冻灾害。下半年灾情总体偏重，因灾死亡失踪人数、倒塌房屋数量和直接经济损失分别占全年总损失的82%、92%和88%。北方灾情明显重于南方，特别是河南、陕西、山西等省灾情较常年明显偏重。

（2）极端性强降雨过程频发，华北、西北地区洪涝灾害历史罕见

2021年，全国共发生42次强降雨过程，面降水量659毫米，较常年偏多6%。主汛期极端暴雨强度大，致灾性强。7月份出现4次特强降雨过程，其中，河南省遭遇历史罕见特大暴雨，引发特大暴雨洪涝灾害，受灾范围广、人员伤亡多、灾害损失重。7月中下旬至8月，山西晋城、湖北随县、陕西蓝田等地出现极端强降雨，引发严重城市内涝、山洪和地质灾害。9～10月，长江上游和汉江、黄河中下游、海河南系等流域相继发生罕见秋汛。全年洪涝灾害共造成5901万人次受灾，因灾死亡失踪590人，房屋倒塌15.2万间，直接经济损失2458.9亿元。

（3）龙卷风等强对流天气突发，风雹灾害点多面广

2021年，全国共出现47次区域性强对流天气过程，具有影响范围广、北方多于常年、极端性强等特点。从时间上看，4月中旬前，强对流天气一直偏少偏弱，首次大范围强对流天气过程出现在3月底，发生时间较常年偏晚15天；4月中旬后，强对流天气显著增多，主要集中在江南北部、江汉、江淮、华北、黄淮、东北等地。从范围上看，全国1363个县（市、区）遭受风雹灾害影响，是影响范围最广的灾种，山西、内蒙古、辽宁、江苏、山东、陕西、新疆等地受灾较重。从强度上看，极端大风和龙卷风等强对流天气明显偏多，江苏、湖北、内蒙古等地相继遭受极端强对流天气并引发罕见龙卷风灾害，造成重大人员伤亡和财产损失。

（4）全国旱情总体偏轻，局地发生阶段性旱情

2021年，全国干旱灾害呈阶段性发生，主要表现为南方地区冬春连旱、西北地区夏旱和广东秋冬连旱。年初，云南以及江南、华南等地出现较重旱情。3～4月云南、江南南部、华南等地气象干旱再次发展。5月南方地区几

次较强降雨过程明显改善土壤墒情，大部旱情解除。7~8月西北地区东部发生较重旱情，后期该地区降水过程多，旱情缓解。9月华南地区出现旱情，10月台风"狮子山""圆规"相继影响华南地区。总的来看，2021年全国干旱灾情明显偏轻，造成山西、陕西、甘肃、云南、内蒙古、宁夏等24省份2068.9万人次受灾，农作物受灾面积3426.2千公顷，直接经济损失200.9亿元。

（5）台风登陆数量偏少，"烟花"台风对华东地区造成较大影响

2021年，有5个台风在中国登陆，较常年减少2个。7月20日，第7号台风"查帕卡"登陆广东，较常年初台登陆时间偏晚一个多月，影响广东、广西和海南等省份。7月25日、26日，第6号台风"烟花"先后在浙江舟山和平湖登陆，风力强，雨量大，持续时间长，影响范围广，造成浙江、上海、江苏等8省份482万人受灾，造成直接经济损失132亿元，是造成损失最严重的台风。10月，第17号台风"狮子山"、第18号台风"圆规"相继登陆海南，降雨重叠致局地灾情较重。12月下旬，超强台风"雷伊"影响南海海域。总的来看，全年台风灾害损失为近年来最低，受灾人次、因灾死亡失踪人数和直接经济损失分别下降61%、95%和72%。

（6）地震活动强度增强，西部地区发生多起强震

2021年，中国大陆地区共发生5级以上地震20次，主要集中在新疆、西藏、青海、云南、四川等西部地区。3月19日西藏比如县发生6.1级地震，造成2万余间房屋损坏，直接经济损失4.8亿元。3月24日新疆拜城5.4级地震造成3人死亡。5月21日云南漾濞6.4级地震造成16.5万人受灾，3人死亡，交通、道路、市政、教育等设施受损。5月22日青海玛多7.4级地震造成11.3万人受灾，部分道路、桥梁等基础设施损毁。9月16日四川泸县6.0级地震造成3人死亡，大量房屋受损。全年地震灾害共造成14省份58.5万人受灾，9人死亡，6.4万间房屋倒塌和严重损坏，直接经济损失106.5亿元。

（7）寒潮天气集中年初年末，东北局地雪灾较重

2021年，共有10次寒潮天气过程影响中国，次数较常年明显偏多，1

月份和 11 月份灾情相对较重。1 月中上旬，中国中东部地区相继出现 2 次寒潮天气，具有低温极端性显著、大风持续时间长等特点，给农业生产特别是抗冻能力较弱的经济作物带来较大损失。11~12 月，中国先后经历 6 次寒潮天气过程，区域叠加累积效应明显，11 月 4~9 日寒潮天气为 2021 年最强，具有降温幅度大、雨雪范围广、极端性强等特点，内蒙古、辽宁、吉林、黑龙江等 9 省份受灾严重。总的来看，全年低温冷冻和雪灾灾情较常年偏轻，共造成 327.4 万人受灾，农作物受灾面积 378.6 千公顷，直接经济损失 133.1 亿元。

（8）森林草原火灾总体平稳，时空分布相对集中

2021 年，中国发生森林火灾 616 起，未发生重大以上火灾，受害森林面积约为 4292 公顷；发生草原火灾 18 起，受害面积为 4170 公顷。与 2017~2021 年 5 年均值相比，森林草原火灾发生起数、受害面积和造成伤亡人数均降幅较大。从时间上看，森林火灾主要集中在 1~4 月，共计 506 起，占全年森林火灾的 82.14%；草原火灾主要发生在 1~5 月，共计 13 起，占全年草原火灾的 72.22%。从区域上看，广东、广西、湖南、云南、福建等省份森林火灾较多，内蒙古、青海草原火灾较多。

（二）具体灾害指标及同比增长分析

1. 受灾人口

2012~2021 年，中国自然灾害造成的受灾人口数量总体呈现波动下降趋势（见图 3）。其中，2021 年，中国受灾人口为 10730.96 万人次，位列 2012 年以来最低值，较 2020 年（13829.70 万人次）减少了 3098.74 万人次，同比减少 22.41%，较 2012~2020 年全国受灾人口均值（20635.18 万人次）下降 48.00%。

2. 受灾死亡失踪人口

2012~2021 年，中国自然灾害造成的死亡失踪人口呈现波浪式下降趋势（见图 4）。其中，2021 年中国因灾死亡失踪人口为 867 人（765 人死亡，102 人失踪），位列 2012 年以来第三低值（仅高于 2018 年和 2020 年），较

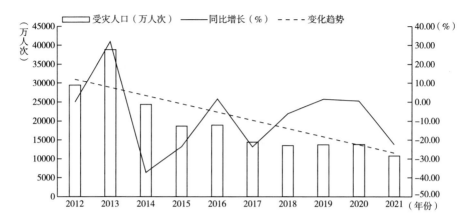

图 3 2012~2021 年中国自然灾害造成受灾人口数量统计

数据来源：依据国家统计局、应急管理部、自然资源部公布数据计算绘制。

2020 年增加了 276 人，同比增长 46.70%，较 2012~2020 年中国因灾死亡失踪人口均值（1360 人）下降 36.25%。

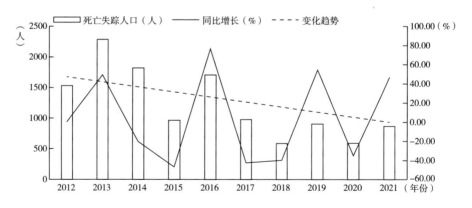

图 4 2012~2021 年中国自然灾害造成死亡失踪人口数量统计

数据来源：依据国家统计局、应急管理部、自然资源部公布数据计算绘制。

3. 受灾紧急转移安置人口

2012~2021 年，中国自然灾害造成紧急转移安置人口数量呈现波动下降趋势（见图5）。其中，2021年中国自然灾害造成紧急转移安置573.8万人次，位列2012年以来第四低值（仅高于2017年、2018年和2019年），较2020年（589.1万人次）减少了15.3万人次，同比减少2.60%，较2012～2020年中国因灾紧急转移安置人口均值（738.7万人次）下降22.32%。

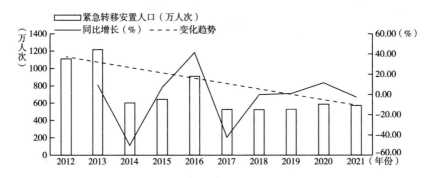

图5 2012～2021年中国自然灾害造成紧急转移安置人口数量统计

数据来源：依据应急管理部、民政部公布数据计算绘制。

4. 受灾房屋倒塌及房屋损坏数量

2012～2021年，中国自然灾害造成房屋倒塌及房屋损坏数量均呈现波动下降趋势（见图6）。其中，2021年中国自然灾害造成房屋倒塌16.2万间，位列2012年以来第四低值（仅高于2018年、2019年和2020年），较2020年（10万间）增加了6.2万间，同比增长62%，较2012～2020年中国因灾房屋倒塌均值（38.62万间）下降58.05%。2021年，中国自然灾害造成房屋损坏198.1万间，位列2012年以来第六高，较2020年（176万间）增加了22.1万间，同比增长12.56%，较2012～2020年中国因灾房屋倒塌均值（277.1万间）下降28.51%。

5. 农作物受灾面积

2012～2021年，中国自然灾害造成农作物受灾面积呈现波动下降趋势（见图7）。其中，2021年中国自然灾害造成农作物受灾面积11739千公顷，位列2012年以来次低值（仅高于2012年），较2020年（19960千公顷）减

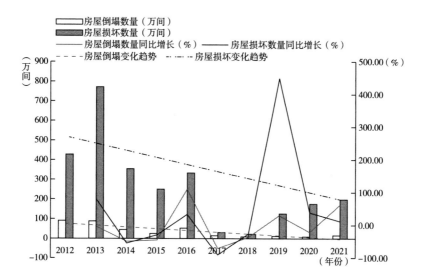

图 6 2012~2021 年中国自然灾害造成房屋倒塌数量及房屋损坏数量统计

数据来源：依据应急管理部、民政部和国家减灾办公布数据计算绘制。

少 8221 千公顷，同比减少 41.19%，较 2012~2020 年中国自然灾害造成农作物受灾面积均值（20581.83 千公顷）下降 42.96%。

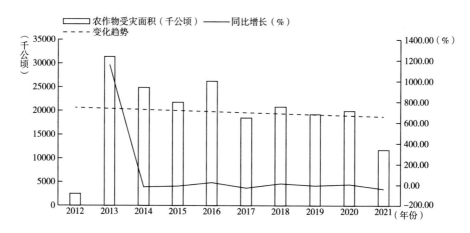

图 7 2012~2021 年中国自然灾害造成农作物受灾面积统计

数据来源：依据应急管理部、民政部和国家减灾办公布数据计算绘制。

6. 直接经济损失

自然灾害不仅危害人类生命健康和正常的生产生活，还会破坏公益设施和公私财产，使社会无法正常运转，造成严重经济损失。2012~2021 年，中国自然灾害造成的直接经济损失呈现波动下降趋势（见图 8）。其中，2021年造成的直接经济损失为 3340.2 亿元，位列 2012 年以来第五低（仅高于2015 年、2017 年、2018 年和 2019 年），较 2020 年减少了 361.3 亿元，同比减少 9.76%。较 2012~2020 年均值（3748.93 亿元）下降 10.90%。

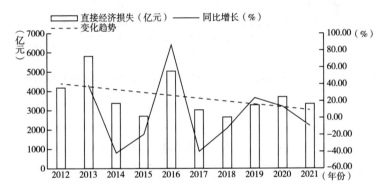

图 8　2012~2021 年中国自然灾害造成的直接经济损失统计

数据来源：依据国家统计局、应急管理部公布数据计算绘制。

二　2021年全国典型地区自然灾害状况

（一）2021年北京市自然灾害状况

2021 年，北京市共发生 4 类自然灾害，分别为洪涝、风雹、地质和雪灾。灾害造成西城、海淀、丰台、顺义、门头沟、密云、平谷、怀柔、大兴、延庆和通州 11 个地区 159 个乡镇（街道）受灾（见表 1）。累计受灾人口为 105112 人，因灾死亡 2 人；紧急避险转移人口 6598 人，紧急转移安置人口 7866 人，其中，集中安置人口 7605 人，分散安置人口 261 人。农作物受灾面积为 14992.47 公顷，其中，成灾面积为 7578.83 公顷，绝收面积为 518.23 公顷；倒塌农房 43 间，严重损坏农房 200 间，一般损坏农房 2109 间。直接经济损失为 130068.08 万元，其中房屋及居民家庭财产损失为 1455.13 万元，农林牧渔业损失为 86852.42 万元，工矿商贸损失为 802.12 万元，基础设施损失为 40620.95 万元，公共服务设施损失为 300 万元，其他经济损失为 37.46 万元。2021 年北京启动市级自然灾害救援 1 次，灾情类别为洪涝灾害，救助人口 122225 人，市应急局会同市财政局下拨密云区救灾资金 184 万元。2021 年森林防火期间未发生森林火灾。

表 1 2021 年北京市自然灾害损失情况

灾害种类	洪涝灾害	风雹灾害	地质灾害	雪灾
受灾区域	西城、海淀、丰台、顺义、门头沟、密云、平谷、怀柔	大兴、门头沟、平谷、延庆	门头沟	大兴
受灾乡镇数量（个数）	118	39	1	1
受灾村（社区）数量（个）	—	—	—	—
受灾人口（人）	63709	41384	2	17
因灾死亡人口（人）	2	0	0	0
因灾失踪人口（人）	0	0	0	0
因灾伤病人口（人）	0	0	0	0
其中：因灾重伤人口（人）	0	0	0	0
紧急避险转移人口（人）	6598	0	0	0
紧急转移安置人口（人）	7866	0	0	0
其中：集中安置人口（人）	7605	0	0	0
分散安置人口（人）	261	0	0	0
需紧急生活救助人口（人）	0	0	0	0
需过渡期生活救助人口（人）	0	0	0	0
因旱需生活救助人口（人）	0	0	0	0
其中：因旱饮水困难需救助人口（人）	0	0	0	0
农作物受灾面积（公顷）	3568.59	11422.48	0	1.4

续表

灾害种类	洪涝灾害	风雹灾害	地质灾害	雪灾
其中：粮食作物受灾面积（公顷）	2115.43	3765.50	0	0
农作物成灾面积（公顷）	1119.40	6459.43	0	0
其中：粮食作物成灾面积（公顷）	455.38	922.33	0	0
农作物绝收面积（公顷）	202.92	315.31	0	0
其中：粮食作物绝收面积（公顷）	91.14	126.81	0	0
林地受灾面积（公顷）	0	0	0	0
林地过火面积（公顷）	0	0	0	0
倒塌房屋户数（户）	26	0	1	0
其中：倒塌农房户数（户）	26	0	1	0
倒塌房屋间数（间）	41	0	2	0
其中：倒塌农房间数（间）	41	0	2	0
严重损坏房屋户数（户）	73	0	1	0
其中：严重损坏农房户数（户）	73	0	1	0
严重损坏房屋间数（间）	198	0	2	0
其中：严重损坏农房间数（间）	198	0	2	0
一般损坏房屋户数（户）	785	0	0	0
其中：一般损坏农房户数（户）	785	0	0	0
一般损坏房屋间数（间）	2109	0	0	0
其中：一般损坏农房间数（间）	2109	0	0	0
受损工业企业数量（个）	—	—	—	—
直接经济损失（万元）	116466.94	13585.38	15.00	0.76
其中：房屋及居民家庭财产损失（万元）	1440.13	0	15.00	0
农林牧渔业损失（万元）	73288.64	13563.78	0	0
工矿商贸损失（万元）	802.12	0	0	0
基础设施损失（万元）	40606.05	14.90	0	0
公共服务设施损失（万元）	300.00	0	0	0
其他经济损失（万元）	30.00	6.70	0	0.76

数据来源：北京市应急管理局。

2012~2021 年，北京市自然灾害造成的受灾人口总体呈现下降趋势（见图9）。其中，2021 年，北京受灾人口为 10.5 万人次，位列 2012 年以来第六高，但其是后三年最高，较 2020 年（1.8 万人次）增加 8.7 万人次，同比增加了 483.3%。

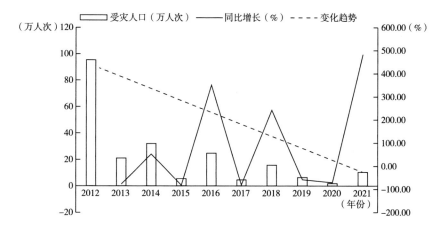

图 9　2012~2021 年北京市自然灾害受灾人口统计

数据来源：依据国家统计局，北京市应急管理局公布数据计算绘制。

2012~2021 年（除 2012 年、2017 年），北京市自然灾害造成的受灾死亡人口总体呈现稳定态势（见图10）。其中，2021 年，北京受灾死亡人口为 2 人，位列 2012 年以来第三高。

2012~2021 年，北京市自然灾害造成的直接经济损失总体呈现波动下降趋势（见图11）。其中，2021 年，北京市自然灾害造成的直接经济损失为 13 亿元，位列 2012 年以来第四高，但其是后三年最高，较 2020 年（1.3 亿元）增加 11.7 亿元，同比增加了 900%，增速较大。

（二）2021年四川省自然灾害状况

2021 年，四川省自然灾害以洪涝和地质灾害为主，风雹、地震、低温冷冻、雪灾和干旱均有不同程度发生。全年各种自然灾害共造成 1012.7 万

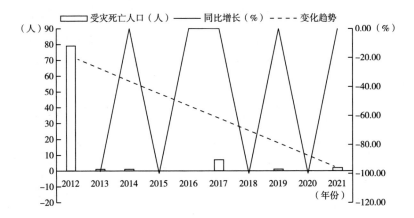

图 10　2012～2021 年北京市自然灾害受灾死亡人口统计

数据来源：依据国家统计局，北京市应急管理局公布数据计算绘制。

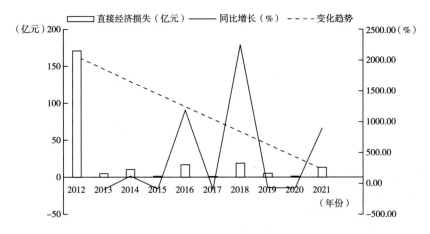

图 11　2012～2021 年北京市自然灾害直接经济损失统计

数据来源：依据国家统计局，北京市应急管理局公布数据计算绘制。

人次受灾，因灾死亡和失踪 29 人，紧急转移安置 53.7 万人次；农作物受灾面积 26.6 万公顷；倒塌房屋 0.9 万间，受不同程度损坏 19.9 万间；直接经济损失 248.6 亿元。2012～2021 年，四川省自然灾害造成的受灾人口总体呈现波动下降趋势（见图 12）。其中，2021 年，四川省受灾人口为 1012.7 万

人次，位列 2012 年以来第五高，较 2020 年（1152.3 万人次）减少 139.6
万人次，同比下降 12.11%。

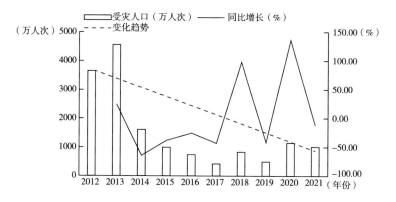

图 12　2012～2021 年四川省自然灾害受灾人口统计

数据来源：依据国家统计局、四川省应急管理厅公布数据计算绘制。

2012～2021 年，四川省因各类自然灾害造成的受灾死亡人口总体呈现下
降趋势（见图 13）。其中，2021 年，四川省受灾死亡人口为 29 人，是 2012
年以来最低值。较 2020 年（120 人）减少 91 人，同比下降 75.83%。

2012～2021 年，四川省自然灾害造成的直接经济损失总体呈现波动下降
趋势（见图 14）。其中，2021 年，四川省自然灾害造成的直接经济损失为
248.6 亿元，位列 2012 年以来第六位，是后四年最低，较 2020 年（446.4
亿元）减少 197.8 亿元，同比下降 44.31%。

（三）2021年贵州省自然灾害状况

2021 年，贵州省自然灾害以洪涝、风雹灾害为主，地质灾害、地震、
干旱、低温冷冻等灾害也有不同程度发生。全年各种自然灾害共造成
245.75 万人次受灾，因灾死亡 5 人，紧急避险和转移安置 6.46 万人次；农
作物受灾面积 14.43 万公顷，其中绝收 2.43 万公顷；房屋倒塌 752 户 2457
间，不同程度损坏房屋 4.05 万户 8.95 万间；因灾直接经济损失 31.26 亿

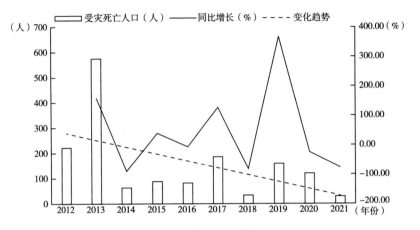

图 13 2012~2021 年四川省自然灾害受灾死亡人口统计

数据来源：依据国家统计局、四川省应急管理厅公布数据计算绘制。

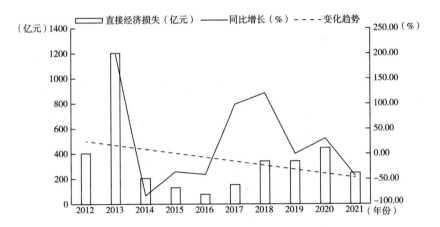

图 14 2012~2021 年四川省自然灾害直接经济损失统计

数据来源：依据国家统计局、四川省应急管理厅公布数据计算绘制。

元。2012~2021 年，贵州省自然灾害造成的受灾人口总体呈现波动下降趋势（见图 15）。其中，2021 年，贵州省受灾人口为 245.75 万人次，是 2012 年以来最低值，较 2020 年（475.2 万人次）减少 229.45 万人次，同比降低 48.28%。

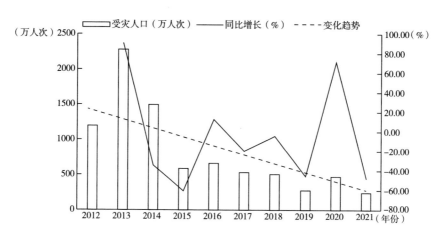

图 15　2012~2021 年贵州省自然灾害受灾人口统计

数据来源：依据国家统计局、贵州省应急管理厅公布数据计算绘制。

2012~2021 年，贵州省自然灾害造成的受灾死亡人口总体呈现波动下降趋势（见图16）。其中，2021 年，贵州省受灾死亡人口为 5 人，是 2012 年以来最低值。较 2020 年（54 人）减少 49 人，同比下降 90.74%。

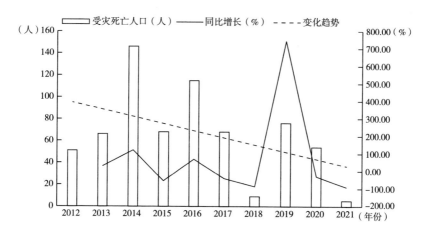

图 16　2012~2021 年贵州省自然灾害受灾死亡人口统计

数据来源：依据国家统计局、贵州省应急管理厅公布数据计算绘制。

2012~2021 年，贵州省自然灾害造成的直接经济损失总体呈现波动下降趋势（见图 17）。其中，2021 年，贵州省因各类自然灾害造成的直接经济损失为 31.26 亿元，是 2012 年以来最低值，较 2020 年（89.9 亿元）减少58.64 亿元，同比降低 65.23%。

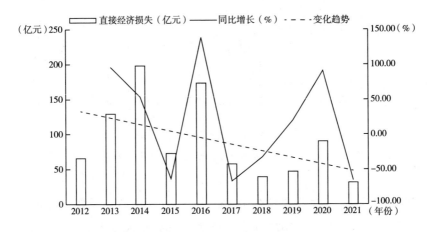

图 17　2012~2021 年贵州省自然灾害直接经济损失统计

数据来源：依据国家统计局、贵州省应急管理厅公布数据计算绘制。

三　区域自然灾害风险治理对策与建议

（一）制定、完善防灾减灾法规标准

1. 制定、 完善灾害应对的基本法

当前，我国现行的法律制度大多是涉及单个灾种的相关规定，关于综合减灾的规定或者意见较为缺乏，如果灾害与大面积停水停电、城市交通瘫痪等复杂情况交织在一起，极易造成混乱局面。因此，要制定一部具有中国特色的集灾前预防、灾害应对以及灾后重建于一体的灾害对策基本法，并以此作为我国灾害防治的"根本大法"，调动来自社会各个方面的积极因素，力求最大限度地减少灾害造成的各方面损失。

2. 出台自然灾害防治综合法

在当前《中华人民共和国自然灾害防治法（征求意见稿）》的基础上，制定配套的系列技术标准体系，出台与单灾种专项法各有定位、有机衔接的自然灾害防治综合法及其配套的系列标准体系，强化综合减灾能力，统筹抵御各种自然灾害，推进我国应急管理体系法治化和能力现代化建设。防治综合法应明确各级政府部门的职责和属地化管理原则，保证应急预案的针对性和可操作性，做好灾前、灾中、灾后各种应急准备，保证法律层面的信息共享机制，制定应急准备、预警发布、应急响应、应急救援、灾后重建、科普宣传等各个环节的系列技术标准。

（二）健全防灾减灾和安全应急体系

1. 加大灾害监测的科技投入

灾害的预防依赖于监测预报技术，较强的科技水平和较高的预测准确性是有效预防突发性灾害的首要条件，因此应加大灾害监测方面的科技投入，包括对气象、地震、洪水等方面的监测设施。为了防灾减灾，许多国家把最先进的高科技装备用于军事领域以外的气象行业，因此国内国际技术领域的合作共享是提高防灾减灾能力的重要手段。

2. 完善灾害预警方式

灾害预警可以分为官方预警系统和民间预警系统两个渠道，官方预警系统的关键在于提高预警的能力、规范预警流程，可以在信息收集、信息筛选、信息评价、阈值设定和报警五个环节把传统的预警方式和现代技术方法结合起来，提高专业预警的能力。民间预警系统在于完善预警方式，综合运用传统方式（如喇叭、手摇报警器、敲锣、大喊等）和现代方式（如微信群、QQ群、手机短信发送灾害预警信息），提供多样化的预警途径，确保更多人能够及时接收到预警信息。

3. 开发多元化减灾工具

进行灾害确认和地图控制，以县域为单位进行灾害确认，绘制灾害地图，构建全省灾害大数据系统和地理信息系统，为防灾减灾提供信息支持。

在建筑设计和施工过程中充分考虑风险，完善各种建筑规范和设计标准。特别是对于新建和新设计的建筑和设施，要充分考虑地震、地质灾害风险，有效管理设计和施工过程。推广灾害保险和扩大减灾专项基金。

（三）提高职工对自然灾害的防灾救灾意识

1. 要树立自然灾害是社会常态的意识

要让职工清醒认识到自然灾害是社会发展中的客观现象，不能放松警惕地认为不会出现大的自然灾害，也不能认为自然灾害发生后只能任其肆虐。应当客观地认识自然灾害，积极有效地应对自然灾害。

2. 要加强对自然灾害应急管理的宣传和教育

提高职工的危机意识。积极开展自然灾害应急知识的普及活动，充分发挥新闻媒体和社会各界宣传的作用，开设相关宣传栏，普及自然灾害应急管理知识，通过微信、微博等媒体途径提高自然灾害应急知识的宣传覆盖率。通过耳濡目染的方式，从意识层面入手培养职工的危机意识。

3. 要加强突发性自然灾害应急避险演练

在单位、社区中应定期组织突发性自然灾害应急管理的实战演练，在演练中组织职工开展自救互救，强化职工的自然灾害应急管理意识，提升职工应对自然灾害危机技能的熟练掌握程度，提高职工的自然灾害应对能力。

（四）加强监测预警

1. 开展风险评估

各城市应尽快开展自然灾害和事故灾难风险普查，制定各行业风险辨识清单，摸清底数，形成全市风险清单和电子地图，量化风险分析和评估结果，开展各类重特大突发事件复杂情况下的大数据、云计算分析，对易破坏点和脆弱区进行改造升级和模拟应对处置。

2. 加强风险预测预警

实现多部门联合监测预警。通过大数据、云计算、遥感等信息化手段和网格化监测机制，拓宽信息获取渠道，健全监测网络体系。根据天气、水文、交通等因素，加强与完善预警信息发布渠道建设，确保紧急情况下各类预警信息发布渠道畅通无阻，并根据不同预警信号，制定包括停工、停学等措施的行动方案和指引。

3. 确保监测预警落实

气象部门要及时向城市辖区、各部门及社会公众发布气象灾害预警信息。各辖区和企业（单位）应该按照管理链条逐级发布预警提示，保证预警信息及时传达到户、到岗、到人。要采取互联网、手机短信、电台、电视台、户外显示屏、村村响广播等多种方式，及时发布预警信息和防灾避险提示，坚决做到预警提示无死角全覆盖。

（五）稳步提升灾害应急准备能力

1. 切实提高应急资源储备能力

多渠道筹集应急管理资金，可以通过预算专项、社会募捐、金融保险等多种渠道拓宽应急管理资金来源渠道。提高应急管理的信息化水平，可以通过政企合作的方式，把最新科学技术手段运用到应急管理中，要基于大数据、云计算和人工智能新型技术下的立体化应急管理平台，形成区域内统一应急管理预警系统和应急指挥系统。提升应急物资储备质量水平，增加应急物资储备种类、数量，优化应急物资品种和层次，完善应急物资动态管理制度。要在对区域重点风险分析研判的基础上，分生产物资、生活物资、救援物资进行生产、储备、管理和调配，为建立健全减灾防灾体系打牢基础。

2. 提升应急预案科学水平

规范应急预案制定，在应急预案制定过程中要加强组织领导，认真组织、狠抓落实。按照决策民主化、科学化的原则，广泛征求社会各界，特别是专家的意见。应急管理预案的制定需要具体问题具体分析，对于基层一线职工的应急预案重点突出应急措施、疏散与撤离等实战内容。加强应急预案更新，不断规范编制预案的方法和步骤，按程序对预案进行审议和批准。当应急资源发生了重大变化或者辖区的危险源、人口分布、重要设施和要害部门发生了改变，应急预案就要及时修订。加强应急预案的动态管理，加强宣传、教育与培训。开展应急预案的演练，包括桌面演练、单项演练、综合演练等多种形式，达到完善预案、锻炼队伍、磨练机制的目标。

3. 发挥信息平台支撑作用

整合现有应急指挥平台，探索"互联网+公共安全（应急）"市级公共安全（应急）指挥中心和平台建设，推进行业应急指挥平台建设，推进灾备指挥中心建设，打通水电油气网等城市生命线指挥中心，确保信息共享、适时指挥。

（六）强化灾害的应急救援能力

1. 强化突发事件舆情引导

健全突发事件新闻发布制度，加强政府、主流媒体和新媒体之间的协作，及时主动发布事件信息，客观真实地通报事件的过程与进展，引导公众科学、理性地看待事件本身。

2. 强化事后重建和分析评估

建立突发事件损害调查评估制度，对受突发事件影响的对象及突发事件的损害进行评估、核定，指导做好重建工作。及时归还应急处置中征用的物资、场地、设施设备等，按照国家有关规定落实补偿措施。加强突发事件事后分析评估，对突发事件的原因、责任、影响和经验教训等进行分析总结，提出应对处置建议。

3. 强化社会组织参与救助

通过政策引导、资金支持、完善服务、宣传表彰等方式，鼓励和支持社会组织、志愿者等参与突发事件救助工作，建立健全社会捐助的组织发动、款物接收、统计分配、监督公示等各个环节的工作。

4. 强化援助机制建设

鼓励和支持专业心理咨询机构和人士为受突发事件影响的人群提供心理危机干预服务，帮助其消除受到创伤后的情绪，重建心理平衡和恢复生活自信。健全突发事件法律援助工作机制，最大限度维护社会利益和弱势群体的合法权益，避免突发事件扩大升级，维护社会和谐稳定。

参考文献

张伟：《加强自然灾害等突发事件应急处置工作的对策和建议》，《湖北应急管理》2021 年第 9 期。

崔鹏、吴圣楠、雷雨等：《"一带一路"区域自然灾害风险协同管理模式》，《科技导报》2020 年第 16 期。

马小飞：《"十四五"时期甘肃多发自然灾害重大风险防范化解对策研究》，《发展》2020 年第 5 期。

陆思锡、王帅、李必鑫等：《城市社区自然灾害应急管理存在的问题及对策》，《中国储运》2020 年第 5 期。

廖永丰、赵飞：《强化我国自然灾害风险管理技术途径的思考》，《中国防汛抗旱》2018 年第 11 期。

徐锡伟、王中根、许冲等：《我国主要城市群自然灾害风险分析与防范对策》，《城市与减灾》2021 年第 6 期。

罗丹：《我国自然灾害应急管理存在的问题及对策》，《中外企业家》2020 年第 8 期。

王宏伟：《新时代我国自然灾害防治能力的提升》，《中国安全生产》2018 年第 10 期。

常纪文：《有的放矢 弥补我国自然灾害防治薄弱环节》，《劳动保护》2022 年第 8 期。

齐晓亮、刘学涛、李茹霞：《政府自然灾害应急管理存在的问题及对策》，《辽宁行政学院学报》2019 年第 4 期。

叶明华、陈康：《城市大灾风险：气象特征、损失状况及管理对策优化——以郑州"7·20"特大暴雨和台风"烟花"为例》，《上海保险》2021 年第 8 期。

迟娟、田宏：《我国自然灾害的空间分布及风险防范措施研究》，《城市与减灾》2021 年第 1 期。

毕琳：《自然灾害应急管理问题及对策研究——以福建省强台风"玛莉亚"灾害为例》，《青年时代》2019 年第 7 期。

区域社会治安风险状况研究

胡广霞*

摘　要： 2021年，我国社会治安状况总体平稳，反恐怖斗争态势持续向好，扫黑除恶专项斗争取得了显著成效，公众安全感和满意度稳步提升。但与此同时仍面临着诸多新的风险，各类矛盾风险交织叠加，在国家政治安全和社会稳定、扫黑除恶常态化、网络社会治安方面依然面临挑战。本报告依据国家统计局的数据库，对区域社会治安风险进行深度剖析，以全面、客观的视角揭示中国区域社会治安风险现状和影响因素，为广大职工客观认识社会治安风险提供参考和借鉴，并对社会治安风险治理提出构建社会安全治理体系、推进社会治安防控体系建设、营造社会稳定发展环境、加强网络空间治理四个方面的对策和建议。

关键词： 区域社会治安　社会治安风险　风险状况　社会治理对策

一　2021年全国社会治安总体形势

（一）不断巩固拓展我国反恐怖斗争良好态势

2021年我国深入开展反分裂反恐怖斗争，加强反恐国际合作，始终保

---

* 胡广霞，中国劳动关系学院安全工程学院劳动安全系教师，主要从事安全工程、职业风险研究。

持对暴力恐怖活动的严打高压态势，反恐怖斗争态势持续向好，连续 4 年多未发生暴恐案事件，呈现社会安定和谐、人民安居乐业的良好局面①。自 2014 年严厉打击暴力恐怖活动专项行动开展以来，全国共打掉暴恐团伙 1900 多个，抓获涉案人员 14000 多名，缴获爆炸装置 2000 多枚②。虽然我国反恐工作取得新成效，但需清醒地意识到，我国仍面临着恐怖主义的现实威胁，尤其是"东伊运"国际恐怖活动组织，严重威胁我国和相关国家、地区的安全稳定③。

反恐怖斗争是一场长期、尖锐、复杂的斗争。反恐工作必须坚持党的领导，以人民为中心，统筹发展和安全，贯彻总体国家安全观，保持严打高压态势不动摇，凡"恐"必打、露头就打，更加注重打防结合、源头预防，更加注重标本兼治、综合治理，更加注重法治思维、精准施策，切实把反恐怖斗争各项措施抓实抓细抓落地，努力实现更有利于长治久安的根本性变化④。

（二）受理治安案件和立案的刑事案件数量同比上升

2021 年，公安部以全国社会治安防控体系建设示范城市创建活动为牵引，在更大范围、更宽领域、更深层次推进治安防控体系建设，全面落实保平安、护稳定、促发展各项关键举措，共建成街面警务站 1.6 万个，日均投入 50 万警力开展巡逻防控，进一步提升了人民群众的安全感和社会满意度⑤。全国 2021 年治安状况总体平稳，但与 2020 年相比，2021 年公安机关受理治安案件数由 8628053 起上升到 9060768 起，同比上升 5.02%（见

---

① 《公安部：我国连续 4 年多未发生暴恐案事件 反恐怖斗争态势持续向好》，央视网，2021 年 4 月 15 日，https：//news.cctv.com/2021/04/15/ARTI8fph0hzS3IEMBz2GEbkt210415.shtml。

② 《公安部：打击恐怖活动犯罪取得显著成效 坚决反对将反恐"政治化""工具化"》，央广网，2021 年 7 月 14 日，http：//m.cnr.cn/news/20210714/t20210714_525534696.html。

③ 《公安部召开新闻发布会介绍我国反恐怖工作有关情况》，中华人民共和国公安部网站，2021 年 7 月 16 日，https：//www.mps.gov.cn/n2255079/n6865805/n7355741/n7355780/c8008068/content.html。

④ 《赵克志在国家反恐怖工作领导小组会议暨全国反恐怖工作电视电话会议上强调抓实抓细反恐怖斗争各项措施 以优异成绩庆祝建党 100 周年》，中华人民共和国公安部网站，2021 年 2 月 2 日，https：//www.mps.gov.cn/n2255053/n5147059/c7714993/content.html。

⑤ 《治安防控这一年——日均 50 万巡逻警力守护安全》，《人民公安报》2022 年 1 月 3 日，第 1 版。

图 1）。公安机关立案的刑事案件数量从 2020 年的 4780624 起上升到 2021 年的 5027829 起，同比上升 5.17%（见图 2）。

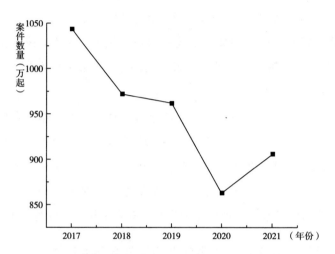

图 1　2017~2021 年公安机关受理治安案件数量

资料来源：依据国家统计局数据计算自行绘制。

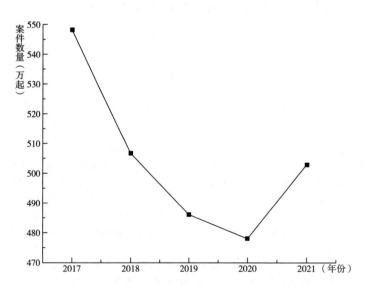

图 2　2017~2021 年公安机关立案的刑事案件数量

资料来源：依据国家统计局数据计算自行绘制。

扰乱单位秩序案件数量 2015 年至 2020 年逐年下降，使职工群体免受来自职业外的风险影响，保障企业正常的生产经营。根据国家统计局数据显示，与 2020 年相比，2021 年公安机关受理扰乱单位秩序案件由 45151 起上升到 47843 起，同比上升 5.96%；受理扰乱公共场所秩序案件由 196380 起下降到 165149 起，下降率为 15.90%（见图 3）。

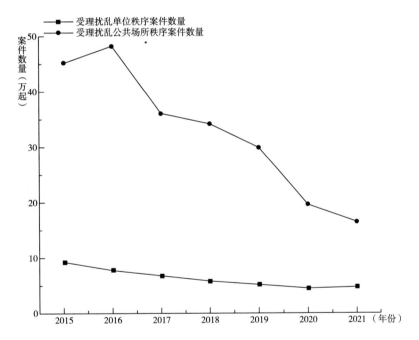

图 3　2015~2021 年公安机关受理扰乱单位秩序案件和扰乱公共场所秩序案件数量

资料来源：依据国家统计局数据计算自行绘制。

在公安部对寻衅滋事、打架斗殴、故意伤害等违法犯罪活动严查快处的打击下，殴打他人、故意伤害的案件数有所下降。根据国家统计局数据，与 2020 年相比，2021 年公安机关受理的殴打他人案件数量由 2063483 起上升到 2316131 起，同比上升 12.24%；受理寻衅滋事案件数量由 103192 起上升到 111555 起，同比上升 8.10%；受理故意伤害案件数量由 132073 起下降到 109959 起，同比下降 16.74%（见图 4）。

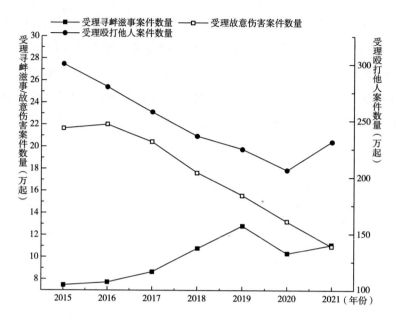

图 4　2015～2021 年公安机关受理的三类违法犯罪案件数量

资料来源：依据国家统计局数据计算自行绘制。

（三）诈骗案件数量呈现下降趋势

近年来电信网络诈骗持续高发多发，犯罪分子手段不断翻新，已经成为当前发案最高、损失最大、群众反响最强烈的突出犯罪，仅 2020 年全国电信网络诈骗案件涉及财产损失达 353.7 亿元①。在现实中，电信诈骗案件呈现犯罪主体年轻化、受害人群低龄化的趋势。从政法机关执法办案情况来看，非法开办贩卖电话卡、银行卡（以下简称"两卡"）是电信网络诈骗案件持续高发的重要根源之一，犯罪分子多利用非法收贩来的电话卡、银行卡进行收取、转移赃款，逃避公安机关追查，导致诈骗资金迅速流转、拆解、混同，极大地增加了打击犯罪和追赃挽损的难度。为了最大限度为群众避免损失，公安机关采取打防并举、防范为先的策略，持续完善止付冻结工

---

①　魏哲哲：《斩断电信网络诈骗犯罪链条》，《人民日报》2021 年 8 月 5 日，第 19 版。

作机制，2020 年共紧急止付涉案账户 356 万个，冻结涉案账户 206 万个，止付冻结涉案资金 2722 亿元，累计挽回经济损失 1876 亿元。公安机关建立常态化拦截封堵机制，共封堵涉诈域名、网址 160 多万个，拦截涉诈电话 1.4 亿次、短信 8.7 亿条，并会同中央网信办建设国家反诈大数据平台，开发国家反诈中心官方 App，为打击治理工作提供有力支撑①。为形成全民反诈、全社会反诈的强大声势，各地公安机关组织开展集中宣传月活动，开展主题宣传活动 1.3 万场次，发放宣传资料 6.9 亿份，发送公益短信 30.7 亿条②。国家统计局数据显示，公安机关受理的诈骗案件数量在经历 2017~2020 年快速增长以后出现下降，从 2020 年的 716115 起下降到 2021 年的 657489 起，同比下降 8.19%（见图 5）。

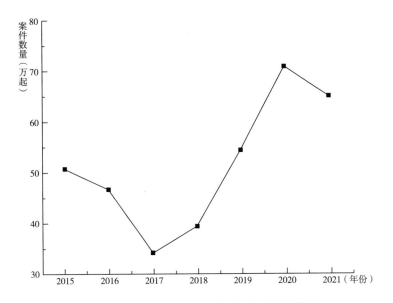

图 5　2015~2021 年公安机关受理诈骗案件数量

资料来源：依据国家统计局数据计算自行绘制。

---

① 董凡超：《公安机关打防结合遏制电信诈骗犯罪》，法治网，http://www.legaldaily.com.cn/IT/content/2021-06/08/content_8514495.html。

② 汤瑜：《公安部：前 5 个月破获电信网络诈骗案 11.4 万起，挽回损失 991 亿元》，民主与法制网，2021 年 6 月 17 日，http://www.mzyfz.com/cms/xinwenzhongxin/redianguanzhu/html/1581/2021-06-17/content-1491005.html。

（四）坚决打击各类黑恶势力违法犯罪

扫黑除恶，事关社会大局稳定和国家长治久安，事关人心向背和基层政权巩固，事关进行伟大斗争、建设伟大工程、推进伟大事业、实现伟大梦想。自开展扫黑除恶专项斗争以来，社会治安环境明显改善，人民群众安全感和满意度显著提升，扫黑除恶专项斗争取得了显著成效。具体来看，一是黑恶势力得到有效铲除。全国共打掉涉黑组织 3644 个、涉恶犯罪集团 11675 个，抓获犯罪嫌疑人 23.7 万人，缉拿目标逃犯 5768 人，境内目标逃犯全部缉拿归案，境外目标逃犯到案率达 88.7%，43144 名涉黑涉恶违法犯罪人员投案自首。二是社会治安环境显著改善。全国公安机关共破获涉黑涉恶刑事案件 24.6 万起，缴获枪支 3114 支，带动破获 2015 年以前陈年积案 8.08 万起，其中命案积案 2669 起，极大震慑了犯罪。2020 年全国刑事案件比 2017 年下降 13.1%，八类严重暴力案件下降 30%。三是法治权威充分彰显。全国检察机关起诉涉黑涉恶犯罪案件 3.6 万件 23 万余人，全国法院一审判决 3.29 万件 22.55 万人。四是党风政风社会风气明显好转。全国纪检监察机关共立案查处涉黑涉恶腐败和"保护伞"案件 89742 件，立案处理 115913 人，给予党纪政务处分 80649 人，移送司法机关 10342 人。五是基层基础全面夯实。全国共打掉农村涉黑组织 1289 个，农村涉恶犯罪集团 4095 个，依法严惩"村霸"3727 名。全国组织系统会同有关部门排查清理受过刑事处罚、存在"村霸"、涉黑涉恶等问题的村干部 4.27 万名，补齐配强了一批村干部。六是发展环境持续优化。全国共打掉欺行霸市等涉黑组织 1128 个，打掉资产在亿元以上的涉黑组织 653 个，依法处置生效涉黑涉恶案件资产 1462 亿元。依法托管代管涉案企业 887 家，保障了 3.6 万多名员工的就业。

国家统计局调查显示，2020 年下半年全国群众安全感为 98.4%，有 95.7% 的群众对扫黑除恶专项斗争成效表示"满意"或"比较满意"。在对全面从严治党、党风廉政建设和反腐败印象深刻的工作中，有 84.1% 的群众选择了"打伞破网"，占比位居首位。在 2020 年对当前主要民生领域现状的满意度调查中，群众对社会治安的满意度位列第一。通过专项斗争，实现了扫黑除恶过程人民参与、成效人民评价、成果人民共享，赢得广大人民群众的真心拥护①。

2021 年，全国公安机关持续保持对黑恶犯罪严打高压态势，共打掉黑社会性质组织 190 余个、恶势力犯罪集团 1080 余个，抓获犯罪嫌疑人 1.7 万名，破获各类刑事案件 1.9 万起，累计抓获涉黑恶目标在逃人员 618 名，有力巩固了扫黑除恶专项斗争成果②。

（五）广泛深入推进网络生态治理

2021 年，全国"扫黄打非"工作小组作出安排，开展"净网"集中行动，专项整治网上有害信息和不良内容。其中重点整治网上涉历史虚无主义、涉黄涉非、涉低俗等有害信息，深度清理有悖社会主义核心价值观的网络内容。6 月至 8 月底，执法监管部门共查办涉网络行政和刑事案件 822 起，处置低俗有害信息 40 余万条，取缔关闭网站 4800 余个；督促网站平台清理低俗有害信息 2000 余万条，处置违法违规账号 800 余万个。网信部门加强网络生态治理，深入开展整治网上历史虚无主义、整治未成年人网络环境、整治网上文娱及热点排行乱象等"清朗"系列专项行动，进一步出台 10 项举措整治"饭圈"乱象，累计清理有害信息 15 万余条，处置违规账号 4000 余个，关闭问题群组 1300 余个。

自开展"净网 2021"专项行动以来，公安机关共侦破案件 3.7 万余起，抓获犯罪嫌疑人 8 万余名，行政处罚违法互联网企业、单位 2 万余家，取得阶段性显著成效③。在打击网络黑灰产"四断"行动中，围绕打断"黑卡""黑号""黑线路""黑设备"四类网络犯罪的重要"作案物料"，组织开展

---

① 《扫黑除恶专项斗争成绩单来了！超 4 万人投案自首》，人民网，2021 年 3 月 30 日，http：//society.people.com.cn/n1/2021/0330/c1008-32065357.html。

② 《公安部扫黑除恶斗争领导小组工作会议召开》，中华人民共和国公安部网站，2022 年 6 月 8 日，https：//app.mps.gov.cn/gdnps/pc/content.jsp？id=8535680。

③ 《公安机关深入推进"净网 2021"专项行动取得阶段性显著成效》，中华人民共和国公安部网站，2021 年 10 月 14 日，https：//app.mps.gov.cn/gdnps/pc/content.jsp？id=8168058。

全国会战，严打黑卡供应倒卖团伙、黑号打码接码平台、黑线路代办出租服务、黑设备生产销售企业，侦破案件 1.5 万余起，抓获"卡商""号商"等犯罪嫌疑人 2.3 万余名，查扣涉案手机黑卡 383 万张，查获恶意注册网络账号 864 万个，扣押"猫池""GOIP"等黑产设备 1 万余台。在网络黑灰产"四治"行动中，聚焦"支付结算""广告推广""建站设施""技术支持"四类为网络犯罪提供支撑的关键产业，摧毁非法第四方支付平台 250 余个，打掉洗钱、"跑分"团伙 490 余个，非法 App 推广团伙 370 余个，非法建站团伙 80 余个，非法 App 签名团伙 11 个以及其他技术支撑团伙 230 余个。在网络治理"四管"行动中，围绕为网络犯罪提供场所的平台，组织查处违法违规即时通信工具 60 个、违法 App 封装或分发平台 30 余个，办理涉动态 IP 代理服务案件 80 余起，关停非法宽带账号 5000 余个。

（六）主动开展"净边2021"专项整治

在打击遏制毒品犯罪方面，公安机关始终保持打击毒品违法犯罪高压态势，切实摸清涉毒违法犯罪网络，实施"清源断流"战略，精心组织"净边 2021"专项行动，2021 年全国共破获毒品犯罪案件 5.4 万起，抓获犯罪嫌疑人 7.7 万名，缴获毒品 27 吨，抓获"钉子"毒枭逃犯 150 名，连续第 6 年开展"平安航道"联合扫毒行动①。2017～2021 年全国累计破获毒品犯罪案件 43 万起，抓获嫌疑人 55.9 万名，缴获毒品 304.6 吨，实现了毒品违法犯罪活动下降（见图 6）、新发现吸毒人员数量下降、现有吸毒人员数量下降，缉毒打击效能上升、戒断三年未复吸人员数量上升、群众对禁毒工作满意度上升的"三降三升"工作目标②。

在打击"黄赌"违法犯罪方面，2021 年，全国公安机关密切关注"黄赌"违法犯罪新特点、新动态，紧盯地下流动赌场、网络赌博、新型赌博

---

① 《公安部：2021 年全国共缴获毒品 27 吨》，人民网，2022 年 4 月 15 日，http://society. people. com. cn/n1/2022/0415/c1008-32400163. html。
② 《公安部：5 年来公安机关累计缴获毒品 304.6 吨》，人民网，2022 年 5 月 19 日，http:// society. people. com. cn/n1/2022/0519/c1008-32425448. html。

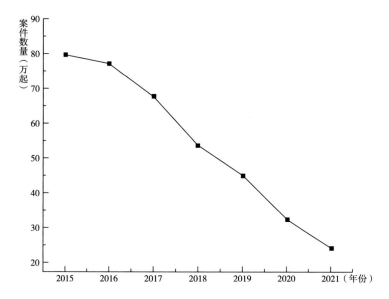

图 6　2015~2021 年公安机关受理毒品违法犯罪案件数量

资料来源：依据国家统计局数据计算自行绘制。

机设赌、网络招嫖等突出问题，始终保持高压震慑态势，坚持重拳出击、露头就打，有力挤压了"黄赌"违法犯罪活动空间，有效净化了社会风气（见图 7）。

在打击侵权假冒犯罪方面，2021 年，公安机关深入开展"昆仑 2021"专项行动，依法严打侵犯知识产权和制售假冒伪劣商品犯罪，取得显著战果。公安机关破获刑事案件 1.8 万起，受理各级行政执法部门移送涉嫌侵权假冒犯罪案件 4700 余起，较上年同期分别上升 12% 和 24%①。

在打击经济犯罪方面，2021 年，公安机关聚焦防范化解重大金融风险，始终保持对各类经济犯罪活动严打高压态势，已连续 3 年组织开展打击非法集资犯罪专项行动，破获一大批重大案件。持续组织开展打击利用离岸公司

---

① 《打击侵权假冒犯罪这一年：破获刑事案件 1.8 万起》，中华人民共和国公安部网站，2022 年 1 月 5 日，https：//app. mps. gov. cn/gdnps/pc/content. jsp？id＝8306314。

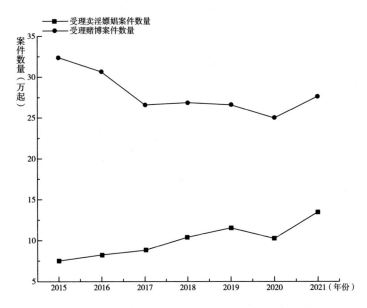

图7 2015～2021年公安机关受理"黄赌"案件数量

资料来源：依据国家统计局数据计算自行绘制。

和地下钱庄转移赃款的专项行动，集中摧毁了一批重大跨区域犯罪网络，捣毁了一批犯罪窝点和非法支付平台。会同有关部门组织开展打击虚开骗税违法犯罪两年专项行动，同步连续组织打击涉税犯罪"百城会战"、打击涉税犯罪专项工作，针对贵金属、石化等重点行业领域多次发起"会战战役"。深入推动打击资本市场犯罪工作，破获了一大批上市公司违规信披、操纵证券市场、非法经营证券期货案件。针对假币、保险、银行卡、传销等领域突出的经济犯罪活动，持续组织开展集中打击，取得显著战果。截至2021年11月，共破获经济犯罪案件6.6万起，挽回直接经济损失255亿元。推进私募投资风险防范处置工作、清理整顿各类交易场所工作，依法查处有关案件1200余起，涉案金额近5000亿元①。

---

① 《打击经济犯罪这一年：挽回直接经济损失》，中华人民共和国公安部网站，2022年1月6日，https：//app. mps. gov. cn/gdnps/pc/content. jsp？ id＝8307295&mtype＝。

二 2021年社会治安面临的诸多挑战

（一）国家政治安全和社会稳定面临诸多挑战

当今世界正处于百年未有之大变局，我国面临的外部环境发生了新的深刻复杂变化，维护国家政治安全和社会稳定面临着诸多新的风险挑战。逆全球化思潮抬头，单边主义、保护主义明显上升，世界经济复苏乏力，局部冲突和动荡频发，全球性问题加剧，世界进入新的动荡变革期。新时代新征程上，我们面临着对外维护国家主权、安全、发展利益，对内维护政治安全、社会稳定和国家统一的多重压力。一是一些西方国家一刻也没有停止对我国实施西化、分化战略①。二是西方操弄所谓的人权、宗教、民主、自由等议题，攻击、干涉中国内政。三是西方利用互联网扩张其宣传优势，向我国输入西方价值观，进行政治渗透，反华势力不断挑起网络意识形态事件。四是"三股势力"活动频繁猖獗，危害社会稳定、民族团结和国家统一。五是经济社会安全等非传统安全领域风险、挑战出现向政治安全领域传导的趋势。对此，我们必须增强忧患意识，坚持底线思维，以总体国家安全观为指导，坚定不移地走中国特色社会主义道路。

（二）扫黑除恶常态打击难度增大

2021年3月，全国扫黑除恶专项斗争总结表彰大会胜利召开，标志着三年扫黑除恶专项斗争的圆满结束。经过三年的专项斗争，全国共打掉了3644个涉黑组织、11675个涉恶犯罪集团，起诉了3.6万件涉黑涉恶案件。这些数据充分表明，扫黑除恶专项斗争的开展有效地铲除了黑恶势力，显著地改善了社会治安环境，促进了社会风气明显改善，收获了丰硕战果，实现了预期目标，取得了全面胜利。随着"推动扫黑除恶常态化"写入"十四五"规划当中，表明扫黑除恶正式从专项斗争转到常态化打击。新阶段，要始终保持

---

① 杨英、成利平：《坚持把政治安全放在首要位置》，《政工学刊》2021年第10期。

对黑恶势力依法严打高压态势，巩固和深化扫黑除恶专项斗争成果，常态化推动扫黑除恶走深走实。但是在推进专项斗争中也遇到了一些瓶颈问题，面临一些黑恶势力逐渐转入地下、隐蔽性越来越强的情况。有些地方涉黑涉恶案件查不深、打不透，触及不到"保护伞"，"打伞破网"成效不突出。有些地方扫黑办力量不足、权威不够、工作机制不健全等问题比较突出。在扫黑除恶专项斗争实际工作中，组织发动群众还不充分，持续激发群众热情的方式手段创新不够。面对扫黑除恶专项斗争遇到的一些新的瓶颈问题，务必要清醒面对，强化攻坚克难，及时研究解决，推动扫黑除恶斗争不断取得新突破。

（三）网络社会治安问题凸显

互联网在深刻改变社会基本面貌的同时，也滋生和引发了新的治安问题。一是"黄赌毒"等社会丑恶现象在网络上的蔓延，已经衍生出严重的治安问题并产生了严重的危害后果。2022年8月1日中国司法大数据研究院发布的《涉信息网络犯罪特点和趋势（2017.1—2021.12）司法大数据专题报告》显示，2017~2021年我国共审结网络赌博案件4.9万余件，涉及被告人13.02万名。二是网络谣言问题时有发生，截至2021年年底，我国共受理网络举报1.66亿件，其中谣言类的举报占比约为3.1%，网络谣言问题之严重略见一斑。三是网络诈骗违法犯罪频发，作案手段日趋多元化，网络空间已成为诈骗行为的高发地，并对我国经济社会发展造成严重危害，俨然已经成为信息化时代我国突出的网络社会治安问题之一[①]。据有关资料，2021年全国共破获网络诈骗案件44.1万余起，抓获嫌疑人69万余名，打掉涉"两卡"违法犯罪团伙3.9万个，追缴返还资金120亿元。

三 社会治安风险治理对策与建议

（一）积极构建社会安全治理体系

国家安全是安邦定国的重要基石，维护国家安全是全国各族人民根本利

---

① 刘振华、沙之阳：《信息化时代我国网络社会治安问题及其防治路径探究》，《北京警察学院学报》2022年第6期。

益所在。进入新时代，我国面临更为严峻的国家安全形势，外部压力前所未有，传统安全威胁和非传统安全威胁相互交织，"黑天鹅""灰犀牛"事件时有发生。2021 年 11 月 18 日，习近平总书记主持召开中共中央政治局会议，审议《国家安全战略（2021—2025 年）》。会议指出，新形势下维护国家安全，必须牢固树立总体国家安全观，加快构建新安全格局。加快构建与新发展格局相适应的社会安全治理体系，健全共建共治共享的社会治理制度，提升社会治理效能。要从加强矛盾风险防范化解、加快推进市域社会治理现代化、强化社会治安整体防控、发展壮大群防群治力量等方面建立健全社会治理体系，不断提高社会治理社会化、法治化、智能化、专业化水平，进一步夯实国家安全和社会稳定的基层基础[①]。

（二）加快推进社会治安防控体系建设

建设和完善社会治安防控体系，是推进社会治理现代化、建设更高水平平安中国的基础性工程。建设和完善社会治安防控体系，一是要深入践行新时代"枫桥经验"，充分发动群众，紧紧依靠群众，畅通群防群治渠道，积极构建共建共治共享的社会治安治理同心圆。二是以全国社会治安防控体系建设"示范城市"创建活动为牵引，加强公安检查站、街面警务站、公安派出所等建设，积极探索社区警务和社区政务服务融合共建，不断提升社会治安防控的整体性。三是依托大数据与云计算技术，最大限度挖掘数据价值，推动社会治安防控工作实现由"被动应对"到"实时掌控"、由"事后追溯查找"到"事前预警预防"的转变。四是要切实加强公共安全监管工作，持续深化平安校园、平安医院建设，强化重点单位、重点部位安全防范能力。五是构建"网络大监管"体系。以"净网行动"为载体，严厉打击各类网上违法犯罪。六是健全跨区域协作机制，提升区域警务合作的质量和效能。

---

① 肖文涛：《加快构建与新发展格局相适应的新安全格局》，人民网，2022 年 12 月 6 日，http：//fj.people.com.cn/n2/2022/1206/c181466-40221529.html。

（三）积极营造社会稳定发展环境

黑恶势力是社会毒瘤，严重破坏了当地经济、社会生活秩序，威胁人民群众生命财产安全，是人民群众最深恶痛绝的。扫黑除恶事关一个地区的长治久安，事关当地人民群众的安居乐业，必须常抓不懈、久久为功，追求长效良治，才能顺民心、合民意。为此，一是打击黑恶势力犯罪应该被纳入法治化、常态化治理轨道。不论是专项斗争，还是常态化治理，都应该强化法治意识，依法打击黑恶势力犯罪行为，维护法制的权威，维护良好的社会秩序，维护各方的合法权益。二是构建扫黑除恶长效常治机制，进一步健全扫黑除恶斗争公众机制，构建起对黑恶势力犯罪"深挖彻查—综合治理—风险研判"的制度链条，全面推进扫黑除恶斗争走深走实。三是加强多元协同联动，明确部门协同分工，形成快捷高效、协调有序的闭合式链条，推动扫黑除恶向纵深开展。四是必须紧紧依靠群众、充分发动群众，让群众参与到专项斗争中来，真正形成扫黑除恶的合力，才能让黑恶势力无处遁形，才能从根本上铲除黑恶势力的生存土壤。五是巩固基层政权，把扫黑除恶斗争与加强基层组织建设紧密结合，严防黑恶势力向基层组织渗透。六是建立健全涉网黑恶犯罪网上网下一体化打防管控模式，完善网络远程取证、大数据侦查、智能监测预警等办案方式，提高对隐藏于网络的黑恶势力的发现打击能力。

（四）切实加强网络空间治理

习近平总书记在全国网络安全和信息化工作会议上强调："没有网络安全就没有国家安全，就没有经济社会稳定运行，广大人民群众利益也难以得到保障。"① 截至 2022 年 12 月，我国网民规模达 10.67 亿②。互联网既是人们生

---

① 《习近平出席全国网络安全和信息化工作会议并发表重要讲话》，中华人民共和国人民政府网，2018 年 4 月 21 日。

② 《第 51 次〈中国互联网络发展状况统计报告〉》，中国互联网络信息中心，2023 年 3 月 2日，https：//www.cnnic.cn/n4/2023/0303/c88-10757.html。

活的新空间，也是国家和社会治理的新领域。只有网络空间天朗气清、生态良好，才能切实维护国家网络安全和人民群众切身利益。要有效应对网络安全问题，一是健全网络治安治理法律体系。进一步加强网络治理立法，科学界定网络社会治安问题的违法犯罪和法律惩处，进一步完善网络社会治安治理法律体系。二是积极构建国家网络安全综合防控体系，加大对网络运营者的监督、检查和指导，不断提高网络安全保护能力，切实保障国家关键信息基础设施、重要网络和数据安全。三是加强对互联网交互式服务的安全监管。制定发布《互联网交互式服务安全管理要求》和公共安全行业标准，针对微博、音视频聊天室、即时通信等互联网交互式服务，加强标准宣传执行，督促指导相关企业、单位自觉履行安全管理义务，及时发现安全风险隐患，强化应急处置能力建设。四是增强全民防护能力。坚持网络安全为人民，网络安全靠人民，通过线上线下多种方式，宣传维护网络安全的政策法规、基本常识和典型案例，提升全民网络安全意识，守护好亿万群众的共同精神家园。五是全力推进"净网"专项行动。组织打击"网络水军"、侵犯公民个人信息、黑客攻击破坏等网络违法犯罪，整治网络犯罪生态环境，进一步营造安全稳定、清朗有序的网络环境。

参考文献

魏哲哲：《斩断电信网络诈骗犯罪链条》，《人民日报》2021 年 8 月 5 日，第 19 版。

袁猛：《中宣部公安部等六部门启动"净网"集中行动》，《人民公安报》2021 年 6 月 9 日，第 1 版。

张贺：《营造天清气朗的网络文化环境》，《人民日报》2021 年 9 月 8 日，第 12 版。

杨英、成利平：《坚持把政治安全放在首要位置》，《政工学刊》2021 年第 10 期。

刘振华、沙之阳：《信息化时代我国网络社会治安问题及其防治路径探究》，《北京警察学院学报》2022 年第 6 期。

专 题 报 告

网约车司机职业风险研究[*]

任国友　殷榕欣[**]

摘　要： 为了研究网约车司机的职业风险，并探究网约车线上线下一体化运营风险机理，本报告在找出线上平台和线下运营风险因子的基础上，构建了网约车线上线下一体化风险评估指标体系，其中包括 2 个一级指标、8 个二级指标、21 个三级指标。采用层次分析法 YAAHP 软件计算各级指标权重。结果表明，网约车司机职业风险不仅源于常规的线下运营风险（0.75），而且来自线上平台风险（0.25），其中司乘矛盾、工作时长、自然环境是网约车司机职业风险的关键影响因子。最后，本报告从线上平台和线下运营两个维度提出对网约车司机职业风险的治理对策。

---

[*] 本文系中国劳动关系学院劳动关系与工会研究院（智库）2023 年度研究项目"数字劳动下职工职业风险状况研究"（项目编号：ZK2023-16）、教育部首批课程思政示范课程项目"应急决策理论与方法"（教高函〔2021〕7 号）的研究成果。

[**] 任国友，教授，硕士生导师，教育部首批课程思政教学名师、教学团队负责人、安全工程学科带头人，中国劳动关系学院安全工程学院副院长、职业风险与劳动素养评价研究所所长，主要从事城市公共安全科学与技术、工业安全与风险评估、应急决策与仿真分析、劳动风险与大数据研究；殷榕欣，云南省红河哈尼族彝族自治州建水县甸尾乡应急管理中心专业技术人员，主要从事应急管理研究。

关键词： 网约车司机　职业风险　层次分析法　线上线下一体化

一　问题的提出

在国际上，以 Airbnb、Uber 等为代表的共享经济迅速崛起，极大地影响了城市居民的交通出行。近年来，网约车市场的兴起以势不可挡的姿态改变着传统打车服务的市场格局。这种以信息网络为基础、智能手机为载体的网约车服务已经成为国内外大众出行的重要交通方式。在中国，滴滴打车（以下简称"滴滴"）、曹操出行、T3 出行等打车软件应运而生。

2016 年中国网约车市场合法化，2017 年进入快速发展期，2019 年政策趋严，进入规范调整期。2010 年 5 月"易到用车"在北京成立并进入大众视野，这是全球最早的网约车平台之一；2015 年 1 月网约车获得交通部的认可；2016 年 7 月 27 日，《网络预约出租汽车经营服务管理暂行办法》由交通运输部等 7 个相关部门联合发布，自 2016 年 11 月 1 日起开始实施，从此中国成为世界上第一个网约车合法的国家。这种新型的打车服务其实是司乘对接方式的变革。它的流程从"司乘沟通、协商一致、接送乘客"转变为"司乘匹配—接送乘客"。线上平台的出现彻底简化了司乘对接前的方式，提供了技术支撑，使得双方能够直接匹配，减少了对接前时间与路程的耗费。2019 年中国网约车安全状况舆情监测报告显示，2015~2019 年网约车用户规模逐年上涨。可以看出，这种通过网络构建信息平台实现线上信息互通、线下司乘对接的便捷打车模式正在慢慢步入正轨并蓬勃发展。

随着网约车行业的蓬勃发展，网约车司机这一特殊群体的数量越来越多，遍布各个城市。自 2016 年网约车服务正式被纳入合法行业的范畴以来，网约车司机数量激增，传统出租车为了适应新形势和改革，也转身投入到网约车事业中来。因此，研究网约车司机职业风险具有现实意义。本报告根据网约车服务"线上派单，线下送客"特性，从二者的对接与融合的角度来探究各类因素对网约车司机职业风险的影响。

（一）线上平台风险

（1）劳动关系风险。网约车劳动关系的认定可根据运营形式分为三种：平台主导型全职驾驶员、平台主导型兼职驾驶员、平台居间型驾驶员。纪府辰认为只要是基于平台主导型，无论车辆是平台自营还是驾驶员自有，驾驶员与平台间建立的都是劳动法关系上的劳动关系①。也就是说网约车司机与平台之间存在劳动关系风险。本报告主要探究劳动关系风险中合同与薪酬两个方面给网约车司机带来的影响。徐来认为包括滴滴在内的各大网约车平台，之所以备受质疑，很大程度上是因为平台方依靠优势地位，强势地主导了定价规则，而定价规则又不够公开透明，导致司机只能被动接受、权利得不到基本保障②。存在的收入分配问题困扰着网约车司机，本报告将其归结到薪酬纠纷的范畴。翁仁木提出平台经济的迅猛发展创造了大量就业岗位，但是平台经济的去劳动关系化造成大量平台从业人员被排除在法定工伤保险覆盖范围之外，面临着职业伤害风险无从保障的问题③。不只工伤保险，甚至其他各类福利与保障问题都没有切实得到解决，合同上未明确标识可能带来的纠纷，也是网约车司机职业风险的重要组成部分。

（2）平台环境风险。司机通过平台来进行接单、收款等操作，因此平台运营环境为网约车营造的线上运营氛围给司机带来的风险是在进行风险评估时不可忽略的一个指标。网约车司机在接单时定位不准，平台导入的地图位置偏差以及信号差的现象频频发生，这给司机与乘客线下碰面造成了困难。而导致这些现象发生的主要原因是网络信号的不良状态和平台运行故障，本报告通过这两个影响因子，研究平台环境给网约车司机所带来的职业风险。

（3）外界信息风险。线上的外界信息风险主要源于网络舆情以及乘客

---

① 纪府辰：《网约车平台与驾驶员劳动关系认定》，《职工法律天地》2019年第2期。

② 徐来：《人民财评：网约车定价规则透明应是行业基本共识》，人民网，2021年5月8日，http：//opinion.people.com.cn/n1/2021/0508/c1003-32097928.html。

③ 翁仁木：《平台从业人员职业伤害保障制度研究》，《中国劳动》2019年第10期。

评价。平台的恶意评论、发布谣言的舆情或者某些事件给网约车平台带来的恶劣影响等都属于网络舆论带来的信息风险。另外，乘客在平台上对网约车司机进行评分，评分过低可能会影响司机接单优先顺序以及接单成功率。

（4）平台管理风险。平台管理相对于传统的"四方协议"管理的约束力更低。传统管理方式主要依赖于线下管理，而网约车的出现则建立了平台与网约车司机之间的新型约束模式，即平台制定相应服务标准，司机同意遵循其标准后方可借助平台实现其与乘客的线下接触。在运营过程中，司机随意取消订单等行为会被平台处罚，相应的处罚措施规范着网约车司机的不良行为。如滴滴司机每天有 3 次有责取消的机会，从第 4 次开始进行有责取消会影响完成率，还会扣除相关费用。司机原因取消率大于 5% 就有可能受罚（成交后取消率＝抢单后取消数/抢单成功数，司机原因取消率＝司机原因取消数/抢单成功数）。滴滴采用了"末位淘汰制"，即每个考核周期结束后列出排名，评级和业绩最差的后 5%～10% 的司机将遭到淘汰。服务分对于司机来说非常重要，它是平台管理的首要标准。平台会在同一范围内，选择分数高的司机来派单。服务分过低会被平台处罚，影响接单派单等操作。因此，服务标准和处罚措施对于网约车司机职业风险有着重要的影响。

（二）线下运营风险

（1）人员风险。在一次完整的网约车线下运营流程中，涉及对象为司机和乘客双方。其中，无论是司机自身还是乘客的因素，都有可能在网约车运营过程中给司机带来风险。司机资质、心理状态、工作时长会影响开车时的状态。开车路线不熟、带着紧张焦虑的情绪行车、疲劳驾驶等可能造成严重的后果。来自乘客的风险即司乘矛盾，在生活中屡见不鲜。本报告将司机资质、心理状态、工作时长和司乘矛盾作为人员风险的三级指标。

（2）车辆风险。田静静等人认为车辆性能会导致车辆风险[①]。贾文峥等

---

① 田静静、贺玉龙、曲桂娴等：《基于模糊集—证据理论—层次分析法的车辆运行风险评估》，《科学技术与工程》2019 年第 32 期。

人认为车辆风险与车辆检测维修有关，受车辆是否定期维修检验、车辆故障维修人员的经验等因素影响[1]。车辆本身安全性能的好坏也对行车有重大影响。这些不稳定因素会给网约车司机带来极大的风险。在实际运营中，网约车的类型各不相同。以滴滴出行为例，在平台上可供乘客选择的网约车有豪华车、六座商务车等多种不同类型的车辆，它们的价格也有所不同。这些车辆在性能、使用时间、检维修状况等方面都不同，而这些方面可能造成车辆的不安全状态，从而给网约车司机带来风险。因此，本报告从车辆类型、车辆性能、使用时间和检维修状况四个方面进行探究。

（3）环境风险。来自外界环境的风险形式是多种多样的。天气、路况、地理环境、政治局势、经济状况或突发事件等都可能给网约车司机带来风险。柳本民等人认为，车辆实际运营环境风险与公路冰雪天气有关，在冰雪天道路行驶环境复杂，导致司机对车辆的控制能力降低，易造成由于操作失误、刹车失灵和错误判断等因素引起的交通事故[2]。段然等人基于环境风险评价指标体系研究认为，车辆行驶的环境风险与道路状况、天气情况、车辆运营公司状况等多个因素有关[3]。本报告将各类环境因素进行分类，用自然环境、社会环境、驾驶环境三个指标探究外界环境对网约车司机职业风险产生的影响。

（4）管理风险。线下管理风险主要来自两个方面，即规章制度和政府监管。在 2016 年网约车服务合法化后，各类针对网约车的规章制度纷纷出台。任其亮等人认为监管部门与经营者的监督管理是网约车服务质量的基础和保障[4]。王宇认为网约车行政监管中政府监管角色的定位影响着整个行业的监管理念和监管模式的选择[5]。因此，网约车运营服务的规范化离不开规章制度和政府监管。

---

① 贾文峥、王艳辉、苏宏明等：《基于风险网络的轨道交通车辆风险评价》，《交通运输系统工程与信息》2019 年第 4 期。
② 柳本民、陈彦旭、管星宇：《高速公路冰雪湿滑路面车辆换道越线时间生存分析》，《同济大学学报》（自然科学版）2020 年第 4 期。
③ 段然、孙欣、李玲等：《道路运输环境风险评价研究——以重庆市某区县为例》，《环境与发展》2019 年第 8 期。
④ 任其亮、赵子玉：《基于扎根理论的网络约车服务质量影响因素研究》，《重庆交通大学学报》（自然科学版）2019 年第 2 期。
⑤ 王宇：《网约车行政监管困境及对策探究》，《经济师》2021 年第 5 期。

二　网约车司机职业风险研究状况

（一）基本概念界定

（1）网约车经营服务。网络预约出租汽车简称网约车，依据《网络预约出租汽车经营服务管理暂行办法》（2022 修正）规定，网约车经营服务是以互联网技术为依托构建服务平台，接入符合条件的车辆和驾驶员，通过整合供需信息提供非巡游的预约出租汽车服务。

（2）职业风险。依据黄素琴对职业风险的概念描述①，本报告认为网约车司机的职业风险，是指在网约车运营过程中伴随而来的，可能对网约车司机群体的生存与发展产生负面影响的行为和环境等不利因素的总和。

（二）网约车司机职业风险研究现状与趋势

在中国知网数据库中，以网约车司机为主题的研究发文量在 2015～2018 年持续增长，反映出对国内网约车司机群体研究热度的增加，但随着网约车行业的成熟发展，各种相关研究从 2018 年开始发文量有下降的趋势（见图 1）。在 2015 年之前，网约车相关研究发文量几乎没有，直至 2015 年交通运输部开始探讨、论证网约车的合理性和可行性，随着 2016 年网约车合法化，网约车相关研究逐渐增加。总体而言，我国对网约车司机群体的研究力度不够，需要将关注点置于这个特殊又大量存在的群体，落实管控措施，降低其职业风险。由于网约车是新兴行业，学者更多地将目光放在网约车运营、管理制度、事故法律责任认定等课题上。网约车司机职业风险的相关研究还处于初步阶段，相关研究较少。不管是从行业规模还是从覆盖范围来看，近几年来网约车行业都呈现井喷式发展的趋势，服务范围由单点城市发展到纵横交错的城市网络，在交通网络中网约车已经是不容忽视的一大组成

---

① 黄素琴：《试析法律特殊群体职业风险及应对措施》，《现代营销》（信息版）2019 年第 12 期。

部分了。孙慧等人对网约车司机的群体特征与职业困境进行了研究①。曹文轩对杭州网约车司机群体进行了职业现状的观察②。在国外，在 EBSCO 外文数据库中，以网约车司机为主题的相关文献仅有 4 篇，其中 3 篇均以中国为研究背景。通过其他外文数据库的搜索发现，国外对网约车司机职业风险关注较少。因此，开展网约车司机职业风险研究具有现实意义。

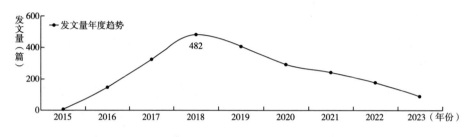

图 1　2015～2023 年网约车司机相关研究发文量

三　网约车运营模式与流程分析

（一）网约车运营平台类型

线上平台的运营主要以软件为载体进行，网约车平台分为单一型、聚合型两种。单一型网约车平台是以独立的服务功能出现在大众视野，只提供打车服务的打车平台。这类平台数量居多，滴滴出行、T3 出行、花小猪打车等软件都是单一型网约车平台。

聚合型网约车平台是打车功能与其他功能软件联合出现的非独立的网约车平台，它的客户端并不只拘泥于出行服务，反而更偏向于综合性服务。比如地图导航软件——高德地图、百度地图等，它们不仅提供导航服务，顺便

---

① 孙慧、赵道静：《“网约车”司机的群体特征与职业困境》，《青少年研究与实践》2021 年第 1 期。
② 曹文轩：《杭州网约车司机职业现状观察》，硕士学位论文，浙江大学新闻与传播专业，2020。

也为需要打车的受众提供网约车服务，微信、支付宝这类集支付、生活、娱乐等服务于一体的软件也可以通过小程序端提供打车服务。这样的聚合型平台一般是由综合型软件与单一型网约车平台合作对接推出的，二者互利合作，以求共赢。聚合型平台既可以吸引受众，也能解决众多网约车平台获客能力弱的问题。聚合型网约车平台削弱了单一型网约车平台的垄断地位，使网约车平台类型多样化。

有一种运营主体比较特殊的平台——汽车厂商网约车平台，它是由开展网约车业务的汽车厂商经营的网约车平台。这种类型的平台只接入本汽车厂商品牌的网约车，如曹操出行、T3出行、长安出行，这类平台有的属于单一型网约车平台，直接面对乘客服务，有的通过聚合型网约车平台获客，如首汽约车这一约租车平台就在聚合型网约车平台刚出现时就加入其中，以顺应行业发展增加用户，并取得了不错的成绩。

（二）网约车平台提供商的运营模式

近年来，为了加快网约车行业的发展速度，网约车平台提供商根据从事网约车业务的车辆与驾驶员的不同来源发展出了多种形态的运营模式。目前，从事网约车业务的车辆有五种来源：私家车、驾驶员自租车辆、网约车平台自购车辆、网约车平台自租车辆、出租汽车公司车辆。而网约车驾驶员亦分为五种：私家车主、自租车辆驾驶员、网约车平台雇用驾驶员、劳务派遣驾驶员以及出租汽车公司驾驶员。如图2所示，网约车平台提供商的运营模式可划分为以下3种。

（1）C2C运营模式。C2C（Customer/Consumer to Customer/Consumer，个人与个人之间的电子商务）运营模式，又被称为社会车辆加盟模式，这是滴滴出行网约车平台的主要运营模式，可以细分为三种形式，即"私家车+私家车主""驾驶员自租车辆+自租车辆驾驶员""以租代购"。虽然三种形式所涉及的主体不同，但是采用这些形式的网约车平台均为轻资产经营，即平台本身不拥有提供网约车服务所需要的人员及车辆，仅提供互联网平台服务。

（2）B2C运营模式。网约车的B2C（Business to Customer，企业直接面

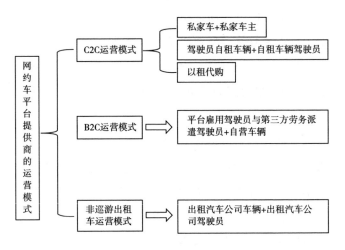

图 2　网约车平台提供商的运营模式

向消费者）运营模式产生在 C2C 运营模式之后，该模式下，网约车平台自己提供运营车辆、组织驾驶人员，属于重资产经营模式。B2C 模式通过统一的人员与车辆配置打造出了统一的服务标准，为乘客带来了有保障的出行体验。B2C 运营模式根据车辆的来源不同，可分为网约车平台自购车辆与网约车平台自租车辆，统称为自营车辆。驾驶员则分为网约车平台雇用驾驶员与第三方劳务派遣驾驶员。曹操出行名下的运营车辆直接来源于其背后的吉利汽车，其运营车辆依靠平台自购，而神州专车名下的网约车均为租赁车辆，绝大部分来源于与其建立长期合作关系的神州租车。两种模式下的驾驶员均由平台或平台委托的第三方劳务派遣机构统一招募、培训和管理。

（3）非巡游出租车运营模式。非巡游出租车运营模式，又可称为"出租汽车公司车辆+出租汽车公司驾驶员"模式。顾名思义，此种网约车模式中的运营车辆与驾驶人员均来自已有的线下出租车公司。该模式本质上属于传统出租车模式在网约车领域的拓展。网约车出现以前，路边巡游揽客的传统出租车一直处于行业垄断地位，但随着网约车行业兴起，其创造性不可避免地会改变原有社会资源的配置。

（三）司乘对接流程

网约车线下运营对接主体为网约车司机和乘客双方。在进行网约车服务之前，必须实名注册并通过线上平台的司机资质审核才能够成为网约车司机。司机资质审核是对申请人具有相应驾龄的驾驶资格、拥有符合运营标准的车辆与平台招募司机标准进行对照的信息核验。司机端的注册登录需要在司机端和后台管理端两端保存数据，申请时需要上传司机的身份证照片、驾驶证照片、车辆与本人合照等基本信息。网约车司机自愿选择线上平台运营商提供的不同模式，如自己带车加盟、租车或购车加盟等，并借助线上平台接单，线下获客。

网约车司机在接单前登录平台进入司机端，可调整车辆服务类型，在服务范围内，系统会根据平台管理后台的大数据算法以距离等指标的优先顺序给司机派单，将乘客呼叫车辆的信息显示在司机端。网约车司机可自己决定是否接单，一旦司机选择确认，即须抵达相应地点与乘客对接。

乘客乘车时，在打车软件上注册登录以后，可选择乘车类型。与此同时，平台通过 GPS（Global Positioning System，全球定位系统）与 GIS（Geographic Information System，地理信息系统）锁定乘客位置。确认乘车类型后，由乘客搜索确认目的地，系统会自动生成路线图。接下来，由乘客进行车型与时间点的选择，最后确认呼叫，司机端将会确认接单。

线上订单生成后，网约车服务关系正式确立。根据线上平台的地图显示，司乘双方的位置都由 GPS 系统实时定位显示在司机端和乘客端，司机驾驶车辆到达乘客指定地点，乘客可根据平台上显示的司机信息如车牌号、车辆颜色等辨认该车，司机到达地点后会与乘客联系，完成对接。

四　网约车司机风险研究框架及数据获取

（一）指标体系构建原则

评估网约车线上线下一体化运营模式的风险必须拥有明确的量化指标，

网约车风险因子影响权重分析的关键是指标体系的建立，其关系到结果的可信度。因此，构建全面的网约车线上线下一体化风险评估指标体系应遵循以下四个原则。

（1）科学性原则。网约车线上线下一体化风险评估指标体系的构建应遵循科学性原则，基于可靠的研究结论和科学的分类方法确定网约车运营中的风险类型和影响因子。

（2）独立性原则。网约车线上线下一体化风险评估指标体系中的指标与指标之间应相互补充、相互协调，要充分考虑指标之间的相关性，避免指标之间的重复与冲突，实现指标体系的最优化。

（3）系统性原则。网约车线上线下一体化风险评估指标体系的构建应该遵循系统性原则。系统性即要拥有全局意识、整体观念，把风险影响因素当作网约车风险大系统中的子系统，综合解释各个子系统和各个要素的相互影响。因此，必须把资源环境视为一个系统问题，并基于多因素来进行综合评估。另外，各个指标的确定要基于完整的逻辑体系，一方面是网约车线下运营中存在与传统运营模式相同的人、车、环、管四种类型的风险，另一方面是线上平台存在的风险由近年来发生的网约车事故案件类型和承担主体确定，因此将线上线下结合，进而形成完整的指标体系。

（4）定性与定量相结合的原则。网约车线上线下一体化风险评估指标体系应该遵循定性与定量相结合的原则。构建的指标体系既能定性地分析网约车的风险机理，又能采用定量的分析方法计算重要度，为提出有针对性的控制方案提供依据。

（二）网约车司机线上线下一体化风险评估指标体系构建

1. 建立网约车司机职业风险评估指标体系

本报告依据风险评估指标体系的构建原则和网约车风险产生的原因，结合理论分析和实际调查，构建了网约车线上线下一体化风险评估指标体系，该体系包括 2 个一级指标、8 个二级指标、21 个三级指标。

其中，一级指标分为线上平台风险和线下运营风险（分别用 A、B 表示）。

线上平台风险的二级指标包括劳动关系风险（A1）、平台环境风险（A2）、外界信息风险（A3）和平台管理风险（A4）；线下运营风险的二级指标包括人员风险（B1）、车辆风险（B2）、环境风险（B3）和管理风险（B4）。

2. 建立网约车线上线下一体化风险评估指标体系层次结构表

依据网约车风险来源，建立以网约车安全风险机理研究为目的的层次结构表（见表1）。

表1　网约车线上线下一体化风险评估指标体系层次结构

一级指标	二级指标	三级指标
线上平台风险 A	劳动关系风险 A1	薪酬纠纷 A11
		合同纠纷 A12
	平台环境风险 A2	网络信号状态 A21
		平台运行故障 A22
	外界信息风险 A3	网络舆情 A31
		乘客评价 A32
	平台管理风险 A4	处罚措施 A41
		服务标准 A42
线下运营风险 B	人员风险 B1	司机资质 B11
		心理状态 B12
		工作时长 B13
		司乘矛盾 B14
	车辆风险 B2	车辆类型 B21
		车辆性能 B22
		使用时间 B23
		检查维修状况 B24
	环境风险 B3	自然环境 B31
		社会环境 B32
		驾驶环境 B33
	管理风险 B4	规章制度 B41
		政府监管 B42

（三）指标权重计算

研究中采用专家打分的方式，即邀请相关领域专家进行打分，并制作打分表，将线上线下两个维度和构建的二级、三级指标作为打分依据进行同级指标间的两两比较。进行专家打分的目的主要有以下两个。

第一，探索各类影响因子对网约车司机所带来的风险危害程度，以达到计算结果科学、真实，具有参考和研究意义。以专家打分的结果作为网约车司机职业风险来源严重程度的依据，以便进行 AHP 方法，使结果更具权威性。

第二，可根据打分结果验证网约车司机职业风险指标体系的合理性，使提出的对策建议能够更有针对性和现实指导意义，能够应用在实际生活中，切实降低网约车司机职业风险。

将收集的专家打分表进行数据处理，并根据网约车司机职业风险评估指标体系相对于上一层次目标构造判断矩阵，然后将同一层次的指标两两比较来确立判断矩阵，基于层次分析法计算得出网约车司机职业风险线上线下风险指标体系权重表。

（1）相对于上层目标"网约车司机职业风险"，线上平台风险 A、线下运营风险 B 构造判断矩阵（见表 2）为：

表 2　判断矩阵 AB

A→B	A	B	W（A/B）
A	1	1/3	0.25
B	3	1	0.75

最大特征值 $\lambda max = 2.000$，一致性比例为 0，符合一致性检验。

（2）相对于上层目标"线上平台风险 A"，劳动关系风险 A1、平台环境风险 A2、外界信息风险 A3、平台管理风险 A4 构造判断矩阵（见表 3）为：

表 3　判断矩阵 AAi

A→Ai	A1	A2	A3	A4	W（A/Ai）
A1	1	4	4	3	0.5028
A2	1/4	1	2	1/3	0.1236
A3	1/4	1/2	1	1/5	0.0807
A4	1/3	3	5	1	0.2930

最大特征值 λmax =4.1877，一致性比例为 0.0703，符合一致性检验。

（3）相对于上层目标"线下运营风险 B"，人员风险 B1、车辆风险 B2、环境风险 B3、管理风险 B4 构造判断矩阵（见表 4）为：

表 4　判断矩阵 BBi

B→Bi	B1	B2	B3	B4	W（B/Bi）
B1	1	5	3	7	0.5755
B2	1/5	1	2	3	0.1989
B3	1/3	1/2	1	3	0.1611
B4	0.1429	1/3	1/3	1	0.0645

最大特征值 λmax =4.1670，一致性比例为 0.0626，符合一致性检验。

（4）相对于上层目标"劳动关系风险 A1"，薪酬纠纷 A11、合同纠纷 A12 构造判断矩阵（见表 5）为：

表 5　判断矩阵 A1A1i

A1→ A1i	A11	A12	W（A1/A1i）
A11	1	3	0.75
A12	1/3	1	0.25

最大特征值 λmax =2.000，一致性比例为 0.000，符合一致性检验。

（5）相对于上层目标"平台环境风险 A2"，网络信号状态 A21、平台运行故障 A22 构造判断矩阵（见表 6）为：

表 6　判断矩阵 A2A2i

A2→A2i	A21	A22	W（A2/A2i）
A21	1	4	0.8
A22	1/4	1	0.2

最大特征值 $\lambda_{max} = 2.000$，一致性比例为 0.000，符合一致性检验。

（6）相对于上层目标"外界信息风险 A3"，网络舆情 A31、乘客评价 A32 构造判断矩阵（见表 7）为：

表 7　判断矩阵 A3A3i

A3→A3i	A31	A32	W（A3/A3i）
A31	1	1/6	0.1429
A32	6	1	0.8571

最大特征值 $\lambda_{max} = 2.000$，一致性比例为 0.000，符合一致性检验。

（7）相对于上层目标"平台管理风险 A4"，处罚措施 A41、服务标准 A42 构造判断矩阵（见表 8）为：

表 8　判断矩阵 A4A4i

A4→A4i	A41	A42	W（A4/A4i）
A41	1	4	0.8000
A42	1/4	1	0.2000

最大特征值 $\lambda_{max} = 2.000$，一致性比例为 0.000，符合一致性检验。

（8）相对于上层目标"人员风险 B1"，司机资质 B11、心理状态 B12、工作时长 B13、司乘矛盾 B14 构造判断矩阵（见表 9）为：

表 9　判断矩阵 B1B1i

B1→B1i	B11	B12	B13	B14	W（B1/B1i）
B11	1	1/4	1/4	1/3	0.0860
B12	4	1	1/2	1/3	0.1951
B13	4	2	1	1/2	0.2877
B14	3	3	2	1	0.4312

最大特征值 $\lambda max = 4.2258$，一致性比例为 0.0846，符合一致性检验。

（9）相对于上层目标"车辆风险 B2"，车辆类型 B21、车辆性能 B22、使用时间 B23、检查维修状况 B24 构造判断矩阵（见表 10）为：

表 10　判断矩阵 B2B2i

B2→B2i	B21	B22	B23	B24	W（B2/B2i）
B21	1	1/3	1/4	1/5	0.0718
B22	3	1	1/2	1/4	0.1531
B23	4	2	1	1/3	0.2445
B24	5	4	3	1	0.5306

最大特征值 $\lambda max = 4.1189$，一致性比例为 0.0445，符合一致性检验。

（10）相对于上层目标"环境风险 B3"，自然环境 B31、社会环境 B32、驾驶环境 B33 构造判断矩阵（见表 11）为：

表 11　判断矩阵 B3B3i

B3→B3i	B31	B32	B33	W（B3/B3i）
B31	1	5	3	0.6333
B32	1/5	1	1/3	0.1062
B33	1/3	3	1	0.2605

最大特征值 $\lambda max = 3.0387$，一致性比例为 0.0372，符合一致性检验。

（11）相对于上层目标"管理风险 B4"，规章制度 B41、政府监管 B42 构造判断矩阵为（见表 12）为：

表 12　判断矩阵 B4B4i

B4→B4i	B41	B42	W（B4/B4i）
B41	1	3	0.75
B42	1/3	1	0.25

最大特征值 λmax = 2.000，一致性比例为 0.000，符合一致性检验。

（四）风险重要度分析

经计算，构造的判断矩阵均符合一致性检验，各指标权重值通过计算得出网约车线上线下一体化风险评估指标体系指标权重表，见表13。

表13　网约车线上线下一体化风险评估指标体系指标权重

一级指标	权重	二级指标	权重	三级指标	权重
线上平台风险 A	0.25	劳动关系风险 A1	0.1257	薪酬纠纷 A11	0.0943
				合同纠纷 A12	0.0314
		平台环境风险 A2	0.0309	网络信号状态 A21	0.0247
				平台运行故障 A22	0.0062
		外界信息风险 A3	0.0202	网络舆情 A31	0.0029
				乘客评价 A32	0.0173
		平台管理风险 A4	0.0733	处罚措施 A41	0.0586
				服务标准 A42	0.0147
线下运营风险 B	0.75	人员风险 B1	0.4316	司机资质 B11	0.0365
				心理状态 B12	0.0842
				工作时长 B13	0.1242
				司乘矛盾 B14	0.1861
		车辆风险 B2	0.1492	车辆类型 B21	0.0107
				车辆性能 B22	0.0228
				使用时间 B23	0.0365
				检查维修状况 B24	0.0792
		环境风险 B3	0.1208	自然环境 B31	0.0765
				社会环境 B32	0.0128
				驾驶环境 B33	0.0315
		管理风险 B4	0.0484	规章制度 B41	0.0363
				政府监管 B42	0.0121

（1）一级指标重要度分析。网约车司机职业风险不仅来自线下运营，

还来自线上平台，而线上平台风险在网约车司机职业风险中约占 25%，随着信息技术的发展和普及，线上各类因素都对网约车司机产生重要影响，需要采取措施进行风险管控。而线下运营风险（75%）之所以占有这么大的比例，是因为受人、车、环、管四大因素影响的现实条件很难得到缓解，风险治理进展缓慢。

（2）二级指标重要度分析。如图 3 所示，人员风险在雷达图中尤为突出。这表明网约车司机职业风险最主要的原因是人员风险，这可能是因为在驾驶过程中人的行为不可控，情绪变化幅度也因人而异。工作时间持续较长极其容易导致疲劳驾驶，增加网约车司机出现事故的危险系数。另外，司乘矛盾带来的语言冲突或肢体伤害直接影响着司机的心理或生理健康，因此在控制职业风险时，需要重点考虑如何降低人员风险。车辆风险、环境风险、劳动关系风险权重也较高。这表明，它们给司机带来的职业风险较高。车辆是网约车运营过程中所使用的交通工具，车辆这一风险权重值较高可能是因为由车辆性能较差、零部件损坏等原因造成的事故率较高，这会给网约车司机带来经济上或身体上的损失和伤害，因此通过技术手段消除或降低隐患非常必要。环境风险与劳动关系风险作为重要的风险因子，对司机职业风险的影响是潜在的。这是因为恶劣的环境更易影响车辆正常行驶，而不合法的劳动关系会直接给网约车司机的职业生活带来法律责任和经济纠纷等消极事件。

（3）三级指标重要度分析。三级指标权重值为治理对策的提出提供了依据。

图 4 表明，司乘矛盾在网约车司机职业风险各类影响因素中所占比重最高。另外，工作时长、心理状态、自然环境、检查维修状况以及薪酬纠纷权重较大，而平台运行故障、网络舆情、车辆类型等权重较小。网约车司机职业风险来源广泛，其中司乘矛盾是最容易对网约车司机造成身心健康危害的因素。连续的工作、极端的心理状态、恶劣的自然环境、车辆的检查维修状况和薪酬纠纷给网约车司机带来更大的风险。随着网络技术的发展和成熟，平台运行产生的故障概率较小，即使产生故障也能在短时间内修复。网络舆

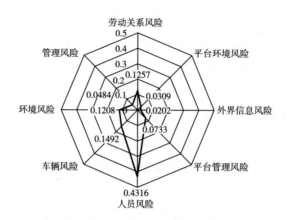

图3 二级指标权重雷达图

情更多的是影响乘客对网约车平台的选择而不是网约车司机，而由于网约车运营的稳固地位，网络舆情可能会导致少量的乘客流失，但不会产生过大的影响。车辆类型的权重最小，这是因为对不同类型的车辆选择在于乘客，选择比例会稳定在某一数值，不会产生太大波动。

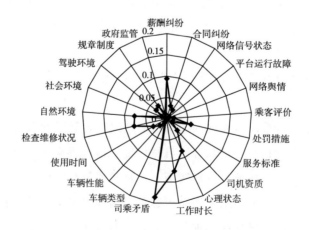

图4 三级指标权重雷达图

五 治理对策

（一）线上平台风险治理对策

研究结果表明，线上平台风险主要来自劳动关系和平台管理，需重点关注薪酬纠纷和处罚措施并对其采取风险控制措施。

（1）开展线上平台规范化管理。线上平台应遵循公开透明、合理规范的原则，进行线上平台规范化管理，对司机薪酬进行保障。乘客支付的费用包含税费、成本费、盈利费等，平台应该将这些信息向司机公开，合理制定平台抽成与司机薪酬比例。为了刺激乘客约车出行而发放的优惠券、乘客因使用优惠券而减免的费用也应进行商定，考虑网约车司机的合理诉求，而不是一味从网约车司机福利或工资保障中扣除。网约车行业发展时间短，法律法规的制定亟待完善。政府可根据行业发展态势制定相应的规范和处罚措施，杜绝线上平台抽成乱象，促进线上平台抽成规范化管理。

（2）搭建网约车司机与平台的沟通机制。设立"平台信箱"，搭建网约车司机与平台的沟通桥梁。平台可设置"平台信箱"等类似模块，其功能为：网约车司机对平台提出建议并尽快得到平台回复。在现在设置的客服窗口，许多平台都将模式化的答复回馈给司机，实际问题得不到解决。"平台信箱"可以是独立于客服窗口的沟通桥梁，设置专门的官方人员在线处理，并在短时间内给予反馈，提高紧急事件的处理效率。

（3）倾听网约车司机合理诉求。线上平台制定处罚措施要有"人情味"，要倾听网约车司机诉求。乘客在平台上对网约车司机做出的差评对司机接单带来很大的影响，评分过低可能会影响司机接单优先顺序以及接单成功率等。平台对差评尤为重视，其处罚措施使网约车司机苦不堪言。有的司机确实是因一些不可控的天气、路况等因素导致未在预期时间内送达乘客而得到差评，平台应该倾听网约车司机的诉求，而不是针对所有差评结果都对网约车司机"一刀切"，以限制接单、降低接单成功率、扣除薪酬这些直接威胁到网约车司机利益的处罚方式进行。平台应该慢慢地摸索、制定、完善处罚制度。

（4）保障线上平台平稳的运行环境。平台公司应致力于技术研究，对App进行升级，保障平稳的运行环境。平台需加大资金投入，维持平台平稳运行状态，降低故障概率，建立良好的网约车运营线上环境。通过技术研究对App进行升级，丰富其模块、内容和功能，给予网约车司机良好的线上体验。

（二）线下运营风险控制措施

线下运营风险主要来自人员和车辆。其中司乘矛盾、工作时长、心理状态以及检查维修状况对网约车司机职业风险影响较大。

（1）线下运营规范化，降低司乘冲突。司乘矛盾主要来源于言语冲突或利益争端。加大对网约车司机的文明教育，规范文明运营行为，以避免言语冲突。如在平台上多推送与文明用语、文明礼仪相关的文章。线下运营的规范化是解决利益争端的利器，可制定相应规程，完善内容，使线下收费、线下叫车等特殊情况都按流程进行，以免引起利益纠纷。

（2）限制线下运营时间，避免疲劳驾驶。网约车司机为了得到更多的薪酬通常会选择不断接单，长时间连续的驾驶容易导致人体疲劳。接单、行驶路线往往需要眼睛注视手机，这加剧了司机的疲劳程度。各网约车平台应该重视这种情况，对连续工作时长超过8个小时的网约车司机进行限制，设置合理的休息时间。同时，在工作过程中对网约车司机工作时长进行语音或弹窗提示，提醒网约车司机注意休息，缓解长时间驾驶带来的疲劳。

（3）强化司机安全意识，建立健全安全驾驶制度。加强对网约车司机的培训，可定期进行线上安全教育、案例警示，普及安全驾驶重要性，提高网约车司机的安全意识。同时，建立健全安全驾驶制度，避免司机在心态极端的状况下接单载客，影响驾驶操作从而酿成严重后果。

（4）加强车辆安全管理，注意及时检查维修。车辆是网约车运营服务的工具，它的良好状态关乎运营的顺利进行。由于网约车司机的综合素质参差不齐，网约车平台应多对司机进行理论知识的灌输。网约车司机应主动了解车辆故障的前兆、车辆需要紧急维修的状况以及车辆部位的不良状态等知识，以应对路上车辆产生故障的突发情况；网约车司机应严格按照车辆检修规定定期进行车检，在遇到车辆故障时要及时送检维修。

参考文献

威尔森：《网约车市场的发展现状及展望》，《汽车与配件》2020年第8期。

纪府辰：《网约车平台与驾驶员劳动关系认定》，《职工法律天地》2019年第2期。

徐来：《人民财评：网约车定价规则透明应是行业基本共识》，人民网，2021年5月8日，http://opinion.people.com.cn/n1/2021/0508/c1003-32097928.html。

翁仁木：《平台从业人员职业伤害保障制度研究》，《中国劳动》2019年第10期。

韦雨晨：《论滴滴出行的员工绩效考核制度》，《中国市场》2018年第15期。

田静静、贺玉龙、曲桂娴等：《基于模糊集—证据理论—层次分析法的车辆运行风险评估》，《科学技术与工程》2019年第32期。

贾文峥、王艳辉、苏宏明等：《基于风险网络的轨道交通车辆风险评价》，《交通运输系统工程与信息》2019年第4期。

柳本民、陈彦旭、管星宇：《高速公路冰雪湿滑路面车辆换道越线时间生存分析》，《同济大学学报》（自然科学版）2020年第4期。

段然、孙欣、李玲等：《道路运输环境风险评价研究——以重庆市某区县为例》，《环境与发展》2019年第8期。

任其亮、赵子玉：《基于扎根理论的网络约车服务质量影响因素研究》，《重庆交通大学学报》（自然科学版）2019年第2期。

王宇：《网约车行政监管困境及对策探究》，《经济师》2021年第5期。

《交通运输部 工业和信息化部 公安部 商务部 市场监管总局 国家网信办关于修改〈网络预约出租汽车经营服务管理暂行办法〉的决定》，《中华人民共和国国务院公报》2023年第9期。

黄素琴：《试析法律特殊群体职业风险及应对措施》，《现代营销》（信息版）2019年第12期。

张宏安：《国内网约车研究现状分析》，《全国流通经济》2019年第12期。

孙慧、赵道静：《"网约车"司机的群体特征与职业困境》，《青少年研究与实践》2021年第1期。

曹文轩：《杭州网约车司机职业现状观察》，硕士学位论文，浙江大学新闻与传播专业，2020。

黄会：《B2C 网约车企业商业模式变革探究——以首汽约车为例》，《中国市场》2020 年第 32 期。

文越：《网约车平台提供商运营模式及其法律责任研究》，硕士学位论文，山西大学民商法学专业，2019。

傅惟钧：《网约车服务平台的设计与实现》，硕士学位论文，北京交通大学软件工程专业，2019。

交通协管员职业风险研究*

任国友　王　昕**

摘　要： 交通协管员在协助交通工作时，面临着很多职业风险因素，它们危害着交通协管员的职业安全与健康。本报告对北京市公共交通车内协管员的职业健康风险现状进行调查分析，从影响职业健康风险的五个维度——人员风险、车辆风险、路况风险、环境风险、管理风险，对影响交通协管员职业风险的 22 种指标进行分析，结果发现"心理问题"对人员风险影响最大，"车辆本身性能"对车辆风险影响最大，"交通路况"对路况风险影响最大，"自然灾害"对环境风险影响最大，"教育培训"对管理风险影响最大。本报告运用 SPSS23.0 软件，建立了交通协管员职业风险回归模型，发现人员风险是影响交通协管员职业健康的最主要因素。最后以北京交通协管员为例，提出缓解交通协管员职业风险的对策。

关键词： 交通协管员　职业风险　回归模型

---

* 本文系中国劳动关系学院劳动关系与工会研究院（智库）2023 年度研究项目"数字劳动下职工职业风险状况研究"（项目编号：ZK2023-16）、教育部首批课程思政示范课程项目"应急决策理论与方法"（教高函〔2021〕7 号）的研究成果。

** 任国友，教授，硕士生导师，教育部首批课程思政教学名师、教学团队负责人、安全工程学科带头人，中国劳动关系学院安全工程学院副院长、职业风险与劳动素养评价研究所所长，主要从事城市公共安全科学与技术、工业安全与风险评估、应急决策与仿真分析、劳动风险与大数据研究；王昕，上海海事大学海洋科学与工程学院研究生，主要从事交通运输安全与环境研究。

一 问题的提出与背景分析

20世纪末，中国城市化速度加快，城市基础设施发展，车辆数量迅速增加，交通管理压力也随之迅速增加，警察队伍的人员短缺日益明显，交通协管员在这种背景下产生。从时间上看，国内主要城市的交通协管员队伍大多在2003~2005年组建。自产生以来，交通协管员的队伍迅速扩张。总的来说，在北京、上海、广州这些一线大城市，交通协管员队伍扩张飞快，在一些交通压力较小的城市人数也在不断增长。李文、崔利表明在法律赋予的权利上，交通协管员分为路口协管员和路段协管员：路口协管员对制止汽车和行人违法行为负有主要责任[①]；路段上的交通协管员可以给非法停车贴条，但是他们只负责贴条不负责收费。李冬晨研究交通协管员的法律地位，发现交通协管员几乎没有执法权力，其职责集中在道路管理[②]。而相应的处罚权，如罚款、扣押资金等权力，仍然由交通管理部门掌握。交通管理部门通过了一系列法律法规，对交通协管员的管理、招录、培训、使用、考核等提出了管理规定。曾艳等人以江西省南昌市为例进行调查，结果显示交通协管工作对交通协管员的身体造成了一些损害，在职业健康方面，受到工作的影响，交通协管员的身体极易受到伤害，甚至部分交通协管员在同一时段患过两种以上职业病[③]。目前交通协管员的职业保障制度相对薄弱，仅从工资待遇来看，交通协管员的工资待遇仍然普遍偏低，我国交通协管员的发展走的是职业化道路，交通协管员承受着家庭经济压力、职业晋升压力和社会环境压力。目前已开展的相关研究对交通协管员安全与健康状况有所关注，但对影响交通协管员的职业风险因素关注较少，开展交通协管员职业风险研究具有重要的现实意义。

---

① 李文、崔利：《民营化视角下的交通协管员"贴条"行为研究——以北京市为例》，《行政与法》2018年第2期。
② 李冬晨：《交通协管员法律地位研究》，硕士学位论文，东南大学法律硕士专业，2018。
③ 曾艳、郭素萍、洪亮等：《交通协管员的交通管理能力调查研究——以江西省南昌市为例》，《老区建设》2014年第6期。

二 影响交通协管员职业健康的因素分析

（一）概念界定

（1）交通协管员。交通协管员是指协助公安交通管理部门和交通民警开展相关交通管理工作，维护交通秩序的非在编辅助人员。

（2）风险。法国学者 Lehman 在《普通经营经济学》一书中将风险定义为损失发生的可能性。Williams 等人认为风险是在给定条件下，可能的结果之间的差异[1]。黎益仕认为风险是特定灾害的危险概率乘以易损性[2]。国际标准组织 ISO 发布的《ISO Guide 73：2009 风险管理—术语》中的风险定义是不确定性对目标的影响。

（3）职业风险。在国外，学者一般从职业危害的角度来定义职业风险及其内涵，认为职业风险是指特定的工作环境对个体的身体、心理带来的影响造成其他严重性后果的可能性。《俄罗斯联邦劳动法典》将职业风险定义为：在从业过程中因接触有害或危险的生产要素而对健康造成损害的可能性。黎玉柱首次在国内提出职业风险的概念，认为职业风险是随着社会的发展，劳动者失去职业或就业的可能性[3]。刘铁民认为职业风险是在工作中因为一些行为而受到经济、政治上的惩罚，进而导致其职业生涯受到影响[4]。陶冶认为职业风险是个人在从事某职业的过程中，有一定概率发生并由个体承担的风险[5]。

（二）交通协管员职业风险特征

交通协管员的主要任务是协助维持道路交通，尤其是有关行人和非机

---

① C. A. Williams，R. M. Heins，*Risk Management and Insurance*，Mc Graw-Hill Companies，1985。

② 黎益仕：《英汉灾害管理相关基本术语集》，中国标准出版社，2005。

③ 黎玉柱：《建立和健全社会主义社会的职业风险机制》，《福建论坛》（经济社会版）1988年第 2 期。

④ 刘铁民：《现代安全生产科学管理知识讲座 第三讲 优化安全生产监管机制》，《劳动保护》2010 年第 4 期。

⑤ 陶冶：《护理职业风险意识研究进展》，《护理实践与研究》2012 年第 6 期。

动车的交通，但交通协管员不得从事其他执法行为，不得对违法行为人做出行政处罚或者行政强制措施决定，其基本职责决定了可能面临的职业风险。

（1）人员的风险特征。在进行疏导或执法过程中过错方拒绝服从交通协管员的管理，有的人用恶意的言论侮辱交通协管员，甚至是动手殴打交通协管员，这对协管员的身体造成了伤害。并且随着工作时间的加长，协管员会或多或少地患有与工作相关的疾病，甚至有些协管员心理上也会产生一定的问题。

（2）车辆的风险特征。公共交通车辆在行驶过程中虽极少发生交通事故，但一旦发生，对车厢内的协管员及乘客都会造成伤害。在行驶过程中，协管员常会拿小红旗探出头对周围车辆进行提醒，这可能会有一定的危险。在长期行驶过程中，车辆不进行保养和检修会导致车辆性能下降，遇到突发情况车辆无法及时反应，发生交通事故，这可能造成协管员受伤。

（3）路况的风险特征。车辆在行驶时，交通路况随着时间段的不同发生变化，特别是在早、晚高峰期间，车流量极大，道路拥挤，此时车辆容易发生交通事故。在极少数情况下，红绿灯因故障指示错误，会造成重大的交通伤亡事故。由于公共交通的特性，车辆停靠站时上下车人流量大，容易因急刹车发生碰撞事故，也易发生和其他机动车的追尾事故。

（4）环境的风险特征。公共交通车辆内空间有限，遇到高、低温或是暴雨暴雪等极端天气，车厢内的协管员极易出现身体不适。公交车在暴雨暴雪天气可能由于道路湿滑或结冰，发生交通事故，从而造成对协管员的伤害。

（5）管理的风险特征。由于各种现实原因，大多数现有规章制度条款内容缺乏系统性和可操作性，即使相关部门给出了公安机关协勤人员管理暂行办法等各种文件，交通协管部门在协调公安机关工作以及在对队伍的整顿方面还是存在不彻底的问题。交通协管在监督管理工作上还是难以实现固有的约束性。交通协管员的工作主要集中在基层管理，长期的工作负担和低收入极易造成其心理不平衡和工作积极性下降。

（三）影响交通协管员职业健康的因素

对于交通协管员这一类特殊群体，在对其职业风险进行研究时，需要借助系统安全工程的理论方法，从系统的角度入手，考虑"人—机—环—管"。本报告在研究交通协管员的职业风险时，通过问卷调查与文献分析，又考虑到公共交通易受到路面状况的影响从而影响到交通车辆内的协管人员，所以确定五大类职业风险因子，分别是人员风险、车辆风险、路况风险、环境风险、管理风险，包括 19 个小类职业风险因素，如表 1 所示。

表 1　交通协管员职业风险指标体系及其指标内涵

维度	指标	指标内涵
人员风险	工作有关疾病	不同的人们在一般的工作环境中，由各种一般性工作因素引起的一般性疾病
	心理问题	人内在精神因素与一定的情境相联系，常因一定的情境诱发而导致的一系列问题
	乘客行为	乘客在乘车过程中对交通协管员发出的动作行为以及自身与常人不同的行为
	驾驶员行为	驾驶员在行车过程中做出的不符合规范的行为动作
车辆风险	交通安全	交通参与者（行人、驾驶员等）在交通活动过程中，能够自觉地遵守交通法规及相关安全管理规定，保障行车安全和路人行走安全
	车辆本身性能	车辆的操作性、制动性、操纵稳定性等
	车辆检修维修	对车辆进行规定的检测和适时维修，以保证车辆安全可靠
路况风险	路口红绿灯	控制车辆通行时间及发出相应指示信息
	交通路况	车辆行驶的路面及附属设施情况
	车辆数量	公共交通车辆行驶时周边的车辆数量
	车辆停靠站	车辆停下让乘客上下车的固定站点
环境风险	工作环境	人的工作地周围的物理环境
	气象条件	各种气象要素的配合状态
	自然灾害	给人类生存带来危害或损害人类生活环境的自然现象
	交通管制	出于某种安全方面的原因对于部分或者全部交通路段的车辆和人员通行采取的控制措施

续表

维度	指标	指标内涵
管理风险	规章制度	政府或用人单位制定的组织劳动过程和进行劳动管理的规则和制度的总和
	交通部门监管	交通协管员的管理要受到交通部门的监管
	工作排班制度	在工作日内组建不同班次的工作组，在同一工作地轮番进行生产的劳动协作形式
	工资待遇	法定用人单位依据法律规定或行业规定或与员工之间的约定，以货币形式对员工的劳动所支付的报酬

1. 人员风险

人员风险又可以进一步分为工作有关疾病、心理问题、乘客行为和驾驶员行为四类因素。

（1）工作有关疾病。工作有关疾病是指不同的人在一般的工作环境中，由各种一般性工作因素引起的一般性疾病。龚茜等人在研究中发现交通协管员患有肌肉骨骼系统疾病、肠胃疾病、高血压、高血脂的概率要高于其他人群[①]。

（2）心理问题。心理问题是由人内在精神因素与一定的情境相联系，常由一定的情境诱发而导致的一系列问题。交通协管员与社会接触面广，一言一行被广泛关注，时刻被社会舆论监督。交通协管员自身也会因多数时间与精力投入工作而对家庭责任承担不够、事业与家庭无法合理兼顾而自责，这也造成一定的心理压力。

（3）乘客行为。乘客行为是指乘客在乘车时发生的动作，本报告中的乘客行为指的是乘客在乘车过程中对交通协管员发出的动作行为以及自身与常人不同的行为。在调查中了解到，交通协管员权益受到侵害的事件逐渐增多，时常会发生交通协管员被诬告、诽谤、谩骂，甚至被殴打的情况。

---

① 龚茜、桑学斌：《基于人因安全的机车乘务员职业压力管理研究》，《2018 年铁路卫生防疫学术年会论文集》，秦皇岛，2018。

（4）驾驶员行为。本报告中驾驶员行为是指驾驶员在行车过程中做出的不符合规范的行为动作。90%的交通事故是人为因素导致的，其中超过80%的交通事故是由驾驶员的不安全行为造成的，特别是从近几年发生的公交车坠江或偏离原来行驶路线发生碰撞的事件来看，驾驶员行为也会影响到车内交通协管员的安全。

2. 车辆风险

车辆风险进一步分为交通安全、车辆本身性能和车辆检维修。

（1）交通安全。交通安全是指交通参与者（行人、驾驶员等）在交通活动过程中，能够自觉地遵守交通法规及相关安全管理规定，保障行车安全和路人行走安全。在进行调查时，发现车内交通协管员在工作时很少可以坐着，所以交通安全对公共交通车辆极为重要，一旦发生交通事故，协管员在站着的情况下极易受到伤害。

（2）车辆本身性能。车辆本身性能通常表明车辆的操作性、制动性、操纵稳定性等。田静静等人也认为车辆性能不足会导致车辆风险[1]。车辆性能发生下降，在遇到极端天气、自然灾害、道路状况差的情况时，极易发生交通事故，从而导致协管员受到伤害。

（3）车辆检维修。车辆检维修是指对车辆进行规定的检测和适时维修以保证车辆安全可靠。贾文峥等人认为车辆风险与车辆检维修有关。车辆检维修不及时、不到位，车辆安全无法得到保证[2]。

3. 路况风险

路况风险包括路口红绿灯、交通路况、车辆数量和车辆停靠站四个因素。

（1）路口红绿灯。路口红绿灯控制着车辆的通行时间以及发出相应的指示信息。红绿灯时长影响着路口的交通状况。红绿灯控制着来往车辆各行

---

[1] 田静静、贺玉龙、曲桂娴等：《基于模糊集—证据理论—层次分析法的车辆运行风险评估》，《科学技术与工程》2019年第32期。

[2] 贾文峥、刘悦、王军：《作业条件危险性评价法在车辆检修作业风险评估中的应用》，《城市轨道交通研究》2019年第6期。

驶方向不同的密度和速度，若安排缺乏合理性，会导致交通堵塞问题，发生交通事故，造成人员伤亡，甚至在个别情况下，路口红绿灯可能发生指示性错误，会造成交通事故的发生。

（2）交通路况。交通路况是指车辆行驶的路面及附属设施情况。随着交通量的增大，车辆行驶速度逐渐减慢，行驶车辆受别的车辆或行人的干扰较大，公共交通的行车速度受到一定限制，车辆间的相互干扰较大，易发生撞车事件。

（3）车辆数量。车辆数量是指公共交通车辆行驶时周边的车辆数量。在车辆行驶中，当公共交通车辆周围车辆数量增加时，交通协管员会探出窗外，用红色旗帜对车外车辆进行示意，这极易造成交通协管员的身体受到伤害。

（4）车辆停靠站。车辆停靠站是指车辆停下让乘客上下车的固定站点。公共交通车辆停靠站对于后续交通流的到达率和疏散率有着一定的影响，对交通流随机延误产生较大影响，造成一定的交通堵塞，容易对交通协管员造成一定的人身伤害。

4. 环境风险

环境风险包括工作环境、气象条件、自然灾害和交通管制四个因素。

（1）工作环境。工作环境是指人的工作地周围的物理环境。环境的好坏，对交通协管员的影响是多方面的。在公共交通中，噪声强度较大、工作空间狭窄拥挤、天气高温高湿等不良环境对交通协管员的心理生理会产生不同程度的影响。比如，噪声对于交通协管员影响最大的是对听力的损害，噪声可导致不同程度的听力损害，对于神经系统和心血管系统也会产生不同程度的影响。

（2）气象条件。气象条件通常指各种气象要素的配合状态，包括风、雨和雪等。柳本民等人认为环境风险与公路冰雪天气有关[①]，冰雪天气导致

---

① 柳本民、陈彦旭、管星宇：《高速公路冰雪湿滑路面车辆换道越线时间生存分析》，《同济大学学报》（自然科学版）2020年第4期。

道路行驶环境复杂，司机对车辆的控制能力降低，易形成由于操作失误、刹车失灵和错误判断等因素引起的交通事故，对交通协管员的身体产生伤害。

（3）自然灾害。自然灾害是指给人类生存带来危害或损害人类生活环境的自然现象。恶劣的天气环境对车辆行驶的安全性影响最大，大风、雨雪等恶劣天气加大驾驶人员对车辆控制的难度，交通事故往往也极易在这时候发生，从而影响到车内的协管员，造成对协管员的一些伤害。

（4）交通管制。交通管制是指出于某种安全方面的原因对于部分或者全部交通路段的车辆和人员通行采取的控制措施。在进行交通管制期间，如举行大型会议时，部分道路封闭，大量车辆涌入邻近车道，造成一定的交通拥堵，导致公共交通的停运，这会对交通协管员的生活产生一定的影响。

5. 管理风险

管理风险包括规章制度、交通部门监管、工作排班制度及工资待遇四个因素。

（1）规章制度。规章制度是指政府或用人单位制定的组织劳动过程和进行劳动管理的规则和制度的总和。从全国来看，规范交通协管员的法律法规比较薄弱。《中华人民共和国道路交通安全法》《中华人民共和国道路交通安全法实施条例》均未对交通协管员进行规制，交通协管员制度的诸多关键环节都缺少统一的、具有可操作性的法律制度的保障。

（2）交通部门监管。交通协管员的管理要受到交通部门的监管。对交通协管员的工作制度、学习制度和组织制度还有待进一步完善和落实，"重使用、轻培训"的现象依然存在。

（3）工作排班制度。工作排班制度是指在工作日内组建不同班次的工作组，在同一工作地轮番进行生产的劳动协作形式。经过调研发现，公共交通车辆内的交通协管员采取轮班制度，而基于生物节律理论，发现轮班制度与工作人员工作疲劳有关系。轮班制度的不合理导致了交通协管员的疲劳，对协管员的身体和心理都造成了一定的伤害。

（4）工资待遇。工资待遇是指法定用人单位依据法律规定或行业规定或与员工之间的约定，以货币形式对员工的劳动所支付的报酬。目前交通协管员的收入和福利待遇相对于其付出的辛苦劳动差距较大，部分地方的交通协管员工资达不到本地职工收入的平均水平。因各地对交通协管员的重视程度不同，在福利待遇的提供上也存在着差异。

三　数据调查与结果分析

1. 调查问卷设计与数据来源

（1）调查问卷设计。本问卷分为三部分内容。第一部分为交通协管员个人基本情况的调查，第二部分为交通协管员职业风险认知影响因素的问题设置，第三部分为交通协管员职业风险改进建议。

第一部分的个人基本情况包括性别、出生年代、工作地点、工作时段、教育水平、工资和从事交通协管工作年限。

第二部分将职业风险认知影响因素分为人员风险、车辆风险、路况风险、环境风险以及管理风险五个维度，共计22个指标（见表2）。问卷采用李克特量表五点计分法（1表示完全不符合，5表示完全符合，分数越高表示越符合问卷指标）制作交通协管员职业风险认知问卷调查表，图1显示了交通协管员职业风险与其影响因素之间的关系。

表2　交通协管员职业风险调查问卷设计说明和主要问题示例

维度	具体因素指标	主要问题示例
人员风险	工作有关疾病	您在工作时经常感到腰背部、腿部、足部疼痛
	心理问题	您在工作过程中心里时常会感到烦闷孤独
	乘客行为	工作过程中您与乘客偶尔有冲突发生
	乘客行为（特殊人群）	您经常注意观察特殊人群行为（如醉酒）
	驾驶员行为	工作过程中驾驶员会时常保持文明驾驶行为

维度	具体因素指标	主要问题示例
车辆风险	交通安全	车辆行驶时偶尔有交通事故发生
	车辆本身性能	您所在车辆会定期进行保养
	车辆检维修	您所在车辆会经常进行检查维修
	车辆进出站	您非常注意车辆进出站
路况风险	路口红绿灯	您时常关注路口红绿灯指示
	交通路况	您时常关注路况信息
	车辆数量	您会经常注意车辆行驶时周边的车辆数量
	车辆停靠站	您会经常关注节假日车辆停靠站时的拥堵现象
环境风险	工作环境	您对自己的工作环境感到满意
	气象条件	长期的高温高湿或寒冷天气影响身体健康
	自然灾害	恶劣天气容易导致车辆行驶困难
	特殊时期交通管制	特殊时期的交通管制会导致您工作时间加长
管理风险	规章制度	您对交通协管员管理制度满意
	交通部门监管	您认为交通部门监管力度很到位
	工作排班制度	您对现有工作排班制度满意
	工资待遇	您有良好的工资待遇
	教育培训	您所在单位定期对您进行教育培训

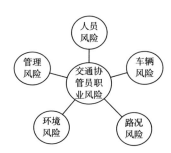

图1 影响交通协管员职业风险的因子

在问卷设计中，主要考虑的影响职业风险的因素包括五类。第一类为人员风险。①工作有关疾病；②心理问题；③乘客行为；④乘客行为（特殊人群）；⑤驾驶员行为。第二类为车辆风险。①交通安全；②车辆本身性能；③车辆检维修；④车辆进出站。第三类为路况风险。①路口红绿灯；②交通路况；③车辆数量；④车辆停靠站。第四类为环境风险。①工作环境；②气象条件；③自然灾害；④特殊时期交通管制。第五类为管理风险。①规章制度；②交通部门监管；③工作排班制度；④工资待遇；⑤教育培训。

（2）数据来源与样本投放。交通车辆内的交通协管员一般常在一、二线城市见到，所以该研究以北京市交通协管员为例，进行交通协管员职业风险认知调查。样本投放 170 份，回收 170 份，其中有效问卷 160 份，回收有效率为 94.1%。

2. 交通协管员人口学特征分析

基于收回的有效样本，统计问卷个人基本情况并进行分析，结果如表 3 所示。

表 3　个人基本情况统计

样本基本情况		样本数（人）	所占百分比（%）
性别	男	123	76.88
	女	37	23.13
出生年代	"60 后"	2	1.25
	"70 后"	96	60.00
	"80 后"	60	37.50
	其他	2	1.25
工作地点	公交车内	68	42.50
	地铁内	92	57.50
工作时段	早高峰	76	47.50
	晚高峰	73	45.63
	其他	11	6.88
教育水平	博士、硕士	0	0
	本科及同等水平	3	1.88
	专科	106	66.25
	高中及以下	51	31.88

样本基本情况		样本数（人）	所占百分比（%）
工资	<3000 元/月	3	1.88
	3000~6000 元/月	155	96.88
	>6000 元/月	2	1.25
工作年限	<3 年	16	10.00
	3~5 年	108	67.50
	>5 年	36	22.50

从交通协管员个人基本情况统计表中可以看出以下情况。

（1）问卷调查对象中，男性为 123 人，女性为 37 人，男性所占比例远远超过女性。这个比例反映了公共交通车辆内交通协管员性别比例现状，这与交通协管员职业的特殊性有关。

（2）被调查对象中，交通协管员大多为"70 后"与"80 后"，分别占比 60.00% 和 37.50%，这说明交通协管员年龄大多在 40 岁以上。

（3）根据调查对象特定的工作地点，选取了公共交通车辆内的交通协管员，并分为公交车内和地铁内。公交车内协管员占比为 42.50%，地铁内协管员占比为 57.50%，地铁内协管员人数多于公交车内协管员人数。

（4）交通协管员的工作时间采用轮班制，一般为上午、下午以及晚上三个时间段进行轮换，以上午的早高峰和下午的晚高峰为代表，早高峰占比为 47.50%，晚高峰占比为 45.63%，其他占比为 6.88%，这说明早晚高峰工作的交通协管员相差不大。

（5）教育水平方面，"专科"学历占比为 66.25%，"高中及以下"占比为 31.88%，这两项占了绝大多数，说明交通协管员的学历主要以专科和高中及以下为主。

（6）工资方面，"3000~6000 元/月"占比为 96.88%，这与前期调查一致，交通协管员的工资主要集中在每月 3000~6000 元。

（7）工作年限方面，"<3 年"占比为 10.00%，"3~5 年"占比为 67.50%，">5 年"占比为 22.50%。工作"3~5 年"的居多，这与交通协管员的岗位吸引力不强有关。在对交通协管员的访谈中了解到，绝大多数交通协管员在工作三四年之后，会选择做其他岗位的工作。

3. 交通协管员职业风险影响因子分析

（1）性别因素影响。从图2可以看出五个因素对不同性别的影响不同，对男性的影响效果最为显著。通过对五个因素的比较，每个因素对男女之间的影响差别不大，但是人员风险因素还是最主要的影响。造成这种男女之间差别较大的原因是由于交通协管员职业工作性质的特殊性，因此招聘的人大多数为男性，女性招聘人数较少。

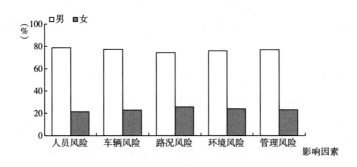

图2 交通协管员性别差异性的影响因素

（2）年龄因素影响。从图3可以看出五个因素对不同年龄段的影响不同，其中对"70后""80后"影响最为显著。通过对不同年龄段的比较得出，人员风险是影响年龄差异的主要因素，如图3所示。公共交通车辆的交通协管员的职业具有特殊性，对年轻人并没有吸引力，而老年人也由于体力、体质等方面的原因，无法在车内担任交通协管员，所以交通协管员主要为"70后""80后"人群。

（3）工作地点的影响。从图4可以看出五个因素对工作地点的影响基本相同，但是人员风险对交通协管员职业风险影响最为突出。公交车内的人员风险比地铁内要高，这是因为地铁内设有安检环节，相较于公交车内直接上下车更加安全；地铁内设施建设齐全，行驶中会较公交车内安全系数更高。

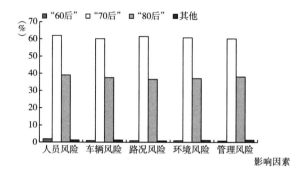

图 3　交通协管员年龄差异性的影响因素

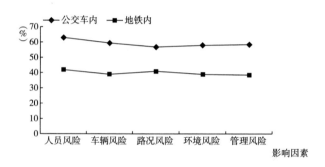

图 4　交通协管员工作地点差异性的影响因素

（4）工作时段的影响。从图 5 可以看出，这五个因素对不同时段的交通协管员的影响不同，但每个因素对早、晚高峰的影响相差不大，五个因素对其他工作时间段的影响较早、晚高峰要大。但是通过对比，对不同时段的交通协管员最主要的影响因素还是人员因素。这是因为早、晚高峰人流量大，相较于其他时间段人员更为密集，交通协管员要更加注意突发安全事故。

（5）教育水平的影响。从图 6 可以看出，五个影响因素对不同教育水平的交通协管员影响不同，但每个因素对不同的教育水平的影响相差不大。但是经过比较，不同影响因素对专科和高中及以下学历的交通协管员

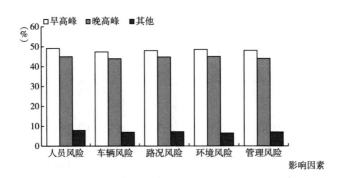

图 5　交通协管员工作时段差异性的影响因素

有较大的影响，其中人员风险对专科和高中及以下学历的交通协管员的影响最大。

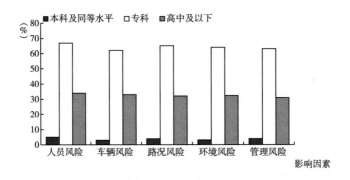

图 6　交通协管员教育水平差异性的影响因素

4. 交通协管员职业风险调查结果分析

（1）交通协管员职业风险总体状况。对问卷调查的各个指标进行均值和标准差的计算，结果如表 4 所示。从上述指标中可以看出，"车辆本身性能"和"自然灾害"指标均值最高，为 4.44；而"乘客行为"均值最低，为 1.64。

表 4 各指标的均值和标准差

维度	具体因素指标	均值	标准差
人员风险	工作有关疾病	4.10	0.885
	心理问题	4.32	0.696
	乘客行为	1.64	0.772
	驾驶员行为	4.14	0.731
	乘客行为（特殊人群）	4.30	0.671
车辆风险	交通安全	1.77	0.773
	车辆本身性能	4.44	0.745
	车辆检维修	4.21	0.746
	车辆进出站	4.33	0.758
路况风险	路口红绿灯	3.23	1.569
	交通路况	4.40	0.809
	车辆数量	3.33	1.458
	车辆停靠站	4.33	0.830
环境风险	工作环境	4.24	0.693
	气象条件	4.35	0.746
	自然灾害	4.44	0.815
	特殊时期交通管制	2.04	0.939
管理风险	规章制度	3.63	0.957
	交通部门监管	3.74	0.918
	工作排班制度	2.82	1.215
	工资待遇	1.79	0.833
	教育培训	4.37	0.693

一是人员风险中"心理问题"均值最高，除了"乘客行为"以外，其他指标的均值都在4以上，这表明"工作有关疾病""心理问题""驾驶员行为""乘客行为（特殊人群）"这四个指标在中等水平以上（中等水平为3）。"乘客行为"均值在2以下，低于中等水平，表明随着群众和交通协管员的文明素质提升，并不会轻易出现交通协管员与乘客发生冲突的现象。

二是车辆风险中"车辆本身性能"均值最高，除了"交通安全"均值都在 4 以上，表明"车辆本身性能""车辆检维修""车辆进出站"这三个指标比中等水平高。"交通安全"均值在 2 以下，低于中等水平，表明在车辆行驶过程中很少发生交通安全事故，对交通协管员的职业风险影响较小。

三是路况风险中"交通路况"均值最高，其余三个指标"路口红绿灯""车辆数量""车辆停靠站"均值也在中等水平以上。

四是环境风险中"自然灾害"均值最高，除了"特殊时期交通管制"其他均值都在 4 以上，表明"工作环境""气象条件""自然灾害"这三个指标比中等水平高。"特殊时期交通管制"均值在 3 以下，比中等水平低，表明在特殊时期带来的交通管制并不会对交通协管员的职业风险构成较大的影响。

五是管理风险中"教育培训"均值最高，"工资待遇"均值最低。"工资待遇"均值小于 2，表明交通协管员对自己的工资待遇并不是很满意。

（2）交通协管员职业风险在人口统计变量上的差异性有以下几个方面。

一是在性别上的差异。如表 5 所示，交通协管员的职业风险在性别上存在显著的差异性，男性占比远超于女性。

表 5　交通协管员职业风险在性别上的差异

性别		人员风险	车辆风险	路况风险	环境风险	管理风险
男	平均值	3.7870	3.7256	3.6951	3.7215	3.2699
	标准差	0.34993	0.42515	0.77785	0.41142	0.52228
	方差	0.122	0.181	0.605	0.169	0.273
女	平均值	3.4162	3.6554	4.2432	3.9122	3.2703
	标准差	0.42525	0.46155	0.40606	0.34468	0.47191
	方差	0.181	0.213	0.165	0.119	0.223

二是在年龄上的差异。如表 6 所示，交通协管员的职业风险在年龄上没有显著性的差异，主要集中在"70 后"与"80 后"的协管员。职业风险在不同年龄上相差无几。

表6 交通协管员职业风险在年龄上的差异

年龄		人员风险	车辆风险	路况风险	环境风险	管理风险
"60后"	平均值	2.5000	2.8750	3.1250	3.0000	1.6000
	标准差	1.55563	1.59099	1.23744	1.41421	0.84853
	方差	2.420	2.531	1.531	2.000	0.720
"70后"	平均值	3.7559	3.7331	3.6737	3.7076	3.2339
	标准差	0.36966	0.47766	0.78545	0.33526	0.47293
	方差	0.137	0.228	0.617	0.112	0.224
"80后"	平均值	3.8133	3.7125	3.7292	3.7250	3.3100
	标准差	0.33922	0.38462	0.77335	0.48429	0.56379
	方差	0.115	0.148	0.598	0.235	0.318
其他	平均值	4.0000	3.7500	2.7500	3.7500	3.5000
	标准差	0.00000	0.00000	0.35355	0.35355	0.14142
	方差	0.000	0.000	0.125	0.125	0.020

三是在工作地点上的差异。如表7所示，公交车内和地铁内在车辆风险、路况风险以及环境风险上有显著的差异性；地铁内人员风险分值略大于公交车内；公交车内与地铁内在管理风险上并无明显差异。

表7 交通协管员职业风险在工作地点上的差异

工作地点		人员风险	车辆风险	路况风险	环境风险	管理风险
公交车内	平均值	3.7706	3.7610	4.1801	3.7500	3.2824
	标准差	0.38052	0.38496	0.59357	0.43623	0.54443
	方差	0.145	0.148	0.352	0.190	0.296
地铁内	平均值	3.8074	3.6806	3.0694	3.6806	3.2481
	标准差	0.31314	0.47438	0.48422	0.38059	0.50047
	方差	0.098	0.225	0.234	0.145	0.250

四是在工作时段上的差异。如表8所示，早高峰的职业风险在人员风险、车辆风险、路况风险、环境风险及管理风险上有显著差异，均高于晚高峰和其他时间段。

表 8　交通协管员职业风险在工作时段上的差异

工作时段		人员风险	车辆风险	路况风险	环境风险	管理风险
早高峰	平均值	3.8655	3.7759	3.7026	3.8017	3.3379
	标准差	0.29591	0.37955	0.79120	0.37393	0.53141
	方差	0.088	0.144	0.626	0.140	0.282
晚高峰	平均值	3.6893	3.6205	3.6071	3.6473	3.1643
	标准差	0.39436	0.43950	0.78169	0.44665	0.48857
	方差	0.156	0.193	0.611	0.199	0.239
其他	平均值	3.5000	3.5938	3.1563	3.6250	3.2750
	标准差	0.23905	0.44194	0.49888	0.35355	0.62278
	方差	0.057	0.195	0.249	0.125	0.388

五是在学历上的差异。如表 9 所示，高中及以下学历在人员风险、车辆风险、环境风险和管理风险上均比专科分值高。只有在路况风险上，高中及以下学历比专科分值略低。但是总体上，专科和高中及以下学历的职业风险大于本科及同等学历。

表 9　交通协管员职业风险在学历上的差异

学历		人员风险	车辆风险	路况风险	环境风险	管理风险
本科及同等学历	平均值	3.3000	3.2500	3.2500	2.6250	2.5000
	标准差	0.42426	0.35355	0.35355	0.17678	0.14142
	方差	0.180	0.125	0.125	0.031	0.020
专科	平均值	3.7625	3.6906	3.7281	3.6937	3.2400
	标准差	0.38331	0.48757	0.78474	0.40755	0.52134
	方差	0.147	0.238	0.616	0.166	0.272
高中及以下	平均值	3.8600	3.8188	3.6313	3.8250	3.3600
	标准差	0.24889	0.24011	0.78034	0.34063	0.50879
	方差	0.062	0.058	0.609	0.116	0.259

六是在工作年限上的差异。如表 10 所示，职业风险在工作年限上没有显著差异，这与在访谈过程中得到的结果一致。

表 10　交通协管员职业风险在工作年限上的差异

工作年限		人员风险	车辆风险	路况风险	环境风险	管理风险
<3 年	平均值	3.8400	3.8333	3.6833	3.6000	3.3200
	标准差	0.31351	0.29378	0.80438	0.33806	0.59905
	方差	0.098	0.086	0.647	0.114	0.359
3~5 年	平均值	3.7803	3.7113	3.7465	3.7218	3.2873
	标准差	0.36902	0.48669	0.77286	0.43414	0.51016
	方差	0.136	0.237	0.597	0.188	0.260
>5 年	平均值	3.7778	3.7083	3.5764	3.7639	3.2056
	标准差	0.33731	0.34069	0.78563	0.39616	0.52696
	方差	0.114	0.116	0.617	0.157	0.278

5. 交通协管员职业风险多元回归方程

（1）交通协管员职业风险与各因素的相关性。各维度与交通协管员职业风险之间的相关关系如表 11 所示。通过 SPSS23.0 软件进行相关数据分析，验证各维度与交通协管员职业风险之间是否有相关性，从而验证所做出的假设。

假设 1：人员风险与交通协管员职业风险存在相关关系

假设 2：车辆风险与交通协管员职业风险存在相关关系

假设 3：路况风险与交通协管员职业风险存在相关关系

假设 4：环境风险与交通协管员职业风险存在相关关系

假设 5：管理风险与交通协管员职业风险存在相关关系

表 11　各维度与职业风险间的相关关系

	人员风险	车辆风险	路况风险	环境风险	管理风险	
职业风险	0.528**	0.654**	0.518**	0.648**	0.627**	相关系数
	0.000	0.000	0.000	0.000	0.000	Sig（双尾）
	116	116	116	116	116	自由度

注：** 在 0.01 水平上，存在显著相关关系。

通过表11得到，人员风险、车辆风险、路况风险、环境风险及管理风险均与职业风险存在正相关关系，且各相关系数大于0.5，存在高度正相关关系。各维度之间是相互独立的，由此可见假设1~5成立。

（2）交通协管员职业风险回归模型。运用SPSS23.0软件进行回归分析，建立多元回归方程，即：

$$Y = n_0 + n_1 x_1 + n_2 x_2 + n_3 x_3 + \cdots + n_{(n-1)} x_{(n-1)} \qquad 公式(3-1)$$

式中 Y 为北京市交通协管员职业风险因变量；n_0，n_1，n_2，n_3，$\cdots$，$n_{(n-1)}$ 为待定参数；x_1，x_2，x_3，$\cdots$，$x_{(n-1)}$ 为自变量，分别表示人员风险、车辆风险、路况风险、环境风险、管理风险等变量。

建立交通协管员职业风险回归方程，采用强迫进入分析方法得到回归方差分析结果，如表12所示。

表12 回归方差分析结果

模型	平方和	自由度	均方	F	显著性（P）
回归	3.373	5	0.675		
残差	1.430	154	0.009	72.636	0.000
总计	4.803	159			

a. 因变量：职业风险

b. 预测变量：（常量）、管理风险、路况风险、环境风险、人员风险、车辆风险

表12显示检验回归效果的 F 统计量的值为72.636，显著性 P 值为0.000，小于0.001，说明具有显著水平，表明各维度可以较好地解释职业风险的变化。此外，对"系数"表和"参数"表进行了整理，如表13所示。

表 13　回归结果及模型参数

变量	未标准化系数		标准化系数	t	显著性	R	校正 $R2$
	B	标准误差	Beta				
（常量）	1.084	0.087	—	12.389	0.000		
人员风险	0.128	0.023	0.298	5.623	0.000		
车辆风险	0.093	0.024	0.233	3.869	0.000	0.838	0.693
路况风险	0.048	0.012	0.206	4.144	0.000		
环境风险	0.052	0.024	0.120	2.156	0.000		
管理风险	0.102	0.018	0.298	5.775	0.000		

根据表 13 分析结果，得到的标准回归方程为：

职业风险 =1.084+0.128×人员风险 +0.102×管理风险 +0.093×车辆风险 +0.052×环境风险 +0.048×路况风险

通过标准回归方程可知人员风险、车辆风险、路况风险、环境风险、管理风险都是职业风险的重要影响因子，但比起其他四个影响因素来看，人员风险对交通协管员的职业风险影响更大。

四　缓解交通协管员职业风险对策

1. 提高交通协管员工资待遇

通过调查，交通协管员的工资大多稳定在每月 3000~6000 元，应根据各地经济发展水平，合理地调整交通协管员的工资福利，改善工资福利地区差距过大的情况。

2. 完善交通协管员考核管理制度

推进交通协管员招聘、录用、管理法治化。对交通协管员队伍建设、人员管理、岗位考核、合同保险等做出相关规定，加大对违法违纪行为的处理，改进社会管理方式。要推进行政管理体制改革，加快建设公正透明、廉洁高效的行政管理体制。

3. 加强交通协管员岗前培训

根据问卷得知交通协管员自身受教育程度不高，更应对其加强思想政治教育，要求每个交通协管员具备良好的形象，实行正规化管理。对不符合整体要求者，应做好思想工作，或者予以辞退。为进一步提升交通协管员队伍的业务素质，要因材施教。相关部门应制定交通协管员岗前培训、岗位轮训以及专项培训等方案和计划，并组织具有丰富经验的交警，通过集中授课和网络在线培训的方式，从纪律作风、岗位管理及职责分析等方面进行系统讲解，重视考核。

4. 加强交通协管员心理疏导

要加强对交通协管员队伍的精神建设，对交通协管员的心理进行更多的关注，定期开展疏导工作。

5. 增强组织归属感和荣誉感

根据前期访谈得知，交通协管员感到缺乏社会认同感，受到的尊重程度较低。政府及社会应加强社会、群众对交通协管员的普遍认同感，各地部门也应从工作、生活上关注交通协管员，承认他们的工作价值，让交通协管员有更多的组织归属感和荣誉感。

参考文献

周珊：《交通协管员相关法律问题研究》，硕士学位论文，中国政法大学宪法学与行政法学专业，2008。

於成洋：《交通协管员法律问题研究》，硕士学位论文，天津师范大学法律专业，2013。

廖永快：《广西交通协管员队伍人员流失原因与对策研究》，硕士学位论文，广西大学工商管理专业，2013。

李文、崔利：《民营化视角下的交通协管员"贴条"行为研究——以北京市为例》，《行政与法》2018年第2期。

李冬晨：《交通协管员法律地位研究》，硕士学位论文，东南大学法律硕士专业，2018。

潘佳玲：《行政法视野下的交通协管员法律地位研究》，《嘉应学院学报》2015年第10期。

曾艳、郭素萍、洪亮等：《交通协管员的交通管理能力调查研究——以江西省南昌市为例》，《老区建设》2014年第6期。

南茂林、许亚斌：《酒驾者成义务交通协管员》，《检察日报》2021 年 7 月 23 日，第 1 版。

Harrington S E, Niehaus G R. "Risk Management and Insurance," *Computer Law & Security Review*, 1985, 1（3）.

黎益仕：《英汉灾害管理相关基本术语集》，中国标准出版社，2010。

王佳慧：《〈俄联邦劳动法典〉中的劳动权利保护制度——兼谈我国劳动立法的完善》，《湖北社会科学》2008 年第 12 期。

黎玉柱：《建立和健全社会主义社会的职业风险机制》，《福建论坛》（经济社会版）1988 年第 2 期。

刘铁民：《现代安全生产科学管理知识讲座 第三讲 优化安全生产监管机制》，《劳动保护》2010 年第 4 期。

陶冶：《护理职业风险意识研究进展》，《护理实践与研究》2012 年第 6 期。

《交通警察道路执勤执法工作规范》，《司法业务文选》2009 年第 14 期。

薛汉麟：《工作引起的疾病及工作有关疾病与职业病》，《中华劳动卫生职业病杂志》2000 年第 5 期。

范东凯、曹凯：《驾驶员风险认知能力对交通安全的影响》，《中国安全科学学报》2010 年第 11 期。

龚茜、桑学斌：《基于人因安全的机车乘务员职业压力管理研究》，《2018 年铁路卫生防疫学术年会论文集》，秦皇岛，2018。

张晓菠：《村镇道路交通安全管理问题及对策研究——以自贡市 A 镇为例》，硕士学位论文，长春工业大学公共管理硕士专业，2020。

田静静、贺玉龙、曲桂娴等：《基于模糊集—证据理论—层次分析法的车辆运行风险评估》，《科学技术与工程》2019 年第 32 期。

贾文峥、刘悦、王军等：《作业条件危险性评价法在车辆检修作业风险评估中的应用》，《城市轨道交通研究》2019 年第 6 期。

张亚婉、胡洽锋、唐艳凤等：《低峰期交通红绿灯减少候灯时间系统设计》，《机电工程技术》2021 年第 6 期。

卞张蕾：《基于车辆 GPS 数据的公交站运行状态识别及通行能力研究》，硕士学位论文，扬州大学工程专业，2021。

柳本民、陈彦旭、管星宇：《高速公路冰雪湿滑路面车辆换道越线时间生存分析》，《同济大学学报》（自然科学版）2020 年第 4 期。

环卫工人职业风险研究[*]

任国友　徐佳慧　王蕊佳　方婉婷　王琳娜　赵崇儒^{**}

摘　要： 为了研究环卫工人行业的职业风险因素，提出更为科学有效的劳动保护对策，本报告以北京市平谷区环卫工人为例，采用问卷调查方法，通过 SPSS25.0 软件对所采访的 148 名环卫工人的调查数据进行统计分析。研究发现，安全防护意识因子对环卫工人自身风险影响最大，车辆安全性因子对环卫设备设施风险影响最大，高温严寒因子对环卫作业环境风险影响最大，安全培训因子在环卫组织管理风险中影响最大，劳务合同因子对环卫劳动关系风险影响最大，而心理因素问题对环卫工人职业风险没有加大影响。最后，结合北京环卫工人的工作特点与实际，提出控制环卫工人职业风险的劳动保护对策，为保障环卫工人的职业健康提供参考。

关键词： 环卫工人　职业风险　问卷调查　劳动保护

---

* 本文系中国劳动关系学院劳动关系与工会研究院（智库）2023 年度研究项目"数字劳动下职工职业风险状况研究"（项目编号：ZK2023-16）、教育部首批课程思政示范课程项目"应急决策理论与方法"（教高函〔2021〕7 号）的研究成果。

** 任国友，教授，硕士生导师，教育部首批课程思政教学名师、教学团队负责人、安全工程学科带头人，中国劳动关系学院安全工程学院副院长、职业风险与劳动素养评价研究所所长，主要从事城市公共安全科学与技术、工业安全与风险评估、应急决策与仿真分析、劳动风险与大数据研究。徐佳慧、王蕊佳、方婉婷、王琳娜、赵崇儒，系中国劳动关系学院安全工程学院本科生，主要从事安全工程研究。

一　研究背景分析

（一）问题的提出与研究背景

环卫工人是工作和生活在城市里的一个特殊劳动群体，自党的十八大以来，国家主席习近平在 2013 年同全国劳动模范代表座谈时的讲话中强调："努力让劳动者实现体面劳动、全面发展"①。根据全国需人工清洁的道路面积和垃圾清运量测算，我国现有环卫工人约 456 万人，到 2025 年，随着城镇常住人口的增加，预计全国城镇生活垃圾清运量将有年均 5% 左右的增长，全国为环境卫生服务的环卫工人人员数量可能会超过 500 万。有研究指出，传统的政策及安全观念已经无法有效地保障环卫工人的作业安全问题。环卫工人安全行为不规范、安全意识薄弱，会导致危险事件发生，危及环卫工人的生命。相关研究表明，除了环卫工人自身因素和作业环境因素以外，还缺乏一个全面的具有法律效应的劳动保护体系来保障环卫工人的劳动权益，而且很多劳务派遣企业对工人的权益保障重视不足，未定期为员工开展健康体检，导致绝大多数环卫工人患有眼、鼻、皮肤等慢性疾病而不自知。在我国，环卫工人的职业健康问题越来越严重，职工在作业流程中所面临的各种职业风险因子是影响环卫工人职业健康研究的重要方面。

综上所述，当前国内外学者对环卫工人的关注还停留在解决环卫工人的生存现状、就业质量、作业安全、健康等方面，少有对环卫工人职业风险状况的研究。因此，本报告以北京市平谷区环卫工人为例，系统开展了北京环卫工人职业健康状况调查，试图找出影响环卫工人职业风险的关键因素，提出环卫工人劳动保护对策。

（二）国外环卫工人职业风险研究进展

在全球范围内，职业风险是一个主要的公共卫生问题。国际上，职业健

---

① 习近平：《论坚持人民当家作主》，中央文献出版社，2021，第 28 页。

康风险评估方法可分为三大类，即定性、定量与半定量。国际劳工组织与国际职业卫生协会制定了国际化学品控制工具箱法（ICCT），并将此作为定性评估方法。国外研究较多的职业健康风险评估方法有罗马尼亚职业事故和职业病风险评估方法（简称罗马尼亚模型）、澳大利亚职业健康与安全风险评估法（简称澳大利亚法）、国际采矿与金属委员会职业健康风险评估法、英国健康危害物质控制策略简易法（简称 COSHH 模型）。美国环境保护署（EPA）风险评估模型是现阶段职业健康风险评估中应用最多的定量评估方法。2005 年，国际劳工组织在《促进职业安全与健康框架公约》的政策文件中指出保护和促进工作场所健康与安全的必要性。根据世界卫生组织（WHO）数据，非传染性疾病、伤害和传染病分别占职业健康风险总疾病负担的 70%、22% 和 8%，有 73.2% ~90% 的城市环卫工人遭受职业伤害。现今，发达国家通过限制直接处理废物、提高处理效率做到对工人的保护。Muhammad 等人通过 Spearman 秩相关系数来确定工作时间、研究对象年龄与呼吸健康之间的关系，得出废物处置工作对呼吸健康有重要影响[1]。Ramitha 等人从社会人口特征、健康状况、工作环境、保护策略和医疗利用率五个主题对环卫工人工作场所的职业健康进行了分析[2]。Bogale 等人认为通过开展职业健康安全培训、确保提供和使用个人防护用品、实施基本职业健康安全服务，可有效降低劳动者职业伤害程度[3]。

（三）国内环卫工人职业风险研究进展

国内关于环卫工人的健康状况、职业安全和保护的研究甚少。国内职业

---

[1] Y. Muhammad, R. Y. Ahmad, A. S. Dambatta, et al. "Evaluation of Respiratory Health among Refuse Management and Sanitation Board Workers in Kano Metropolis." *Nigerian Journal of Basic and Clinical Sciences*, 2020, 17 (2).

[2] K. L. Ramitha, T. Ankitha, R. V. Alankrutha, et al. "A Cross-Sectional Study on Occupational Health and Safety of Municipal Solid Waste Workers in Telangana, India." *Indian Journal of Occupational and Environmental Medicine*, 2021, 25 (3).

[3] Bogale, Daniel, Kumie, et al. "Assessment of Occupational Injuries among Addis Ababa City Municipal Solid Waste Collectors: A Cross-sectional Study." *BMC Public Health*, 2014, 14 (1).

健康风险评估于 20 世纪 90 年代才开始有相关研究，且我国研究成果主要以国外研究成果为基础，引入职业健康风险评估较早的行业为核工业领域、水环境健康领域。2017 年，我国颁发了《工作场所化学有害因素职业健康风险评估技术导则》（GBZ/T 298-2017），意味着我国职业健康评估工作开始规范化开展。唐志华等人采用统计分析和主成分因子分析探讨生活垃圾中典型重金属的含量特征及可能来源，并结合人体健康风险评价模型，用蒙特卡洛模拟定量评价环卫工人的健康风险[①]。胡丽珠构建了环卫工人就业质量评价指标体系，对环卫工人就业质量进行了综合评价[②]。张柔对环卫工人职业紧张、组织支持感与心理资本和焦虑倾向间的关系进行了研究[③]。田锐采用LEC 法计算，确定其风险等级，通过对环卫工人工作环境中存在的安全风险特征进行评估，得出控制风险的关键在于管理方法[④]。Yanhong Gong 等人对武汉市环卫工作者的现场调查结果表明，高强度工作负荷是一个重要风险因素，而岗前训练是预防职业病的一个很重要的保护因素[⑤]。

二 基于环卫作业流程的环卫工人职业风险因子

1. 环卫工人职业风险概念界定

我国现行的《中华人民共和国职业分类大典》（2015 版）将职业类别划分为 8 个大类，其中环卫工人被界定为社会生产服务和生活服务人员，该大类下环卫工人分为保洁员、生活垃圾清运工、生活垃圾处理工、公共卫生

---

① 唐志华、呼和涛力、刘敏茹等：《生活垃圾重金属对环卫工人身体健康影响研究》，《中国环境科学》2019 年第 3 期。

② 胡丽珠：《保定市城市环卫工人就业质量调查研究》，硕士学位论文，河北大学公共管理专业，2021。

③ 张柔：《环卫工人职业紧张、组织支持感与心理资本和焦虑倾向间关系的研究》，硕士学位论文，锦州医科大学流行病与卫生统计学专业，2021。

④ 田锐：《浅析环卫路面扫保作业安全风险控制策略——以中新天津生态城为例》，《环境卫生工程》2016 年第 3 期。

⑤ Yanhong Gong, Jincong Yu, Xiaochang Zhang, et al. "Occupational Safety and Health Status of Sanitation Workers in Urban Areas: A Pilot Study from Wuhan, China." *International Journal of OccupationalSafety & Ergonomics*, 2013, 19 (3).

辅助服务员。本报告将研究对象界定为隶属于各社区街道环卫所管辖的正式员工和环卫集团劳务派遣工，从事以乡村街道与城市道路为主的公共场所垃圾清运工作。环卫工人大部分来自农村，多为"60后""70后"的中老年男性，具有"六低四高"的特征，即受教育程度低、收入水平低、自我健康保护意识低、社会地位低、法律意识低、社会保障低，平均年龄高、劳动强度高、职业歧视高、职业风险高。

2. 环卫作业流程

环卫工人日常的工作内容是一个不断循环的过程，其作业流程如图1所示。

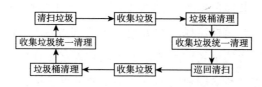

图1　环卫工人日常清理垃圾流程

（1）清扫垃圾。环卫工人每日早晨到岗后，开始对所属负责区域进行公共场所的普通清扫，包括：人行横道、井盖，路面及道路两旁绿化带的枯枝、落叶、纸屑、果壳、白色垃圾等，做到道路无垃圾、无杂物。

（2）收集垃圾。收集并分类所在负责区域内街道门户与住宅小区的生活垃圾。生活垃圾主要分为四类：厨余垃圾、可回收垃圾、有害垃圾和其他垃圾。

（3）垃圾桶清理。清理垃圾桶后套上黑色垃圾袋，擦拭垃圾桶外侧以及顶部烟灰缸。

（4）收集垃圾统一清理。将居民垃圾和城市环境与公共场所垃圾运送到垃圾中转站。

3. 环卫工人职业风险因子分析

环卫工人作为社会最基层劳动群体，存在"六低四高"的特征。本报告基于系统性、简明科学性、理论分析与线下调查相结合的分析原则，根据环卫工作者日常作业过程及处理环节与分工情况，将环卫工人职业风险分为人员风险、环境风险、交通风险、设备设施风险、劳动关系风险和组织管理风险。

（1）人员风险。人员风险可进一步分为人身伤害和心理抗压能力两种因素。人身伤害，指环卫工人在工作过程中遇到的职业病风险。分析心理抗压能力是因为环卫工人的职业认可度不高，在社会中容易遭受歧视和偏见，进而对其心理状态造成负担。

（2）环境风险。环境风险可进一步分为社会环境、工作环境和自然环境三种因素带来的风险，即因智能化道路环卫设备的逐步采用进一步加大了环卫工人竞争压力的社会环境风险，因特殊作业情况对环卫工人造成的工作环境风险，因恶劣天气或高温、高寒等自然条件对环卫工人造成的自然环境风险。

（3）交通风险。指因道路交通车辆情况对环卫工人造成的风险。

（4）设备设施风险。指环卫工人在操作相关工具或设备进行作业时，设备、设施对环卫工人造成的风险。

（5）劳动关系风险。劳动关系风险进一步分为签订合同、权力保障、缴纳保险三方面的风险，即在劳动合同、社会保障方面对环卫工人造成的不利因素。

（6）组织管理风险。组织管理风险指环卫工人所在单位因组织管理上的不足、不合理导致环卫工人的权益受到损害或健康危害的因素。

三　环卫工人职业风险调查结果分析

（一）问卷设计及样本统计

1. 问卷设计

本问卷分为个人基本信息、核心问题和对策建议三部分内容，并将职业风险影响因素分为个体因素、设备设施、作业环境、组织管理、劳动关系、心理因素6个维度，共计36个问题。问卷采用李克特量表五点计分法（1表示完全不符合，2表示不符合，3表示基本符合，4表示符合，5表示完全符合），分数越高表示越符合问卷指标。

2. 问卷信效度检验

经 SPSS 数据处理得知，KOM 值为 0.732，Bartlett 球形度检验显著性为 0，通过信效度检验，验证本问卷的有效性、科学性。

3. 样本统计分析

调研组通过"北京市环卫工人职业风险调查问卷"进行了数据采集。2022 年 8~9 月，笔者在平谷区对现场环卫工人开展抽样调查，共发放 160 份问卷，其中回收有效问卷 148 份，有效率为 92.5%。样本数据涉及农村社区清洁站、城区京谷环境管理有限公司等企业的在职环卫工人。环卫工人个人基本信息统计见表 1。

表 1　环卫工人个人基本信息统计

类别	选项	样本数（人）	百分比（%）
性别	男	99	66.892
	女	49	33.108
年龄	"50 后"	3	2.027
	"60 后"	78	52.703
	"70 后"	65	43.919
	"80 后"	2	1.351
工作场所	社区街道	83	56.081
	公路两侧	26	17.568
	居民小区	30	20.270
	公园或景区	15	10.135
	垃圾处理站	10	6.757
	其他（刷桶作业）	1	0.676
工作地点	城镇	71	47.973
	农村	69	46.622
	农郊	8	5.405
月薪	1000 元以下	0	0
	1000~3000 元	119	80.405
	3000 元以上	29	19.595

续表

类别	选项	样本数（人）	百分比（%）
学历	初中及以下	107	72.297
	高中	41	27.703
	大学及以上	0	0
工作年限	1 年以下	9	6.081
	1~3 年	48	32.432
	3~5 年	74	50.000
	5 年以上	17	11.486

注："工作场所"样本数中存在同一环卫工人负责两个或多个场所的现象。

（1）性别：男性职工约是女性职工的 2 倍。

（2）年龄："60 后"与"70 后"的环卫工人居多，总体呈现"老龄化"，如图 2 所示。

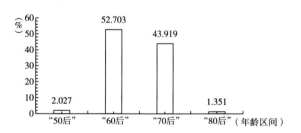

图 2　年龄占比统计分析

（3）工作场所：社区街道>居民小区>公路两侧>公园或景区>垃圾处理站>其他（刷桶作业），绝大部分环卫工人在社区街道、居民小区及公路两侧工作的原因可能是这些场所人流量较大，日均产出垃圾较多，如图 3 所示。

（4）工作地点：环卫工人几乎分布在城镇与农村区域，只有极少数工作于农郊，如图 4 所示。

（5）月薪：绝大部分的环卫工人月薪在"1000~3000 元"，且大多为国家规定的基础工资 2320 元，少数月薪能够在 3000 元以上。

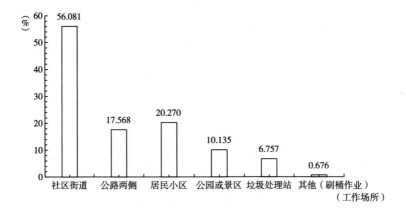

图 3 工作场所占比统计分析

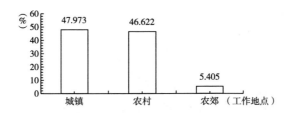

图 4 工作地点占比统计分析

（6）学历：多数环卫工人集中在"初中及以下"，少数为高中学历，总体呈现"低教育程度"。

（7）工作年限：绝大部分的环卫工人具有至少1年以上的工作经验，多数集中于"3～5年"，只有少数工作不满1年和工作5年以上，如图5所示。

为进一步了解环卫工人的工作时间区间，笔者进行实地考察，结果如下。

每周工作天数方面。"上5休2"者居多，约70%的环卫工人工作时间符合《劳动法》的规定，享有双休日。但也存在每周工作6～7天的情况，如图6所示。

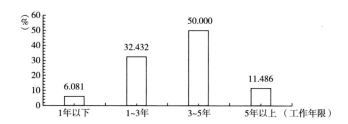

图 5　工作年限占比统计分析

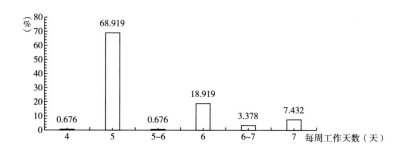

图 6　每周工作天数占比统计分析

单日工作时长方面。多数集中在每天工作 8 小时，符合《劳动法》的法律标准。但也存在工作时间长且劳动强度大的现象，如图 7 所示，即环卫工人每周工作时间大部分控制在不超过 40 小时的临界范围内。

（二）环卫工人职业风险调查结果分析

1. 环卫工人职业风险描述性统计分析

将数值 "3" 作为中等水平，"影响因素>3" 则代表此因素对环卫工人职业风险影响较大，"影响因素<3" 且数值越小则表明此因素在非必要时可暂不考虑对环卫工人的职业风险影响，具体结果如下。

（1）个体因素的平均值：安全防护意识>安全交通意识>身体疲劳>自身

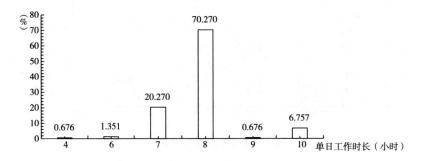

图 7　单日工作时长占比统计分析

病症>生理节律>人员争执，如图 8 所示。

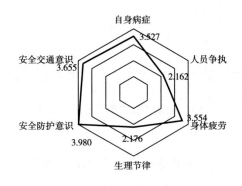

图 8　个体因素平均值分析

在调查采访中发现绝大多数环卫工人未正确佩戴好口罩，环卫工人主观上缺乏安全防护意识。在冬季，尤其是女性环卫工人增添衣物会束缚住身体的活动范围，在道路上驾驶垃圾车行驶时只露出眼睛，对四周环境的感知能力下降。

（2）设备设施的平均值：车辆安全性>安全设备>锐器划伤>交通设施，如图 9 所示。

"车辆安全性"与"安全设备"对环卫工人的职业风险影响较大，在调

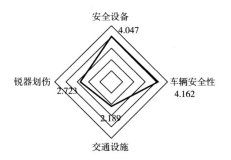

图 9 设备设施平均值分析

查中，很多环卫工人表示手里的作业工具已经到了"残破不堪"的程度。

（3）作业环境的平均值：高温严寒>异味刺激>道路结冰>紫外线辐射>司机因素=病毒传染>粉尘污染>噪声污染，如图 10 所示。

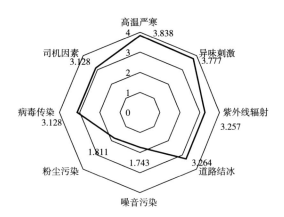

图 10 作业环境平均值分析

异常天气对环卫工人作业影响较大。由于垃圾种类繁多，化学性气味较大，应为环卫工人配备相关口罩。

（4）组织管理的平均值：安全培训>安全防护装备>健康体检>工作满意度，如图 11 所示。

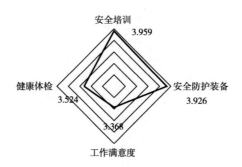

图 11　组织管理平均值分析

环卫工人很重视岗前培训、防护装备、体检，可见具备一定的个人健康安全意识。

（5）劳动关系的平均值：工资收入及发放>加班补贴>节日福利>医疗、养老保险>劳务合同，如图 12 所示。

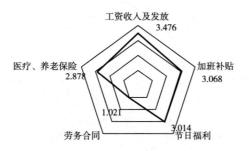

图 12　劳动关系平均值分析

环卫工人更多关注工资发放、加班补贴与节日福利，但对劳务合同的重视不够。相关单位在保障环卫工人工资按时发放的同时也应多多开展对劳务合同等相关常识的宣传。

（6）心理因素的平均值：尊严侮辱>自我认同感>精神压力>抗压能力，如图 13 所示。

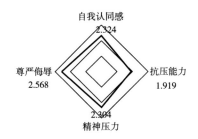

图 13　心理因素平均值分析

工作中难免发生言语冲突，受到嘲讽，对此，各单位应多关注环卫工人的精神状态。

2. 环卫工人职业风险状况调查结果分析

本报告将从性别、年龄、工作地点、教育水平、薪资水平、工作年限六个维度对环卫工人进行职业风险分析。

（1）在性别上的差异。如表 2 所示，自身病症、安全防护意识是无论男女都注重的方面，对此相关机构部门可每隔半年或一年开展一次体检，加强对环卫工人身体健康的重视，若发现病症可早治疗早痊愈，减缓环卫工人对身体健康的焦虑。同时保证每月至少举办一次"个人安全防护意识与安全防护装置使用"宣传活动，普及安全意识。女性环卫工人在医疗、养老保险，尊严侮辱与精神压力上均大于男性环卫工人，对此可在这三方面多关注女性环卫工人。

表 2　职业风险在性别上的方差分析结果

变量名	变量值	样本量	平均值	标准差	F	P
自身病症	男	99	3.646	1.033	4.367	0.038 **
	女	49	3.286	0.89		
安全防护意识	男	99	3.707	0.972	10.542	0.001 ***
	女	49	3.143	1.041		
道路结冰	男	99	3.465	1.248	2.644	0.009 ***
	女	49	2.857	1.443		

续表

变量名	变量值	样本量	平均值	标准差	F	P
紫外线辐射	男	99	3.384	1.243	1.695	0.092*
	女	49	3	1.399		
安全防护装置	男	99	3.182	1.173	3.961	0.000***
	女	49	2.408	0.998		
医疗、养老保险	男	99	1.667	0.948	−2.180	0.031**
	女	49	2.061	1.197		
尊严侮辱	男	99	2.414	1.069	−2.573	0.011**
	女	49	2.878	0.949		
精神压力	男	99	2.162	1.184	−2.187	0.030**
	女	49	2.592	0.998		

注：***、**、*分别代表1%、5%、10%的显著性水平。

（2）在年龄上的差异。如表3所示，环卫工人主要为"60后"和"70"后，"50后"在车辆安全性能和医疗、养老保险影响因素上均值较高。可见，环卫工人的"老龄化"会使他们更加注重医疗保险等自身权益问题，对此，相关机构需保障环卫工人该享有的基本权益不能少，尽可能多关注环卫工人的心理与期望，提高环卫工人的幸福度。

表3 职业风险在年龄上的方差分析结果

变量名	变量值	样本量	平均值	标准差	F	P
身体疲劳	"80后"	2	4	1.414	2.843	0.040**
	"70后"	65	3.323	0.903		
	"60后"	78	3.718	1.031		
	"50后"	3	2.667	1.155		
车辆安全性能	"80后"	2	2.50	0.707	2.729	0.046**
	"70后"	65	4.185	0.864		
	"60后"	78	4.192	0.807		
	"50后"	3	4	1		
安全防护意识	"80后"	2	4	0	3.638	0.014**
	"70后"	65	3.215	1.068		
	"60后"	78	3.756	0.942		
	"50后"	3	3.667	1.155		

变量名	变量值	样本量	平均值	标准差	F	P
异味刺激	"80后"	2	3	0	5.887	0.001***
	"70后"	65	3.877	0.960		
	"60后"	78	3.808	1.140		
	"50后"	3	1.333	1.155		
医疗、养老保险	"80后"	2	1	0	4.041	0.009***
	"70后"	65	1.846	1.034		
	"60后"	78	1.705	0.995		
	"50后"	3	3.667	1.528		
健康体检	"80后"	2	4	1.414	3.284	0.023**
	"70后"	65	3.877	1.153		
	"60后"	78	4.103	1.191		
	"50后"	3	2	1		
劳务合同	"80后"	2	4	1.414	2.312	0.079*
	"70后"	65	4.262	0.973		
	"60后"	78	4.577	0.830		
	"50后"	3	3.667	0.577		

注：***、**、*分别代表1%、5%、10%的显著性水平。

（3）工作地点上的差异。如表4所示，农村地区在锐器划伤、粉尘污染等8个影响因素上均高于城镇和农郊地区，在安全防护意识和安全设备影响因素上均低于其他地区。可见，城乡差异导致农村环卫工人的职业风险大大高于城镇环卫工人，整改农村环卫设备、维护农村环卫工人利益迫在眉睫。

表4　职业风险在工作地点上的方差分析结果

变量名	变量值	样本量	平均值	标准差	F	P
安全防护意识	农村	69	3.812	0.896	7.055	0.001***
	农郊	8	4.250	0.518		
	城镇	71	4.070	1.113		

续表

变量名	变量值	样本量	平均值	标准差	F	P
安全设备	农村	69	3.783	0.953	5.498	0.005 ***
	农郊	8	4.500	0.756		
	城镇	71	4.254	0.921		
锐器划伤	农村	69	2.536	1.399	3.990	0.021 **
	农郊	8	2	2		
	城镇	71	1.873	1.330		
粉尘污染	农村	69	2.087	1.422	3.683	0.028 **
	农郊	8	0.875	1.126		
	城镇	71	1.648	1.374		
作业强度	农村	69	3.899	1.113	19.304	0.000 ***
	农郊	8	3.250	1.282		
	城镇	71	2.775	1.003		
安全防护装备	农村	69	3.375	1.195	3.007	0.053 *
	农郊	8	3.116	1.188		
	城镇	71	2.690	1.116		
健康体检	农村	69	3.366	1.182	21.922	0.000 ***
	农郊	8	3.200	1.069		
	城镇	71	2.014	1.334		
加班补贴	农村	69	3.803	1.371	20.173	0.000 ***
	农郊	8	3.250	1.488		
	城镇	71	2.275	1.470		
节日福利	农村	69	3.750	1	6.008	0.003 ***
	农郊	8	2.638	1.282		
	城镇	71	3.296	1.506		
抗压能力	农村	69	2.203	1.183	3.948	0.021 **
	农郊	8	1.875	1.553		
	城镇	71	1.648	1.110		

注：＊＊＊、＊＊、＊分别代表1%、5%、10%的显著性水平。

（4）在教育水平上的差异。如表5所示，绝大部分环卫工人的学历集中在高中及以下，导致其安全防护意识、自我认同感等较低，对此，相关机构部门需推进安全意识等方面的宣传培训活动，以此提高环卫工人安全素质水平，同时可举办"走进环卫工人，亲邻里，话家常"等公益活动，不仅要保证环卫工人物质上的充足，更要在精神上让其感到社会的关爱。

表5 职业风险在教育水平上的方差分析结果

变量名	变量值	样本量	平均值	标准差	F	P
身体疲劳	初中及以下	107	3.805	1.101	3.157	0.078*
	高中	41	3.458	0.954		
安全防护意识	初中及以下	107	4.317	1.017	6.613	0.011**
	高中	41	3.85	0.907		
异味刺激	初中及以下	107	4.098	1.134	4.838	0.029**
	高中	41	3.654	0.995		
自我认同感	初中及以下	107	2.61	1.174	3.343	0.070*
	高中	41	2.215	1.181		

注：＊＊＊、＊＊、＊分别代表1%、5%、10%的显著性水平。

（5）在薪资水平上的差异。如表6所示，3000元以上收入的环卫工人在身体疲劳、自身病症、高温严寒、道路结冰、工资拖欠5个方面均值均高于1000~3000元收入的环卫工人，而在其余变量上均低于1000~3000元收入的环卫工人。

表6 职业风险在薪资水平上的方差分析结果

变量名	变量值	样本量	平均值	标准差	F	P
身体疲劳	1000~3000元	119	3.420	1.046	10.080	0.002***
	3000元以上	29	4.103	1.012		
自身病症	1000~3000元	119	3.403	0.977	9.854	0.002***
	3000元以上	29	4.034	0.944		
安全设备	1000~3000元	119	4.414	0.969	5.448	0.021**
	3000元以上	29	3.958	0.825		
高温严寒	1000~3000元	119	3.739	1.189	4.370	0.038**
	3000元以上	29	4.241	1.023		
道路结冰	1000~3000元	119	3.143	1.342	5.045	0.026**
	3000元以上	29	3.759	1.244		

续表

变量名	变量值	样本量	平均值	标准差	F	P
安全防护装备	1000~3000 元	119	3.042	1.189	6.187	0.014**
	3000 元以上	29	2.448	0.985		
健康体检	1000~3000 元	119	3.310	1.410	5.950	0.016**
	3000 元以上	29	2.605	1.339		
加班补贴	1000~3000 元	119	4.103	1.585	16.974	0.000***
	3000 元以上	29	2.807	1.205		
节日福利	1000~3000 元	119	3.862	1.284	16.343	0.000***
	3000 元以上	29	2.807	1.156		
工资拖欠	1000~3000 元	119	1.992	1.108	3.162	0.077*
	3000 元以上	29	2.379	0.775		
人格侮辱	1000~3000 元	119	2.655	0.995	4.346	0.039**
	3000 元以上	29	2.207	1.207		
抗压能力	1000~3000 元	119	2.017	1.200	4.181	0.043**
	3000 元以上	29	1.517	1.090		

注：＊＊＊、＊＊、＊分别代表1%、5%、10%的显著性水平。

（6）在工作年限上的差异。如表 7 所示，除了节日福利，工作 5 年以上的环卫工人的身体疲劳、安全防护意识等 7 个影响因素分值均高于其他工作年限，且随着工作年限的增加，分值整体上也呈波动上升趋势。

表 7 职业风险在工作年限上的方差分析结果

变量名	变量值	样本量	平均值	标准差	F	P
身体疲劳	1 年以下	9	3.229	1.054	2.868	0.039**
	1~3 年	48	3.529	1.134		
	3~5 年	74	3.703	0.975		
	5 年以上	17	4.111	1.125		
安全防护意识	1 年以下	9	3.333	1	3.294	0.022**
	1~3 年	48	3.419	1.051		
	3~5 年	74	3.458	0.993		
	5 年以上	17	4.235	0.903		

变量名	变量值	样本量	平均值	标准差	F	P
锐器划伤	1年以下	9	1.896	1.424	4.278	0.006***
	1~3年	48	2.095	1.325		
	3~5年	74	2.556	1.435		
	5年以上	17	3.235	1.3		
高温严寒	1年以下	9	3.222	1.481	2.701	0.048**
	1~3年	48	3.294	1.051		
	3~5年	74	3.905	1.161		
	5年以上	17	4.042	1.213		
噪声污染	1年以下	9	2.118	1	2.394	0.071*
	1~3年	48	1.667	0.996		
	3~5年	74	1.635	0.959		
	5年以上	17	2.333	0.857		
作业强度	1年以下	9	3.111	1.054	3.228	0.024**
	1~3年	48	3.146	1.22		
	3~5年	74	3.216	1.162		
	5年以上	17	3.882	1.111		
节日福利	1年以下	9	2.667	1.581	3.134	0.027**
	1~3年	48	2.979	1.376		
	3~5年	74	3.257	1.304		
	5年以上	17	2.235	0.752		
抗压能力	1年以下	9	2.222	1.481	2.855	0.039**
	1~3年	48	1.812	1.123		
	3~5年	74	1.784	1.114		
	5年以上	17	2.647	1.367		

注：＊＊＊、＊＊、＊分别代表1%、5%、10%的显著性水平。

四　环卫工人劳动保护对策

1. 落地环卫工人安全教育培训

研究结果表明，环卫工人多为"60后"与"70后"，学历较低，安全意识匮乏。同时，针对环卫工人的岗前安全培训次数不达标并且对环卫工人进行系统的健康教育与安全教育的要求没有落到实处。这无疑大大增加了环卫工人的职业风险。对此，提高环卫工人安全意识迫在眉睫。

（1）岗前培训。保证每位环卫工人岗前安全培训至少两次，每次培训内容需包括安全防护意识、交通安全意识、设备设施正确使用知识等。

（2）岗中培训。针对一些工作中的重点工作区域与注意事项的培训至少有两次，同时由于环卫工人多为中老年人，培训的工作人员需耐心解释，态度温和。

2. 更新配备环卫工人防护用具

根据上文对环卫工人职业风险的分析，环卫工人的作业工具与设备安全性对环卫工人的健康影响较大。因此，在作业装备与个体防护用具方面，应该加大资金投入，保证个体防护措施到位。

（1）定期发放劳动保护用品。加大资金投入并实行按季节发放，保证劳动保障用品发放到位，切实提高对环卫工人的劳动保障水平。

（2）缩小环卫工人安全作业装备以及个体防护用品更换周期。由于物品都有有效期，使用到一定程度会受损或功能失效，因此环卫工人的工作服以及作业工具、个体防护用品等需要缩小更换周期，做到及时更换，以保证完好有效、使用功能或防护性正常。

3. 提高环卫工人劳动防护意识

在环卫工人职业风险分析中，对调查问卷各指标定量分析后得出个体因素中安全防护意识的均值为 3.98，高于其他影响因素，因此，提高环卫工人对接触职业危害因素的辨识能力和职业防护意识是非常必要的。

（1）给环卫工人制定好完整的安全防护措施、作业规章，指出各种安全隐患并提出相应解决对策，做好安全警示标识，加大宣传，让环卫工人获得相关职业危害知识。

（2）加强安全培训教育。培训告知环卫工人作业中的安全隐患、职业危险因素及其危害程度，使环卫工人有辨别危险隐患的能力，普及交通安全知识，增强环卫工人遵守交通法规自觉性，使其拥有自我防护意识。

4. 改善环卫工人劳动福利待遇

研究结果表明，薪资水平在 1000～3000 元的环卫工人为 119 人，占调查样本的绝大部分，且工资大多为国家基础工资；配备的作业用具和防护装备发放频率低，质量差；节日福利少，加班补贴低。环卫工人在这些方面存在很大程度的不满。因此，提高环卫工人的福利待遇是很有必要的。

（1）一线环卫工人的工资应该达到略高于社会最低工资的标准。建立薪资正常增长机制，使环卫工人的工资水平和当地经济发展水平相匹配。

（2）提高环卫工人的加班补贴，为符合条件的环卫工人缴纳养老和医疗保险。各级政府应保证切实实施。

（3）每年为一线环卫工人进行 1 至 2 次免费查体，举办节假日慰问活动，保障环卫工人的身心健康。

（4）加强对基础设施的资金投入，改善环卫作业环境。通过调查问卷等形式了解环卫工人的需求，综合实际情况统一发放劳保用品和劳动工具。

参考文献

王志宏：《环卫工人是美好生活的创造者、守护者》，《城乡建设》2022 年第 9 期。

盈峰环境科技集团股份有限公司：《环卫从业人员基本情况及收入现状白皮书》，2022。

熊胡生：《城市环卫工人的作业安全保障策略思考》，《城市建设理论研究》（电子版）2019 年第 27 期。

彭鑫：《长沙市环卫工人劳动保护问题研究》，硕士学位论文，湖南师范大学社会保障专业，2015。

张晓畅、余金聪、肖应婷等：《武汉市中心城区环卫工人健康与保障调查》，《医学与社会》2010 年 9 月。

Ribeiro M.C., Filho W.R., "Risk Assessment of Chemi-cals in Foundries: The International Chemical Toolkit Pilot-project", *J Hazard Mater*, 2006, 136 (3).

Pece E, S., Dascalescu E.A., "Risk Assessment Method for Occupational Accidents and Diseases", Ministry of Labour and Social Protection, Labour Protection Department, National Research Institute for Labour Protection, 1998.

Surhone L. M., Tennoe M. T., Henssonow S. F., "University of Queensland", *Australian Veterinary Journal*, 1943, 19 (1).

Metals I., "Good Practice Guidance on Occupational Health Risk Assessment", International Council on Mining & Metals, 2009.

Danny Gazzi., "COSHH Essentials: Easy Steps to Control Chemical", *Annals of Occupational Hygeine*, 1999, 44 (2).

Organization I. L., "Promotional Framework for Occupational Safety and Health. Report 95 IV (2A)", International Labour Organization, 2006.

Wolf J., Prüss–Ustün A., Ivanov I., et al., "Preventing Disease through a Healthier and Safer Workplace", World Health Organization, 2018.

Ravindra K., Kaur K., Mor S., "Occupational Exposure to the Municipal Solid Waste Workers in Chandigarhp India", *Waste Management & Research*, 2016, 34 (11).

Jayakrishnan, Jayakrishnan, T J M B R, "Occupational Health Problems of Municipal Solid Waste Management Workers in India", *International Journal of Environmental Health Engineering*, 2013, 2 (3).

Muhammad Y., Ahmad R. Y., Dambatta A. S., et al., "Evaluation of Respiratory Health among Refuse Management and Sanitation Board Workers in Kano Metropolis", *Nigerian Journal of Basic and Clinical Sciences*, 2020, 17 (2).

Ramitha K. L., Ankitha T., Alankrutha R. V., et al., "A Cross–Sectional Study on Occupational Health and Safety of Municipal Solid Waste Workers in Telangana, India", *Indian Journal of Occupational and Environmental Medicine*, 2021, 25 (3).

Bogale, Daniel, Kumie, et al., "Assessment of Occupational Injuries among Addis Ababa City Municipal Solid Waste Collectors: A Cross–sectional Study", *BMC Public Health*, 2014, 14 (1).

王璇、龚俊辉：《我国职业健康风险评估方法现状研究》，《江苏预防医学》2019 年第 5 期。

《工作场所化学有害因素职业健康风险评估技术导则（GBZ/T 298-2017）》，中国标准出版社，2017。

唐志华、呼和涛力、刘敏茹等：《生活垃圾重金属对环卫工人身体健康影响研究》，《中国环境科学》2019 年第 3 期。

胡丽珠：《保定市城市环卫工人就业质量调查研究》，硕士学位论文，河北大学公共管理专业，2021。

张柔：《环卫工人职业紧张、组织支持感与心理资本和焦虑倾向间关系的研究》，硕士学位论文，锦州医科大学流行病与卫生统计学专业，2021。

田锐：《浅析环卫路面扫保作业安全风险控制策略——以中新天津生态城为例》，《环境卫生工程》2016 年第 3 期。

Yanhong Gong, Jincong Yu, Xiaochang Zhang, et al., "Occupational Safety and Health Status of Sanitation Workers in Urban Areas: A Pilot Study from Wuhan, China", *International Journal of Occupational Safety & Ergonomics*, 2013, 19 (3).

张金荣、郑应芳、缪宏基等:《环卫工人职业健康素养状况调查与健康教育对策》,《中国卫生标准管理》2017 年第 7 期。

柳青、魏双双、杨雪锋:《环卫工人权益保障现状与对策》,《城市管理与科技》2021 年第 2 期。

年度十大典型案例

2021年全国应急救援十大典型案例

1. 山东五彩龙投资有限公司栖霞市笏山金矿"1·10"重大爆炸事故救援

2021年1月10日13时13分许，山东五彩龙投资有限公司栖霞市笏山金矿在基建施工过程中，回风井发生爆炸，造成井下22名工人被困。事故发生后，应急管理部持续调度指导救援，派出工作组赶赴现场指导处置，并调集矿山救援专家及矿山救援专业力量和设备前往增援。山东省委、省政府主要负责同志赶赴现场指挥救援处置，连夜成立省市县一体化应急救援指挥部，紧急调集省内外20支救援队伍、690余名救援人员及420余套救援装备全力搜救被困人员。山东省消防救援总队调派297名消防救援人员，承担给养、生命探测、通信保障、设备冷却水保障等任务。事故矿井为近700米深的"独眼井"，岩层地质、井下涌水等各种情况复杂，经过抢险救援人员14个昼夜的连续奋战，有11名被困人员获救生还。主要经验：进行科学研判，分析被困人员生存条件，坚信井下有人生存；各级领导靠前指挥，现场指挥部坚强有力、组织有序，不断优化调整救援方案，专家团队以技术为支撑，科学论证、综合施策，为成功救援打下坚实基础。地面钻孔救援技术发挥了关键作用，专业钻孔救援队伍多点同步开钻，确保能贯通困人巷道。在跨省快速通行机制保障下，快速调动国家级矿山救援队伍、高精尖装备和技术专家团队成建制、高效投入救援，攻克钻孔施工技术难题，在被困生命的极限时刻，成功打通生命探测、维护通道，延续了井下被困生命，为救援赢得了宝贵时间。多措并举营救被困人员，实施排水钻孔减轻矿井涌水对被困人员的威胁，大口径生命救援钻孔与井筒清障同步推进、相互保障，开辟救生通道，实现科学救援。

2. 四川凉山彝族自治州冕宁县"4·20"森林火灾扑救

2021年4月20日16时30分，四川省凉山彝族自治州冕宁县石龙镇马鞍村发生森林火灾。在扑救过程中，受大风天气影响，23日傍晚火场发生飞火，在距北侧火线直线距离2.53公里山顶处形成新的火场，严重威胁冕宁县城十几万人和灵山寺景区。火情发生后，国家森林防火指挥部办公室、应急管理部持续调度指导，连夜派出工作组赴四川指导支持地方开展火灾扑救工作。四川省政府负责同志带领工作组前往火场一线指挥扑救。经森林消防队伍、消防救援力量、航空救援力量、地方专业扑火队伍、解放军和武警部队等2300余人、6架直升机历时6天的持续扑救，明火于26日13时被成功扑灭，火场区域133户500人紧急避险，可能受影响的585户2611名群众安全转移。主要经验：坚持"人民至上、生命至上"的理念。针对火势不断扩大蔓延的不利态势和县城、景区同时受到威胁的严峻局面，部际工作组指导联合指挥部及各方参战力量完整准确全面贯彻"两个至上"核心要义，深入践行训词精神，定下"力保县城、兼顾景区、积极扑救、解除风险，安全第一、严防伤亡"的战略战术。坚持"打早打小打了"的根本要求。针对久战不决的被动局面，每日会商研判火场态势，及时调整改变战略战术，抓住有利气象条件，早打快打坚决打，采取州县主要领导分方向指挥、各负责同志分片包干、工作组现场督战等举措，及时为火灾扑救赢得转机。坚持"尽快形成封控圈"的作战原则。针对火场过火面积渐成规模的蔓延态势，充分利用防火道、隔离带、天然水系等形成封控合围兜底，先打外线火、再清内线火，以最小成本实现最大收益。坚持"专业指挥、地空配合、专群协同"的作战样式。针对火场瞬息万变的复杂形势，果断任命四川省森林消防总队主要负责人为火场总指挥，南航总站主要负责人为空中力量总调度，提升专业化指挥水平。灭火机群精准打点洒面，国家队打火头、攻险段，地方队及时跟进清理整固，当地群众用"土办法"就地取材保供水源，充分整合释放协同效能。

3. 云南大理白族自治州漾濞县 6.4 级地震和青海果洛藏族自治州玛多县 7.4 级地震救援

2021 年 5 月 21 日 21 时、22 日 2 时，云南省大理白族自治州漾濞县、青海省果洛藏族自治州玛多县相继发生 6.4 级、7.4 级地震，共造成 3 人死亡、53 人受伤。地震发生后，应急管理部分别启动抗震救灾三级、二级应急响应，派出工作组分赴云南、青海，调派国家综合性消防救援队伍赴震区开展抢险救援，紧急调拨救灾物资全力支持地方抗震救灾，组织专家组开展灾情核查评估。云南、青海两省主要负责同志深入一线、靠前指挥，共投入各类救援力量 2.3 万余人，全力开展抗震救灾救援工作，累计转移疏散群众 5662 人，紧急转移安置 5.7 万人。主要经验：坚持统一协调、密切协作，为抗震救灾提供重要组织保障，国家、省、市、县各级抗震救援救灾指挥部高效运行，应急、交通、工信、卫生健康、自然资源等各部门通力协作。消防救援、军队、武警等救援队伍闻令而动，第一时间踏勘现场，科学划定救援区域，逐村逐户开展拉网式、地毯式人员排查搜救。妥善安置受灾群众，紧急调拨救灾物资，预拨救灾资金，做好疫情防控，尽快复工复学。做好次生灾害防范，严防地质灾害、危化品爆炸、堤防溃坝、堰塞湖、环境污染等灾害发生。抢修交通、电力、通信等基础设施，云南在震后 17 小时、青海在震后 9 小时内全部恢复灾区电力供应。及时公布震情灾情和抗震救灾信息，统一、及时、准确、客观回应社会关切，两地共举办 13 场新闻发布会。同时，做好交通疏导和治安秩序维护工作。

4. 河北沧州市渤海新区南大港东兴工业区鼎睿石化有限公司"5·31"火灾事故救援

2021 年 5 月 31 日 14 时 28 分，河北省沧州市渤海新区南大港产业园区东兴工业区鼎睿石化有限公司储油罐发生火灾，严重威胁公司内其他储罐和工业园区内企业及附近村庄人员安全。事故发生后，应急管理部持续调度指导应对处置工作，派出工作组赶赴现场，迅速调集周边消防救援专业力量跨区域增援。河北省政府负责同志带领有关部门人员赶赴现场指挥火灾扑救工作。应急管理部、河北省政府、现场指挥部迅速构建起协同作战指挥体系，应急、消防、公安、生态环境、气象等相关部门协调联动，全力开展火灾扑救、交通管制、人员疏散、地下管网封堵、环境监测、气象预警等救援处置工作。河北省、山东省和天津市消防救援总队、华北油田消防支队以及国家危化品应急救援天津石化队共 1547 名消防救援人员、351 辆消防车参与火灾扑救。经过 84 小时全力扑救，明火于 6 月 4 日 2 时 30 分被扑灭，事故未造成人员伤亡。主要经验：迅速启动重大灾害事故响应机制，跨区域、成建制调集多方力量到场参与处置。构建"一部六组"指挥体系，实行扁平化指挥，保证指令快速执行。确定了初期重"控火"，中期重"排险"，后期重"歼灭"的战略步骤。采取"冷却控火、围堰分割、水幕隔断、分段封堵、放空点燃、分步歼灭"等技战术措施，成功扑灭大火，确保了厂区及周边企业和整个产业园区的安全。

5. 黑龙江鸡西矿业有限公司滴道盛和煤矿立井"6·5"煤与瓦斯突出涉险事故救援

2021 年 6 月 5 日 12 时，黑龙江省鸡西矿业有限公司滴道盛和煤矿立井发生煤与瓦斯突出事故，造成 8 人被困。应急管理部立即指导部署救援处置工作，派出工作组赶赴现场指导协助救援处置。事故发生后，黑龙江省政府主要负责同志赶赴现场，组织指挥地方相关部门开展救援工作。现场成立抢险救援指挥部，调集鸡西矿业有限公司救护大队、当地消防救援队伍以及公安民警等救援力量开展应急救援处置。经过 32 小时不间断全力施救，8 名被困人员于 6 日 19 时 58 分全部获救升井。主要经验：坚持不抛弃不放弃，本次救援从指挥人员到救援一线工人，分组分班，全力清理巷道中突出的煤岩，用最短时间快速打开"生命通道"，创造了煤与瓦斯突出事故被困人员全部获救的救援奇迹。坚持科学救援，防止次生灾害发生，用专业手段排放瓦斯，不间断地洒水降尘、消尘，防止瓦斯爆炸。被困矿工正确自救，利用压风自救系统，分时段轮流补充氧气，并卧地静待救援，相互鼓励，保存体力。

6. 辽宁大连市金普新区凯旋国际大厦"8·27"火灾扑救

2021年8月27日16时许，辽宁省大连市金普新区凯旋国际大厦发生火灾，威胁大厦内群众。火情发生后，应急管理部立即调度指导火灾扑救工作，派出工作组赶赴现场指导处置。辽宁省消防救援总队先后调派974名消防救援人员、211辆消防车赴现场进行火灾扑救，应急、交警等部门和供水、燃气公司等联动协助处置，全力开展人员疏散、火灾扑救等救援处置工作。经全力救援，明火于当日23时许被扑灭，共疏散群众110余人，未造成人员伤亡。主要经验：按照高层建筑火灾作战编成，精准调派充足力量和装备到场处置，现场指挥部第一时间确立"优先疏散、内外夹击、立体防御"的战术原则和"全力控制B座及空中连廊火势，坚决保证A座不过火"的作战目标，采取"内攻近战、内外结合、上下合击、逐层消灭、逐户清理"的战术措施，充分发挥举高消防车、双光无人机等装备优势，及时疏散抢救群众110余人，成功保住了大厦A座整体、共用裙楼和B座大部分房间，将火灾损失降到了最低。

7. 陕西宝鸡市凤县316国道酒奠梁隧道"8·30"坍塌涉险事故救援

2021年8月30日16时24分许，陕西省宝鸡市凤县316国道酒奠梁隧道留凤关出口方向在施工作业过程中发生坍塌，造成10人被困。事故发生后，应急管理部持续调度指导救援处置工作，派出工作组赶赴现场，调派专业救援力量增援并协调专家参与处置。陕西省政府负责同志带领应急、交通运输等有关部门人员赶赴现场组织救援处置工作。宝鸡市成立救援现场指挥部，调集专业力量安全、高效、有序推进救援工作。国家隧道应急救援中国交建重庆队和当地消防、公安、卫生等救援力量以及灾害、隧道、施工等方面专家共700余人参加救援。经过53小时持续救援，成功打通救援通道，10名被困人员于9月1日21时43分全部获救。主要经验：迅速响应，精准研判，立即调动国家隧道应急救援中国交建重庆队携大口径水平钻机、生命探测仪、地质雷达等关键救援装备赶赴现场参加救援。现场指挥部组织有力、方法科学，在事故发生后1小时25分钟打通了生命联络通道，与被困人员建立联系、保障给养。多措并举，制定了以大口径水平钻机钻进为主、坍塌体侧下方小导硐作业为辅、坍塌体顶部顶管机掘进为备的"一主一辅一备"救援方案，确保救援顺利进行。国家隧道应急救援中国交建重庆队在救援过程中操作大口径水平钻机切碎坍塌体内7根工字钢、4块连接板，累计进尺23.33米，为打通救援通道顺利营救10名被困人员提供了保障，创造了53小时隧道钻孔救援的纪录。

8. 陕西渭南市大荔县朝邑镇紫阳村、赵渡镇乐合村漫堤决口险情处置

2021年10月7日至10月9日，陕西省渭南市大荔县朝邑镇紫阳村、赵渡镇乐合村先后发生生产围堤漫堤决口，洪水漫至赵渡镇10个行政村，造成17.5万亩农田被淹、直接经济损失约5亿元。险情发生后，国家防总办公室、应急管理部立即作出部署。陕西省应急管理厅派出工作组赶赴现场协调指导抢险救援工作。当地组织应急、消防、水利和防汛抢险队伍1.1万人次、运输设备76辆次、机械设备152台（套）等，全力开展封堵决口、转移安置危险区群众、巡查堤防等抢险救援工作。经全力抢修封堵，生产围堤紫阳段和赵渡镇乐合段决口分别于10月12日17时36分和10月13日16时35分成功完成合拢，转移安置25126名群众。主要经验：迅速启动应急响应机制，模块化调派消防救援专业力量投入战斗，针对受灾群众点多面广的实际，采取舟艇编队行进和无人机空中侦查相结合的方式，对被困人员进行精准定位，综合评估灾害风险，制定科学救援方案，划分5个救援区域，联合社会应急力量按照"1+1"的编组模式开展协同救援，同时调集多台大型铲车涉水对被困群众进行摆渡救助，橡皮艇遂行保护，提升综合救援成效。

9. 河北石家庄市"10·11"通勤车涉水倾覆重大事故救援

2021年10月11日7时许，河北省石家庄市平山县敬业集团一辆载有51人的通勤班车，行驶至钢城路滹沱河大桥施工临时便道（过水路面）中段时涉水倾覆，造成14人死亡。事故发生后，应急管理部立即调度指导救援处置工作，会同公安部、交通运输部派出工作组赶赴现场。河北省政府主要负责同志带领有关部门人员赶赴现场组织救援处置，调集消防救援队伍、武警部队、民兵以及社会应急力量，出动救援人员 3146 人次，调配各类救援装备 365 台，对事发水域展开拉网式排查搜救，全力开展人员搜救等处置工作。河北省消防救援总队调集 387 名消防救援人员、75 辆消防车、37 艘橡皮艇和冲锋舟到现场处置。经过 31 小时的全力搜寻，搜救出 51 名落水人员，其中 37 人获救生还。主要经验：快速响应，迅速启动应急联动机制，第一时间调集消防水域救援力量和社会救援力量开展救援。采取空中无人机搜索，水面舟艇、声纳探测搜索和水下潜水员、机器人搜索相结合的立体侦察搜索模式，加快救援速度。根据水流情况，在河道上下游划分作业区域和搜救网格，探测仪器搜索定位、多舟合并同时推进，经各参战救援力量齐心协力高效合作，遇险人员全部被救出。

10. 山西吕梁市孝义市西辛庄镇杜西沟村"12·15"盗采煤炭资源导致透水被困人员救援

2021 年 12 月 15 日 23 时许，山西省吕梁市孝义市西辛庄镇杜西沟村发生盗采煤炭资源导致透水刑事案件，造成 22 人被困。事故发生后，应急管理部持续调度指导抢险救援工作，派出工作组连夜赶赴现场，调派专业救援力量和专家支援。山西省政府主要负责同志带领有关部门人员赶赴现场指挥救援工作，成立现场救援指挥部，调集山西省消防救援总队，国家矿山应急救援汾西队、华阳队和山西焦煤霍州煤电集团矿山救护大队等 8 支专业救援队伍，以及应急、自然资源、卫健等部门各种救援力量共计 400 余人，全力开展抢险救援工作。经过近 45 小时持续营救，22 名被困人员于 17 日 20 时全部升井，其中 20 人获救生还、2 人遇难。主要经验：坚持科学决策，在保证稳定的前提下尽可能增加排水装备和方式方法，提高排水效率。及时调度救援力量，以国家矿山应急救援汾西队为主的专业救援力量，发挥科学严谨的专业能力和顽强拼搏的战斗精神，不畏严寒，在零下十几摄氏度的夜间不间断开展救援工作，确保救援行动高效推进。保障到位，国投大功率发电车在救援现场提供应急电源，保障救援工作顺利推进。坚持科学救援，利用井下摄像窥视仪发现被困人员，提振救援人员信心。针对暗立井井筒直径小、设备多、空间狭小，无法架设提升设备的难题，采用绳索救援，快速营救被困人员升井，同时保证排水工作不间断，确保搜救与遇险人员安全。

（资料来源：根据应急管理部2022年1月例行新闻发布会公开信息进行整理）

2021年全国生产安全事故十大典型案例

1. 山东五彩龙投资有限公司栖霞市笏山金矿"1·10"重大爆炸事故

2021年1月10日13时13分许，山东五彩龙投资有限公司栖霞市笏山金矿发生爆炸事故，造成11人死亡，直接经济损失6847.33万元。发生原因是，笏山金矿井下违规混存炸药、雷管，井口实施罐笼气割作业产生的高温熔渣块掉入回风井，碰撞井筒设施，弹落到一中段马头门内乱堆乱放的炸药包装纸箱上，引起纸箱等可燃物燃烧，导致雷管、导爆索和炸药爆炸。主要教训：一是井下违规混存炸药、雷管。山东五彩龙投资有限公司长期违规购买民用爆炸物品，违规在井下设置爆炸物品储存场所，且炸药、雷管和易燃物品混合存放。二是违规进行气焊切割作业。进行气焊切割作业时未确认作业环境及周边安全条件，井筒提升与井口气焊违规同时作业。三是安全管理混乱。笏山金矿对施工单位的施工情况尤其是民用爆炸物品储存、领用、搬运及爆破作业情况管理缺失，对外包施工队以包代管，只包不管，未按照规定报告生产安全事故；施工单位未按规定配备专职安全管理人员和技术人员，作业人员使用伪造的特种作业操作证；事故发生当日井下作业现场没有工程监理。四是地方党委政府履行安全生产领导责任不力。未认真督促相关部门依法履行民用爆炸物品、非煤矿山安全生产监督管理相关职责，栖霞市党委政府对事故迟报瞒报。地方有关部门监管责任未有效落实。

2. 黑龙江凯伦达科技有限公司"4·21"较大中毒窒息事故

2021年4月21日13时43分，黑龙江省绥化市安达市黑龙江凯伦达科技有限公司在三车间制气釜停工检修过程中发生中毒窒息事故，造成4人死

254

亡、9人中毒受伤，直接经济损失为873万元。发生原因是，在4个月的停产期间，制气釜内气态物料未进行退料、隔离和置换，釜底部聚集了高浓度的氧硫化碳与硫化氢混合气体，维修作业人员在没有采取任何防护措施的情况下，进入制气釜底部作业，吸入有毒气体造成中毒窒息。救援过程中，救援人员在没有采取防护措施的情况下多次向釜内探身、呼喊、拖拽施救，致使现场9人不同程度中毒受伤。主要教训：一是涉事企业法律意识缺失、安全意识淡薄。未落实安全生产主体责任，违规组织受限空间作业，作业前作业人员未申请受限空间作业票。二是安全风险辨识和隐患排查治理不到位。凯伦达公司未按规定要求开展自检自查，未辨识出三车间制气釜检修存在氧硫化碳和硫化氢混合气体中毒窒息风险，未制定可靠防范措施。三是安全管理混乱。凯伦达公司未按规定设置分管安全生产负责人，安全管理制度不完善，未建立安全风险管控制度。四是涉事企业对作业人员岗位培训不到位，应急处置能力严重不足。未组织开展应急预案培训及演练，作业现场未配备足够的应急救援物资和个人防护用品。五是地方党委政府未统筹好发展和安全的关系。安全发展理念不牢，红线意识不强，化工项目准入门槛低且把关不严，在安全基础薄弱、安全风险管控能力不足的情况下，盲目承接异地转移的高风险化工项目。

3. 湖北十堰艳湖社区集贸市场"6·13"重大燃气爆炸事故

2021年6月13日6时42分许，湖北省十堰市张湾区艳湖社区集贸市场发生燃气爆炸事故，造成26人死亡，138人受伤，其中重伤37人，直接经济损失约为5395.41万元。发生原因：天然气中压钢管严重腐蚀破裂，泄漏的天然气在集贸市场涉事故建筑物下方河道内密闭空间聚集，遇餐饮商户排油烟管道排出的火星发生爆炸。主要教训：一是安全隐患排查整治不深入不彻底。涉事燃气管道改造时违规将管道穿越集贸市场涉事故建筑物下方，形成重大事故隐患。十堰东风中燃公司持续5年未对集贸市场下方河道下面相对危险的区域开展巡线。十堰市燃气主管部门先后多次开展专项整治，均未发现并排除重大隐患。二是应对突发事件能力不足。从群众报警到爆炸发生长达1小时，十堰东风中燃公司及其现场巡查处突人员未能及时疏散群众，未按预案设立警戒、禁绝火源、疏散人群，未立即控制管道上下游两端的燃气阀门、保持管道内正压，在未消除燃爆危险的情况下向相关救援人员提出结束处置、撤离现场的错误建议。三是涉事企业主体责任严重缺失。十堰东风中燃公司对130次燃气泄漏报警、管道压力传感器长时间处于故障状态等系统性隐患熟视无睹；任命未取得执业资格考核合格证的人员分管安全生产工作；任命从未参加过业务培训、不了解巡线职责、不会使用燃气检漏仪的人员担任巡线班组负责人。四是安全执法检查流于形式。燃气管理部门对燃气企业执法检查121次，但未对违法行为实施过一次行政处罚。

4. 四川邑丰食品有限公司"6·13"较大中毒和窒息事故

2021年6月13日10时30分许，四川省成都市大邑县四川邑丰食品有限公司污水处理站发生一起有限空间中毒和窒息事故，造成6人死亡，直接经济损失542万元。发生原因是，作业人员在准备抽排污泥暂存池内的污水和污泥浆时，未采取任何安全防护措施，池内硫化氢等有毒有害气体逸出并积聚，作业人员吸入硫化氢等有毒有害气体导致中毒和窒息，施救人员盲目施救导致事故扩大。主要教训：一是涉事企业落实安全生产相关法律法规、规章制度不到位，新改扩项目未批先建，建设项目安全设施"三同时"未落实。二是有限空间作业安全管理缺失，邑丰食品公司未建立有限空间管理台账，未落实有限空间作业票审批制度以及有限空间作业"先通风、再检测、后作业"要求，未开展有限空间作业前风险辨识和安全条件确认，未对进入有限空间作业人员进行相应的安全生产、应急救援教育培训和安全风险提示，安全管理缺位、应急处置失当、员工盲目施救。三是地方政府落实党政领导干部安全生产责任、属地监管责任和"三个必须"要求不到位，部分行业主管部门安全生产监管职能和力量弱化，安全检查流于形式，未及时发现邑丰食品公司存在的违法违规建设问题。

5. 河南商丘震兴武馆"6·25"重大火灾事故

2021年6月25日，河南省商丘市柘城县震兴武馆发生火灾事故，造成18人死亡、11人受伤，直接经济损失为2153.7万元。发生原因：震兴武馆临街门面房一层北侧住房阁楼下层房间内使用蚊香不慎引燃纸箱、衣物等可燃物。主要教训：一是消防安全主体责任未落实。震兴武馆没有消防安全管理制度，经营者及管理人员消防安全意识淡薄，对有关部门和单位检查指出的火灾隐患未整改，未组织开展灭火和应急疏散演练以及防火检查巡查。二是彩钢板加剧火灾危害。一层起火房间采用聚苯乙烯夹心彩钢板隔断，起火后迅速蔓延，大量高温有毒烟气涌入二层宿舍区，造成火灾快速蔓延和人员死亡。三是违规将住宿经营二合一。震兴武馆在不具备消防安全条件的情况下，在临街门面房二层设置学员宿舍，违规集中住宿学员，由于没有采取实体分隔，且只有一部敞开式内楼梯，烟气通过楼梯迅速向上蔓延。四是违规设置防盗窗。起火建筑二层东侧窗户设置了防盗窗，在楼梯被烟气和火焰封堵后，房间内人员无法通过窗户逃生。五是地方政府消防安全责任落实不到位。对校外培训机构监管不力，发现无证办学未采取措施依法取缔，非法校外培训活动长期存在；未认真履行消防监督检查职责，未及时发现并纠正违规使用彩钢板、安装防盗网等严重安全隐患，伪造检查记录；未建立基层消防安全组织，网格化管理流于形式，指导开展群众性消防工作不到位。

6. 江苏苏州四季开源酒店"7·12"重大坍塌事故

2021年7月12日15时31分许，江苏省苏州市吴江区四季开源酒店辅房发生坍塌事故，造成17人死亡、5人受伤，直接经济损失约为2615万元。发生原因：施工人员在无任何加固及安全措施情况下，盲目拆除了底层六开间的全部承重横墙和绝大部分内纵墙，致使上部结构传力路径中断，二层楼面圈梁不足以承受上部二、三层墙体及二层楼面传来的荷载，导致该辅房自下而上连续坍塌。主要教训：一是房屋产权人未履行房屋使用安全责任人的义务，将事故建筑一楼装饰装修工程设计和施工业务发包给无相应资质的建筑公司；施工图设计文件未送审查；在未办理施工许可证的情况下擅自组织开工，改变经营场所建筑的主体和承重结构。二是施工单位在未依法取得相应资质的情况下承揽事故建筑装修改造项目，并将拆除业务分包给不具有相应资格的个人；未编制墙体拆除工程的安全专项施工方案，无相应的审核手续；未对施工作业人员进行书面安全交底并进行签字确认。三是设计人员未取得设计师执业资格，在未真实了解辅房结构形式的情况下，提供错误的拆墙图纸，并错误地指导承重墙的拆除作业。四是监管部门对既有建筑改建装修工程未批先建、违法发包等行为的监督管理存在漏洞。

7. 广东珠海兴业快线（南段）一标段工程石景山隧道"7·15"重大透水事故

2021年7月15日3时30分，广东省珠海市香洲区兴业快线石景山隧道右线在施工过程中，掌子面拱顶坍塌，诱发透水事故，造成14人死亡、直接经济损失3678.677万元。发生原因：隧道下穿吉大水库时遭遇富水花岗岩风化深槽，在未探明事发区域地质情况、未超前地质钻探、未超前注浆加固的情况下，不当采用矿山法台阶方式掘进开挖、小导管超前支护措施加固和过大的开挖进尺，导致右线隧道掌子面拱顶坍塌透水。泥水通过车行横通道涌入左线隧道，导致左线隧道作业人员溺亡。主要教训：一是复杂地质条件下的隧道施工风险意识较差，施工单位在隧道暗挖施工过程中未开展涌水量动态监测；在富水段开挖前未掌握超前地质钻探探测情况；未按超前地质预报提示及时调整施工工法，开挖方式、超前支护措施和开挖进尺均不符合相关规范及设计要求；未按规范要求配备联动报警系统，导致透水后无法及时通知相关人员撤离。二是监理单位未按施工控制点及工序要求严格旁站监理，不按规定在岗履职；对施工单位未按设计要求调整施工方法、扩大开挖进尺等安全隐患未及时督促整改。三是建设单位未向施工单位提供事发区域准确、完整的地质情况，施工期间未根据规定增加超前地质钻探项目；未就水库放水事宜与水行政主管部门进行协调，未取得水行政许可擅自在水利工程管理范围和保护范围内施工。四是监管部门对重点项目、危大工程、重点环节安全监管不够细致，对下穿水库隧道施工的特殊性认识不足，缺乏有针对性的监管措施。

8. 吉林长春李氏婚纱梦想城"7·24"重大火灾事故

2021年7月24日15时40分许，吉林省长春市净月高新技术产业开发区李氏婚纱梦想城发生火灾事故，造成15人死亡、25人受伤，建筑物过火面积为6200m^2，直接经济损失为3700余万元。发生原因：李氏婚纱梦想城二层"婚礼现场"摄影棚上部照明线路漏电，击穿其穿线蛇皮金属管，引燃周围可燃仿真植物装饰材料。主要教训：一是违法违规建设。李氏婚纱梦想城擅自将工业厂房改为商业用途和改扩建，违规搭建室外彩钢板房、封闭消防车通道；违规使用可燃保温材料，未依法设置安全出口、疏散通道、防火分区、室内消火栓和排烟设施；未按照国家技术标准敷设电气线路、设置配电系统。二是违法违规设计施工。有关单位无设计、施工资质，未按规范设计疏散通道、防火分区、建筑构件耐火极限和装修材料燃烧性能等，违反消防安全强制性标准；施工方在明知李氏婚纱梦想城未依法办理消防手续、不具备消防安全条件情况下进场施工，无电气设计图纸，电气施工不符合规范规定；保温工程违规采用聚氨酯泡沫作为保温材料，未做防火处理，导致火灾发生后蔓延迅速。三是安全管理严重缺失。李氏婚纱梦想城未建立安全生产责任制，未制定安全生产管理制度、操作规程和事故应急救援预案，未设置安全生产管理机构、配备专职安全管理人员，未开展消防检查和隐患排查。四是地方政府部门履职不到位。只监督检查经过许可的建设项目，对李氏婚纱梦想城长期存在的违法改扩建行为失察漏管；开展"两违"清查行动不彻底，未发现李氏婚纱梦想城问题隐患，排查整治有缺失；消防监督检查存在单人执法问题，未跟踪问题隐患整改，漏查整改事项，执法不闭环。

9. 青兰高速甘肃平凉段"7·26"重大道路交通事故

2021年7月26日14时5分，G22青兰高速公路甘肃平凉泾川段发生一起大客车失控冲出路面侧翻的道路交通事故，造成13人死亡、44人受伤，直接经济损失为2100余万元。发生原因：事故大客车驾驶人雨天未保持安全行驶速度，驾驶状况不良、行李仓超载的大客车在高速行驶中应急操作处置不当，导致车辆失控侧翻。主要教训：一是车辆检测检验源头造假问题突出。2016~2021年，有关车辆检测检验企业对事故车辆进行了多次客车类型复核，均存在数据造假问题，出具的《营运客车类型划分及等级复核表（审查表）》严重失实。二是运输企业安全生产主体责任严重未落实。事故车辆所属企业安全生产管理机构形同虚设，主要负责人长期不在企业，对承包经营车辆只收费、不管理，对驾驶员和从业人员的安全教育培训流于形式；事故车辆承包经营人利用假行驶证、严重失实的检测报告等材料非法套取车辆《道路运输证》，编造虚假包车备案信息违规获取旅游包车标志牌开展包车客运。三是地方政府有关部门安全监管不力。交通运输部门对客车类型复核工作把关不严格，导致客车类型不达标的车辆进入旅游客运市场；交通运输、公安交警部门督促重点运输企业开展安全隐患排查治理工作不到位，对企业及所属车辆的监管执法存在薄弱环节；市场监督管理部门对车辆检测检验企业多次数据造假的行为失察失管。

10. 青海海北藏族自治州西海煤炭开发有限责任公司柴达尔煤矿"8·14"顶板抽冒导致溃砂溃泥重大事故

2021年8月14日12时10分，青海省海北藏族自治州西海煤炭开发有限责任公司柴达尔煤矿发生顶板抽冒导致溃砂溃泥事故，造成20人死亡、直接经济损失5391.02万元。发生原因：柴达尔煤矿+3690综放工作面顶部疏放水不彻底，工作面出现异常淋水，综采支架前多次发生局部片帮冒顶，甚至液压支架被"压死"、工作面被封堵，但未采取有效措施进行治理，违章冒险清淤，强行挑顶提架作业，致使顶煤抽冒，大量顶煤、渣石及水混合物呈泥石流状迅速溃入工作面及运输顺槽，导致事故发生。主要教训：一是安全隐患排查治理不到位。矿井隐蔽致灾因素普查和隐患排查不到位，对地面露天采坑存在的事故隐患治理不彻底。二是违规组织生产作业。柴达尔煤矿拒不执行停产整顿监察指令，在有关证照被暂扣的情况下仍违法违规组织采掘作业。三是安全管理混乱。柴达尔煤矿部分工人未签订劳动合同、未缴纳工伤保险、未参加安全培训即入井作业，个别工人入井不携带人员位置监测标识卡。四是上级公司未认真履行安全管理职责。西海煤炭开发公司未果断停止柴达尔煤矿+3690综放工作面维修作业；青海运输集团对下属西海煤炭开发公司股份制混改后在安全管理方面存在的漏洞盲区失管失察。五是地方政府及有关部门落实安全监管责任不力。海北藏族自治州及刚察县地方政府未认真研究解决应急管理部门领导班子弱化、煤矿监管力量不足问题。

（资料来源：根据应急管理部2022年1月例行新闻发布会公开信息进行整理）

2021年全国自然灾害十大典型案例

1.7月中下旬河南特大暴雨灾害

7月17~23日，河南省遭遇历史罕见特大暴雨，全省平均过程降雨量为223毫米，有285个站超过500毫米。有20个国家级气象站日降水量突破建站以来历史极值，其中，郑州、新密、嵩山站均超其历史日极值1倍以上，郑州气象观测站最大小时降雨量（20日16~17时，201.9毫米）突破我国大陆有记录以来小时降雨量历史极值。多条河流发生超警以上洪水，郑州、新乡、鹤壁等多地遭受特大暴雨洪涝灾害，受灾范围广、灾害损失重、社会关注度高。

灾害造成全省16市150个县（市、区）1478.6万人受灾，因灾死亡失踪398人，紧急转移安置149万人；倒塌房屋3.9万间，严重损坏17.1万间，一般损坏61.6万间；农作物受灾面积873.5千公顷；直接经济损失1200.6亿元。

2. 黄河中下游严重秋汛

2021年入秋后，冷暖空气在黄河中游持续猛烈交汇，带来连续降雨。黄河流域9月份平均降水量是179毫米，为1961年以来历史同期最多，造成黄河中下游发生1949年以来最大秋汛，中游干流9天时间里连续发生3次编号洪水，支流洛河、汾河水位或流量超历史实测记录，黄河中下游河道高水位、大流量行洪持续一个月。山西、陕西、河南、山东等省局地洪涝灾害严重，造成4省32市232个县（市、区）666.8万人受灾，因灾死亡失踪41人，紧急转移安置46.7万人；倒塌房屋4.6万间，不同程度损坏17.5

万间；农作物受灾面积498.6千公顷；直接经济损失153.4亿元。

3.7月中下旬山西暴雨洪涝灾害

7月10~23日，山西省先后出现10~11日、18~23日两轮强降雨天气过程，间隔时间短、累计雨量大，引发严重洪涝灾害。灾害造成晋城、忻州、长治等10市47个县（市、区）61.2万人受灾，因灾死亡失踪35人，紧急转移安置7.4万人；倒塌房屋2.1万间，不同程度损坏5.7万间；农作物受灾面积51千公顷；直接经济损失82.8亿元。

4.8月上中旬湖北暴雨洪涝灾害

8月8~15日，湖北省部分地区出现强降雨，其中，11~12日湖北襄阳和随州出现大到暴雨，局地特大暴雨，最大日雨量为随县柳林镇的519毫米，引发严重洪涝灾害，造成随州、襄阳、孝感、黄冈等11市（州）58个县（市、区）和神农架林区158万人受灾，因灾死亡28人，紧急转移安置5.7万人；倒塌房屋1100余间，不同程度损坏1.7万间；农作物受灾面积126.5千公顷；直接经济损失31.2亿元。

5.4月30日江苏南通等地风雹灾害

4月30日，江苏沿江及以北大部分地区遭受大风、冰雹等强对流天气袭击，南通沿海局地风力达13~15级，最大风速达47.9米/秒（15级），多地大风观测突破建站以来历史极值，引发严重风雹灾害。灾害造成南通、泰州、淮安等8市36个县（市、区）2.7万人受灾，因灾死亡失踪28人，紧急转移安置3100余人；倒塌房屋397间，不同程度损坏1.3万间；农作物受灾面积11千公顷；直接经济损失1.6亿元。

6.8月中下旬陕西暴雨洪涝灾害

8月19~25日，陕西省部分地区出现强降雨过程，其中，陕南地区暴雨持续时间长、影响范围广、累计雨量大、局地降水强度强，引发严重洪涝灾害。灾害造成西安、汉中、安康、商洛等9市49个县（市、区）107.2万人受灾，因灾死亡失踪21人，紧急转移安置9.9万人；倒塌房屋2700余间，不同程度损坏2.4万间；农作物受灾面积26.6千公顷；直接经济损失91.8亿元。

7. 11月上旬东北华北局地雪灾

11月4~9日，我国大部地区出现寒潮天气过程，降温幅度大、雨雪范围广、极端性强，综合强度指数为1961年以来第四强，降温幅度超过16℃的国土面积达101万平方公里，华北、东北等地普降暴雪或大暴雪，局地出现特大暴雪，东北三省和内蒙古局地雪情较重。低温冷冻和雪灾造成内蒙古、辽宁、吉林、黑龙江等9省（区、市）35.1万人受灾，因灾死亡7人（建筑物、树木倒压所致），农作物受灾面积为19.3千公顷，大量农业大棚、牲畜棚舍、简易工业厂房倒损，直接经济损失为69.4亿元。

8. 云南漾濞6.4级地震

5月21日21时48分，云南大理白族自治州漾濞县（北纬25.67度，东经99.87度）发生6.4级地震，震源深度8公里，此后发生多次5级以上余震。地震造成大理、临沧2市（州）13个县（市）16.5万人受灾，因灾死亡3人，紧急转移安置2.8万人；倒塌房屋1854间，严重损坏1.9万间，一般损坏7.5万间；交通、道路、市政、教育等设施不同程度受损，直接经济损失33.2亿元。

9. 2021年第6号台风"烟花"

2021第6号台风"烟花"于7月25日12时30分前后，在浙江舟山普陀区沿海登陆，登陆时中心附近最大风力为13级（38米/秒），26日9点50分在浙江平湖市沿海以强热带风暴级（10级）再次登陆，30日晚8时停止编号。"烟花"具有移动速度慢、陆上滞留时间长、风雨强度大、影响范围广等特点。"烟花"造成浙江、上海、江苏等8省（区、市）40市230个县（市、区、旗）482万人受灾，紧急转移安置143万人；倒塌房屋500余间，不同程度损坏8300余间；农作物受灾面积358.2千公顷；直接经济损失132亿元。

10. 青海玛多7.4级地震

5月22日2时4分，青海果洛藏族自治州玛多县（北纬34.59度，东经98.34度）发生7.4级地震，震源深度为17公里，此后发生数次余震，最大余震为5.1级。地震造成果洛、玉树2州7个县11.3万人受灾，19人受伤，紧急转移安置 10.8 万人；倒塌房屋 1039 间，严重损坏 7600 余间，一般损坏 5 万间；部分道路、桥梁等基础设施损毁，直接经济损失 41 亿元。

（资料来源：根据应急管理部2022年1月例行新闻发布会公开信息进行整理）

附　　录

1949～2022年职业风险与劳动保护类
图书清单

1. 〔苏〕亚历大特洛夫：《苏联的劳动保护与对意外伤残的预防》，朱基俊译，中华书局，1950。

2. 西南军政委员会劳动部编《劳保参考资料—第八辑—苏联的劳动保护和劳动保险》，工人出版社，1950。

3. 劳动出版社编审部编《劳动保护工作》，劳动出版社，1951。

4. 劳动出版社编《苏联工会的劳动保护工作》，劳动出版社，1951。

5. 〔苏〕库兹涅佐夫、〔苏〕叶夫斯托拉托夫：《苏联的劳动保护工作》，傅也俗、阎明复译，工人出版社，1952。

6. 中央第一机械工业部编《苏联工业的安全技术与劳动保护》，科学技术出版社，1952。

7. 〔苏〕赫尔明斯基 H. 3、〔苏〕采铁林 Б. В.：《如何制定工资与保护劳动》，祝百英译，作家书屋，1952。

8. 江涛：《劳动保护工作中的几个问题》，工人出版社，1953。

9. 天津市总工会劳保部编《劳动保护讲话》，天津通俗出版社，1953。

10.〔苏〕叶·依·库兹涅佐夫、〔苏〕依·格·舒托夫：《苏联工会劳动保护工作教程》，中华全国总工会俄文翻译室译，工人出版社，1954。

11. 中华全国总工会俄文翻译室编《劳动保护》，工人出版社，1954。

12. 中央人民政府劳动部劳动保护司、中华全国总工会劳动保护部编《把劳动保护工作推进一步》，工人出版社，1954。

13. 中华全国总工会宣传部编《劳动保护工作》，工人出版社，1954。

14. 中华全国总工会劳动保护部编《工会劳动保护工作》，工人出版社，1955。

15. 中华全国总工会劳动保护部编《工会劳动保护工作讲义》，工人出版社，1955。

16.〔苏〕B. C. 尼克钦：《印刷业的劳动保护及安全技术》，诸良译，中华书局，1955。

17. 中华全国总工会东北工作委员会劳保部编《怎样做好劳动保护工作》，辽宁人民出版社，1955。

18.〔苏〕德米特里也夫斯卡娅、〔苏〕查依奇科娃：《棉织物染整生产中的劳动保护》，徐魁周译，纺织工业出版社，1955。

19.〔苏〕杜万科夫：《企业中的工会劳动保护工作》，中华全国总工会俄文翻译室译，工人出版社，1955。

20. 经济资料编辑委员会编《工业中的安全技术和劳动保护》，财政经济出版社，1955。

21.〔苏〕叶尔马柯夫、〔苏〕舒姆柯夫：《黑色冶金的劳动保护》，重工业部劳动工资司安全技术处译，重工业出版社，1955。

22. 上海市建筑工程安全技术劳动保护展览会办公室编《建筑工程安全技术劳动保护》，新艺术出版社，1955。

23.〔苏〕阿·阿·柯希金：《关于劳动保护工作的几个报告》，中华人民共和国劳动部专家工作办公室译，中华人民共和国劳动部劳动杂志社，1955。

24. 中华人民共和国劳动部保护司、中华全国总工会劳动保护部编《劳动保护工作手册》，法律出版社，1956。

25. 山东省工会联合劳动保护部编《工会小组劳动保护检查员读本》，山东人民出版社，1956。

26. 新疆人民出版社编《劳动保护工作》，新疆人民出版社，1956。

27. 人民铁道出版社编《安全技术劳动保护工作》，人民铁道出版社，1956。

28. 〔苏〕拉基金主编《苏联劳动保护教材》，中华全国总工会苏联工运研究室译，工人出版社，1956。

29. 〔苏〕阿尔捷米也夫：《苏联劳动保护法规常识》，中华全国总工会苏联工运研究室译，工人出版社，1956。

30. 〔苏〕卢金主编《苏联黑色冶金业劳动保护教程》，中华全国总工会苏联工运研究室译，工人出版社，1956。

31. 〔苏〕彼积尔斯柯夫、〔苏〕略善采夫：《建筑工地劳动保护委员会及劳动保护公共检查员须知》，王颂华译，建筑工程出版社，1956。

32. 赖若愚、毛齐华主编《劳动保护与国家工业化》，中华全国科学技术普及协会，1956。

33. 中华人民共和国建筑工程部生产局编《建筑安装工程安全技术劳动保护资料汇编》，建筑工程出版社，1956。

34. 〔苏〕阿·阿·柯希金：《关于劳动保护工作的报告汇编》，中华人民共和国劳动部专家工作室译，中华人民共和国劳动部劳动杂志社，1956。

35. 中华全国总工会劳动保护部编《劳动保护工手册》，人民出版社，1957。

36. 天津市工会联合会劳动保护部编《劳动保护检查员训练教材》，工人出版社，1957。

37. 中华人民共和国劳动部劳动保护局编《劳动保护三个规程问答》，工人出版社，1957。

38. 中华全国总工会劳动保护部编《基层工会劳动保护工作经验》，工人出版社，1957。

39. 〔苏〕别洛鲁雪茨：《铸造生产的劳动保护》，中华全国总工会俄文翻译室译，机械工业出版社，1957。

40. 〔苏〕M. Б. 波洛丹诺夫：《棉织生产中的劳动保护和安全技术》，中国纺织工程学会上海分会俄文棉织小组译，纺织工业出版社，1957。

41. 中国电业工会全国委员会劳动保护部编《电业劳动保护工作基本知识》，电力工业出版社，1957。

42. 上海市劳动局办公室编《在生产大跃进中怎样加强劳动保护工作》，上海人民出版社，1958。

43. 四川省重工业厅编《劳动保护教材》，冶金工业出版社，1958。

44. 章萍：《劳动保护政策和劳动保护立法》，中国人民大学，1958。

45. 上海市职业病防治所编《土法炼钢的劳动保护》，科技卫生出版社，1958。

46. 〔苏〕费雅尔科夫斯卡娅：《机械制造业喷漆劳动条件的改善》，李思译，工人出版社，1958。

47. 陈英亮主编《劳动保护检查员》，煤炭工业出版社，1958。

48. 李仁杰主编《制材厂的安全技术与劳动保护》，中国林业出版社，1958。

49. 〔苏〕鲁卡契基 Г、柯特尔雅罗夫 E 编《劳动保护》，建筑工程出版社，1959。

50. 中华人民共和国劳动部劳动保护局编《新中国的劳动保护》，法律出版社，1959。

51. 〔苏〕马雷赫 A. A.：《平炉修理劳动保护》，陈润甫译，冶金工业出版社，1959。

52. 李云兰主编《怎样当劳动保护检查员》，煤炭工业出版社，1959。

53. 中华人民共和国劳动部劳动保护局编《劳动保护政策文件汇编》，法律出版社，1960。

54. 中华人民共和国劳动部劳动保护局编《工人职员伤亡事故报告规程手册》，法律出版社，1960。

55. 中华人民共和国劳动部劳动保护局编《劳动保护法规选编》，法律出版社，1961。

56. 中华全国总工会生产部编《劳动保护文件》，工人出版社，1964。

57. 劳动部劳动保护科学研究所编《劳动保护科学研究所研究报告集刊-1》，劳动部劳动保护科学研究所，1965。

58. 北京市劳动保护科学研究所编《北京市劳动保护科学研究所研究报告集刊》，北京市劳动保护科学研究所，1975。

59. 全国总工会经济工作部编著《工会劳动保护培训教材》，航空工业出版社，1997。

60. 中华全国总工会劳动保护部编《工会劳动保护讲义》，中华全国总工会劳动保护部，1981。

61. 林明清主编《通风除尘》，化学工业出版社，1982。

62. 地质勘探安全技术编写组编《地质勘探安全技术第一分册劳动保护概述》，地质出版社，1982。

63. 徐溥泉主编《林业劳动保护基础知识问答》，中国林业出版社，1983。

64. 中华全国总工会生产保护部编《群众劳动保护工作经验选编》，工人出版社，1983。

65. 中国科学技术情报研究所编《国外劳动安全标准资料目录》，科学技术文献出版社，1983。

66. 中华全国总工会生产保护部编《工会劳动保护教材》，海洋出版社，1985。

67. 《粮油工业劳动保护》编审组编《粮油工业劳动保护》，中国商业出版社，1985。

68. 徐佐庭、黄根生编《怎样当好劳动安全员》，物资出版社，1985。

69. 〔苏〕博恰罗夫：《地质勘探工作工人劳动保护标准规程汇编》，崔林沛译，地质出版社，1987。

70. 王子南、吴文浩、钟世权主编《轻工业劳动保护》，轻工业出版社，1987。

71. 赵履宽、孙树菡编《劳动生理与劳动保护》，劳动人事出版社，1987。

72. 中国劳动保护科学技术学会劳动保护管理科学专业委员会编《安全科学管理与系统安全》，中国劳动出版社，1987。

73. 中华全国总工会经济技术劳动保护部编《班组安全建设》，学术期刊出版社，1988。

74. 林明清主编《劳动保护词典》，科学技术文献出版社，1988。

75. 中国工运学院劳动保护管理系编《工会劳动保护管理简明教程》，机械工业出版社，1989。

76. 张达义、夏昌华编著《个人劳动保护用品及其选择使用》，冶金工业出版社，1989。

77. 张玉璞主编《劳动保护管理》，吉林人民出版社，1989。

78. 姚守拙主编《现代实验室安全与劳动保护手册》，化学工业出版社，1989。

79. 劳动部职业安全卫生监察局编《劳动保护法基础》，劳动人事出版社，1989。

80. 黄浩森、郭振龙、张海保主编《劳动保护与安全逻辑》，南京大学出版社，1989。

81. 宋大成主编《工伤事故和职业病的调查、统计、分析与对策》，中国林业出版社，1989。

82. 程兴仁、祝存钦主编《劳动保护用品技术手册》，北京科学技术出版社，1989。

83. 袁泉主编《劳动保护管理学》，大连理工大学出版社，1989。

84. 张玉璞主编《劳动保护管理》，吉林人民出版社，1989。

85. 赵宝刚主编《工会劳动保护工作讲话》，工人出版社，1990。

86. 辽宁省劳动局、辽宁省劳动保护科学技术学会编《劳动保护简明教程》，辽宁科学技术出版社，1990。

87. 陈龙贤主编《劳动保护法规浅释》，广东科技出版社，1990。

88. 《邮政电信劳动保护实用手册》编写组编著《邮政电信劳动保护实用手册》，上海科学技术文献出版社，1990。

89. 江苏省劳动服务公司组织编《劳动保护基础知识》，江苏人民出版社，1990。

90. 赵煦阳、胡湘生主编《工业企业劳动保护管理概论》，湖南科学技术出版社，1990。

91. 董淑琴主编《劳动保护概论》，中国人事出版社，1990。

92. 李才广主编《乡镇企业劳动保护》，中国医药科技出版社，1990。

93. 孙延林：《劳动保护用具及其质量检验手册》，北京科学技术出版社，1990。

94. 〔苏〕特卡丘克：《工业劳动安全手册》，祝存钦译，冶金工业出版社，1990。

95. 辽宁省劳动局制订《辽宁省职工个人劳动防护用品发放标准》，辽宁人民出版社，1990。

96. 浙江省劳动保护教育中心编《劳动保护培训教程》，杭州大学出版社，1991。

97. 谢兰杰、李增元编著《劳动保护管理学》，北京经济学院出版社，1991。

98. 周思源、王方安主编《劳动保护用品选用规则》，中国计量出版社，1991。

99. 沈培康主编《劳动保护工作指南》，南京大学出版社，1991。

100. 农业部乡镇企业局编《个人防护知识》，中国环境科学出版社，1991。

101. 庞学群主编《工业卫生工程》，机械工业出版社，1991。

102. 孙桂林主编《劳动保护技术全书》，北京出版社，1992。

103. 何光主编《当代中国的劳动保护》，当代中国出版社，1992。

104. 辽宁省劳动保护科学技术学会编《劳动保护教程》，辽宁科学技术出版社，1992。

105. 刘潜：《从劳动保护工作到安全科学》，中国地质大学出版社，1992。

106. 姚鹤翔：《劳动保护概论》，浙江大学出版社，1992。

107. 劳动部培训司组织编《劳动保护基本知识》，中国劳动出版社，1992。

108. 饶惠玲、孟庆雨主编《女职工保健与劳动保护》，山西人民出版社，1992。

109. 刘福英、冯淑香、王爱英主编《女职工劳动保护问答》，海洋出版社，1992。

110. 绳惠君主编《安全技术与劳动保护问答 1500 例》，经济日报出版社，1992。

111. 杨永朝、肖振彬、崔力争主编《工业劳动卫生监督与劳动保护》，文津出版社，1992。

112. 胡光耀等：《企业安全教育》，四川大学出版社，1992。

113. 孙浩主编《中国职工合法权益自我保护实例简答》，中国工人出版社，1992。

114. 黄宝辉：《劳工安全卫生法规精粹》，千华出版公司，1992。

115. 郭振龙、黄浩森、李鹏飞主编《劳动安全心理学》，南京大学出版社，1992。

116.《当代中国》丛书编辑部编《当代中国的劳动保护》，当代中国出版社，1992。

117. 刘方军主编《劳动保护管理概论》，中国商业出版社，1993。

118. 芜湖市第一建筑公司编《市政工程安全管理与劳动保护法规知识》，中国建筑工业出版社，1993。

119. 苏毅勇主编《中国劳动保护法规全书》，四川人民出版社，1993。

120. 裴烽主编《劳动保护与劳动保险》，大连理工大学出版社，1993。

121. 盛宝凤、李国娥主编《煤矿劳动保护学》，中国矿业大学出版社，1993。

122. 余善法、张振祥主编《电子计算机操作人员保健指南》，中国医药科技出版社，1994。

123. 张有铭主编《职业卫生与自我保护》，上海科学技术出版社，1994。

124. 王凤江主编《劳动安全卫生国家标准技术手册》，上海科学技术出版社，1994。

125. 黄幼华、康革主编《劳动保护与安全技术法规》，四川科学技术出版社，1995。

126. 赵健杰：《当代职业女性的劳动保护》，中国检察出版社，1995。

127. 郭军主编《劳动安全卫生》，法律出版社，1996。

128. 陈之骥、程显和主编《电力系统工会劳动保护教材》，白山出版社，1997。

129. 高明岐主编《工会劳动保护培训教材》，航空工业出版社，1997。

130. 李桂生主编《劳动保护概论》，北京经济学院出版社，1997。

131. 劳动部职业技能开发司编《劳动保护基础知识》，中国劳动出版社，1997。

132. 周国泰、佘启元主编《中国劳动防护用品实用全书》，中国劳动出版社，1997。

133. 高明岐主编《工会小组劳动保护检查员培训教材》，专利文献出版社，1998。

134. 林丰宾主编《劳工安全卫生法》，三民书局，1998。

135. 劳动部职业安全卫生与锅炉压力容器监察局编《女职工劳动保护实用手册》，中国劳动出版社，1998。

136. 闪淳昌主编《建设项目（工程）劳动安全卫生预评价指南》，大连海事大学出版社，1999。

137. 向春、范兰德编著《劳动就业权益保护》，广州出版社，1999。

138. 袁宗贵主编《劳动保护管理》，济南出版社，1999。

139. 丁宏宝、赵建德、汤兆兆主编《劳动保护读本》，上海科学技术出版社，1999。

140. 陈正云、孙明编著《公民劳动保护法律向导》，法律出版社，1999。

141. 沈同仙、杨海燕编著《中国公民的劳动权益保护》，中国经济出版社，1999。

142. 高永新主编《劳动安全管理》，气象出版社，2000。

143. 陈全：《职业安全卫生管理体系原理与实施》，气象出版社，2000。

144. 李文俊主编《煤炭工业劳动保护科技论文选集》，煤炭工业出版社，2000。

145. 南兆旭主编《企业劳动保护工作管理》，香港西迪商务出版公司，2000。

146. 余晖鸿主编《构建社会化的劳动安全网》，中国劳动社会保障出版社，2000。

147. 北京天地大方科技文化发展有限公司编《劳动安全卫生国家标准汇编》，中国社会出版社，2000。

148. 北京天地大方科技文化发展有限公司编《2000 全国安全生产周班组学习材料》，中国社会出版社，2000。

149. 《21 世纪安全生产教育丛书》编写组编《劳动保护争议与仲裁典型案例评析指导读本》，中国劳动社会保障出版社，2000。

150. 黄慧群主编《高原劳动卫生与劳动保护》，甘肃人民出版社，2000。

151. 王红新主编《基层工会群众生产技术与劳动保护工作》，中国工人出版社，2000。

152. 国际劳工局：《2000 年世界劳动报告》，中华人民共和国劳动和社会保障部国学劳工与信息研究所译，中国劳动社会保障出版社，2000。

153. 江必新主编《法官职业风险防范心理知识读本》，人民法院出版社，2000。

154. 孙村、陈登云主编《劳动保护管理与监察》，化学工业出版社，2001。

155. 《女职工劳动保护工作手册》编写组编《女职工劳动保护工作手

册》，中国工人出版社，2001。

156. 《国家安全生产、劳动保护法制教育丛书》编委会编《社区安全管理法规读本》，中国劳动社会保障出版社，2001。

157. 《国家安全生产、劳动保护法制教育丛书》编委会编《旅游行业安全管理法规读本》，中国劳动社会保障出版社，2001。

158. 《国家安全生产、劳动保护法制教育丛书》编委会编《企业安全生产责任制法规读本》，中国劳动社会保障出版社，2002。

159. 《国家安全生产、劳动保护法制教育丛书》编委会编《压力容器、压力管道及特种设备安全操作与监察管理法规读本》，中国劳动社会保障出版社，2002。

160. 《安全生产、劳动保护政策法规系列专辑》编委会编《安全生产、劳动保护政策法规系列专辑：工会劳动保护工作专辑》，中国劳动社会保障出版社，2002。

161. 工人日报工会工作部编《劳动保护与安全生产知识读本》，中国工人出版社，2002。

162. 张成富主编《安全卫生 权益维护》，中国文联出版社，2002。

163. 《国家安全生产、劳动保护法制教育丛书》编委会编《工会劳动保护监督检查法规读本》，中国劳动社会保障出版社，2002。

164. 工会劳动保护工作专辑编委会主编《工会劳动保护工作专辑》，中国工人出版社，2002。

165. 《国家安全生产、劳动保护法制教育丛书》编委会编《伤亡事故防范与调查处理统计报告法规读本》，中国劳动社会保障出版社，2002。

166. 左祥琦主编《员工招聘与劳动保护》，中国劳动社会保障出版社，2002。

167. 工会劳动保护工作培训教材编写组编《工会劳动保护工作培训教材》，中国工人出版社，2003。

168. 《工会小组劳动保护检查员工作手册》编写组编《工会小组劳动保护检查员工作手册》，中国工人出版社，2003。

169. 王剑平主编《企业劳动保护与安全生产》，东华大学出版社，2003。

170. 樊恩健主编《职业健康安全专业基础》，中国计量出版社，2003。

171.《新世纪新阶段工会干部岗位培训教材》编写组编《工会劳动保护工作培训教程》，人民日报出版社，2004。

172. 中华全国总工会：《工会劳动保护工作概论》，中国工人出版社，2006。

173. 任国友主编《工会劳动保护工作速查手册》，中国工人出版社，2006。

174. 米光明、席志梅、苏丽惠主编《农民工劳动自我保护读本》，化学工业出版社，2007。

175. 天向互动教育中心编《工作安全与职业健康》，中央广播电视大学出版社，2007。

176. 任国友、安红昌编著《如何当好班组长》，化学工业出版社，2007。

177. 贺青华主编《企业职业卫生管理培训教材》，中国劳动社会保障出版社，2007。

178.《"绿十字"安全生产教育培训丛书》编写组编《劳动防护用品知识》，中国劳动社会保障出版社，2008。

179. 张荣芳：《被派遣劳动者的劳动权利保护研究》，武汉大学出版社，2008。

180. 国际劳工组织编《中小企业职业安全卫生防护手册》，中国疾病预防控制中心、职业卫生与中毒控制所组织编译，中国科学技术出版社，2008。

181. 任国友主编《如何当好生产主管》，化学工业出版社，2009。

182. 任国友编著《化工行业安全生产和个体防护实用手册》，中国工人出版社，2009。

183. 任国友主编《机械制造企业班组长安全读本》，化学工业出版社，2009。

184. 《劳动保护教程》编辑委员会编《劳动保护教程》，黑龙江人民出版社，2009。

185. 许本泰、时效功主编《煤矿职工劳动保护知识读本》，中国矿业大学出版社，2009。

186. "国家安全生产法制教育丛书"编委会编《伤亡事故防范及调查处理法规读本（第二版）》，中国劳动社会保障出版社，2009。

187. 佟丽华主编《中国农民工权益保护研究报告》，法律出版社，2010。

188. 王俊治主编《尘肺病防治知识职工普及读本》，中国工人出版社，2010。

189. 郭晓宏：《日本劳动安全管理与工伤保险体制研究》，中国劳动社会保障出版社，2010。

190. 武兵、何华英主编《工会劳动保护与安全生产培训读本》，北京燕山出版社，2010。

191. 陆爽、甘行建编著《农民工安全生产与劳动保护常识》，贵州人民出版社，2010。

192. 汪晓秀主编《煤矿物资手册（第3分册）：劳动保护用品及消防器材》，煤炭工业出版社，2010。

193. 张琦、贾海龙主编《工会劳动保护监督检车员速查手册》，中国工人出版社，2010。

194. 乔庆梅：《中国职业风险与工伤保障》，商务印书馆，2010。

195. 任国友编著《赢在起点：新员工的职场必修课》，化学工业出版社，2010。

196. 任国友主编《开展"安康杯"竞赛八个应知》，中国工人出版社，2011。

197. 中国疾病预防控制中心职业卫生与中毒控制所编《企业职业卫生培训教材》，中国铁道出版社，2011。

198. 杨鼎家主编《新编工会劳动竞赛与合理化建议工作指南》，中国言实出版社，2011。

199. 袁琳瑛主编《农牧民劳动健康保护知识读本》，新疆美术摄影出版社，新疆电子音像出版社，2011。

200. 任国友主编《工会劳动保护工作实用全书》，中国工人出版社，2012。

201. 吴强、任国友主编《职业卫生基础》，中国矿业大学出版社，2012。

202. 孟凡良：《国家公务人员职业生涯风险预警》，科学出版社，2012。

203. 王健菊：《职业经理人风险防范与激励约束》，科学出版社，2012。

204. 陈俊瑜、巫宇舜：《石化业轮班工作者健康风险与健康促进之研究》，台湾省劳工委员会劳工安全卫生研究所，2012。

205. 《风险评估专业人员职业岗位技术能力培训教程》编委会编《风险评估专业人员职业岗位技术能力培训教程》，中国商务出版社，2012。

206. 王雅玢、王玉纯、潘致弘：《游艇制造业劳工健康危害评估研究》，台湾省劳工委员会劳工安全卫生研究所，2012。

207. 林良荣、邱羽凡、张鑫隆：《工会保护与不当劳动行为裁决制度》，劳动视野工作室，2012。

208. 佘启元主编《中国职业健康与个体防护装备》，上海三联书店，2012。

209. 王萍主编《新编工会劳动竞赛与合理化建议工作指南》，中国言实出版社，2012。

210. 原成刚主编《工会劳动保护监督检查员管理办法问答》，中国工人出版社，2012。

211. 中华全国总工会女职工部主编《女职工劳动保护特别规定百题问答》，中国工人出版社，2012。

212. 班组安全100丛书编委会编《班组职业卫生与劳动保护100谈》，中国劳动社会保障出版社，2012。

213. 赖锦皇、徐雅媛：《消防工作人员健康危害评估研究》，台湾省劳工委员会劳工安全卫生研究所，2012。

214. 彭淑美、何俊杰：《低温作业劳工体能促进立即性效益评估研究》，台湾省劳工委员会劳工安全卫生研究所，2013。

215. 荣湘江、赵朝阳主编《消防员训练性伤病的预防与急救处理》，人民体育出版社，2013。

216. 杨建民、陈永青主编《〈消防员职业健康标准〉实施指南》，化学工业出版社，2013。

217. 孙树菡、毛艾琳主编《员工安全健康管理》，中国人民大学出版社，2013。

218. 陈梅岭、祁建东、蒋仲安主编《矿山安全管理及防护体系建设》，金盾出版社，2013。

219. 中华全国总工会编《工会劳动保护工作概论》，中国工人出版社，2013。

220. 王俊治主编《职业中毒防护知识职工普及读本》，中国工人出版社，2013。

221. 李士成、严继承、李维政主编《煤矿工会劳动保护工作实用手册》，中国矿业大学出版社，2013。

222. 韦建华主编《优秀班组劳动防护与应急救护》，中国劳动社会保障出版社，2013。

223. 任国友、安红昌主编《如何当好班组长（第2版）》，化学工业出版社，2013。

224. 毛群安主编《卫生应急风险沟通》，人民卫生出版社，2013。

225. 刘剑君主编《卫生应急物资保障》，人民卫生出版社，2013。

226. 吴群红、杨维中、谭晓东主编《卫生应急管理》，人民卫生出版社，2013。

227. 邵强、胡伟江、唐仕川主编《职业病危害卫生工程控制技术及识图》，中国环境出版社，2013。

228. 美国工业卫生协会暴露评估策略委员会编、〔美〕威廉·H·布洛克、〔美〕何塞利托·S.伊格纳西奥主编《职业暴露评估与管理策略（原著第三版）》，俞文兰、秦之刚、唐仕川主译，化学工业出版社，2014。

229. 曹常成、王振华、廖华群：《设备维护管理结合设备完整性与风险基础检查技术研究》，台湾省劳动及职业安全卫生研究所，2014。

230. 谢锦发、黄孝信、李联雄、钟顺辉主编《钢铁业安全卫生危害风险评估与控制技术手册》，台湾省劳动及职业安全卫生研究所，2014。

231. 李贺华主编《信息安全等级保护与风险评估》，中国水利水电出版社，2014。

232. 任国友：《"安康杯"竞赛创新工作实用手册》，中国工人出版社，2014。

233. 狄小华、杨建萍：《公职人员职业风险》，光明日报出版社，2014。

234. 万以娴主编《女职工劳动保护手册》，中国法制出版社，2014。

235. 张安顺、杨鼎家编著《工会劳动保护工作全书》，中国言实出版社，2015。

236. 靳元主编《企业职业卫生与劳动保护管理全过程实施全案》，中国工人出版社，2014。

237. 戴文宪编著《新编基层工会劳动竞赛与合理化建议及职工技协工作手册》，中国言实出版社，2014。

238. 唐仲明、曹建辉、刘晓等编著《务工与劳动保护常识》，山东科学技术出版社，2014。

239. 任国友主编《事故调查实验教程》，中国人民大学出版社，2014。

240. 石林主编《工商干部职业与廉政风险防范心理知识读本》，国家行政学院出版社，2014。

241. 丁钢强、张美辨主编《国外职业健康风险评估指南），复旦大学出版社，2014。

242. 王一平主编《新编工会劳动保护与监督检查实务教程》，中央文献出版社，2014。

243. 王全信：《工会劳动保护学》，河南人民出版社，2015。

244. 任国友主编《工会劳动保护监督检查员工作指南》，中国工人出版社，2015。

245. 国务院法制办社会管理法制司、人力资源和社会保障部法规司、中华全国总工会女职工部编《女职工劳动保护法律法规汇编》，中国工人出版社，2015。

246. 武兵主编《基层工会如何做好劳动保护与监督检查工作》，中国言实出版社，2015。

247. 孟燕华、任国友主编《职业安全卫生概论》，中国工人出版社，2015。

248. 任国友、孟燕华主编《职业安全与卫生法律教程》，机械工业出版社，2015。

249. 谢男鸿、钟顺辉：《高铅暴露工厂劳工健康风险评估》，台湾省劳动及职业安全卫生研究所，2015。

250. 许继峰、陈旺仪：《职场暴力高风险行业危害调查与预防策略之研究》，台湾省劳动及职业安全卫生研究所，2015。

251. 北京市劳动保护科学研究所编《PM2.5防护手册》，中国劳动社会保障出版社，2016。

252. 任国友主编《工会劳动保护工作实用全书（修订版）》，中国工人出版社，2016。

253. 何家禧主编《职业危害风险评估与防控》，中国环境出版社，2016。

254. 张美辨、唐仕川主编《职业健康风险评估方法学实践应用》，人民军医出版社，2016。

255. 任国友编著《怎样当好优秀班组长》，中国工人出版社，2016。

256. 人力资源和社会保障部教材办公室编《劳动保护知识》，中国劳动社会保障出版社，2016。

257. 何春渝、刘萍主编《护理职业风险及防范》，西南交通大学出版社，2017。

258. 杨启贤、尹立铭、谢男鸿：《石材业作业环境劳工健康风险评估研究》，台湾省劳动及职业安全卫生研究所，2017。

259. 武兵主编《女职工劳动保护工作小帮手》，中国工人出版社，2017。

260. 孟咸美、孟昕、夏圣坤：《劳动者权益保护研究》，经济日报出版社，2017。

261. 陶斌智：《中国海外劳工权利法律保护研究》，武汉大学出版社，2017。

262. 江苏省总工会编《江苏省女职工劳动保护规定宣传手册》，中国工人出版社，2018。

263. 任国友主编《职业健康技术与管理》，中国劳动社会保障出版社，2018。

264. 王瑞主编《职业病危害风险分级管控与隐患排查治理体系建设》，山东科学技术出版社，2018。

265. 俞文兰、张恒东、梅良英等编著《铅职业健康风险评估》，中国环境出版集团，2018。

266. 美国国家职业安全卫生研究所编著《美国国家职业安全卫生研究所工业卫生检测方法手册》，丁辉译，北京科学技术出版社，2018。

267. 张晓明：《弱势劳工系统保护研究立法的视角》，知识产权出版社，2018。

268. 李可书：《当代中国企业工会保护劳动权的法经济学分析》，中国政法大学出版社，2018。

269. 杨通轩主编《劳工保护法》，五南图书出版社，2019。

270. 中国劳动社会保障出版社法制图书编辑部编《特殊群体劳动权益保障》，中国劳动社会保障出版社，2019。

271. 《铁路职场劳动保护安全知识读本》编委会编《铁路职场劳动保护安全知识读本》，中国铁道出版社，2019。

272. 张安顺主编《新编基层工会劳动保护与监督检查工作实务》，中国言实出版社，2019。

273. 天津市卫生计生综合监督所编《职业健康检查监督工作指南》，中国人口出版社，2020。

274. 潘致弘、吴明苍：《高风险职业病劳工流行病学调查研究Ⅱ》，台湾省劳动及职业安全卫生研究所，2020。

275. 张国峰主编《财务人员防范职业风险实战指南》，法律出版社，2020。

276. 孙进主编《职场安全与健康》，南京大学出版社，2020。

277. 任国友：《新时代劳动教育的学科重构与大数据分析》，科学出版社，2021。

278. 任国友、安博、岳建伟编著《中小学劳动教育安全指南》，中国工人出版社，2021。

279. 任国友、窦培谦主编《职业卫生评价理论与方法》，化学工业出版社，2021。

280. 李昆哲、陈协庆：《工作场所全身及局部振动风险管理之研究》，台湾省劳动及职业安全卫生研究所，2021。

281. 徐梦琪、许世波主编《船舶检修检测劳动防护及职业道德》，人民交通出版社，2021。

282. 石慧：《欧盟平等就业权法律保护研究》，中国社会科学出版社，2021。

283. 周宝妹主编《女性劳动者权益法律保护》，北京大学出版社，2021。

284. 人力资源社会保障部工伤保险司编《新就业形态就业人员职业伤害保障手册》，中国劳动社会保障出版社，2022。

285. 学习强会编《女职工劳动保护特别规定》，中国工人出版社，2022。

286. 蔡欣欣、周丽：《新时代生育政策下女性劳动权益保护及法律考察》，河北人民出版社，2022。

287. 任国友主编《"安康杯"竞赛知识50问》，中国工人出版社，2022。

288. 任国友、窦培谦、杨鑫刚主编《新时代劳动和技能竞赛创新指南》，中国工人出版社，2022。

289. 王爱红、张丹丹主编《职业与环境健康风险评估案例教程》，人民卫生出版社，2022。

图书在版编目（CIP）数据

中国职工职业风险状况研究报告. 2023 / 任国友，
张博思主编. -- 北京：社会科学文献出版社，2024.3
ISBN 978-7-5228-3091-9

Ⅰ.①中… Ⅱ.①任… ②张… Ⅲ.①职业病–防治
–研究报告–中国–2023 Ⅳ.①R135

中国国家版本馆 CIP 数据核字（2023）第 245420 号

中国职工职业风险状况研究报告（2023）

主　　编 / 任国友　张博思

出 版 人 / 冀祥德
组稿编辑 / 任文武
责任编辑 / 刘如东
责任印制 / 王京美

出　　版 / 社会科学文献出版社·生态文明分社（010）59367143
　　　　　　地址：北京市北三环中路甲 29 号院华龙大厦　邮编：100029
　　　　　　网址：www.ssap.com.cn
发　　行 / 社会科学文献出版社（010）59367028
印　　装 / 三河市东方印刷有限公司

规　　格 / 开本：787mm×1092mm　1/16
　　　　　　印张：18.5　字数：283 千字
版　　次 / 2024 年 3 月第 1 版　2024 年 3 月第 1 次印刷
书　　号 / ISBN 978-7-5228-3091-9
定　　价 / 98.00 元

读者服务电话：4008918866